全国医药中等职业教育护理类专业"十二五"规划教材

儿科护理学

主 编 王晓菊 冷丽梅

U0206121

中国医药科技出版社

内 容 提 要

本书是全国医药中等职业教育护理类专业"十二五"规划教材之一，依照教育部教育发展规划纲要等相关文件要求，紧密结合护士执业资格考试特点，根据《儿科护理学》教学大纲的基本要求和课程特点编写而成。

全书包括 15 个单元和 9 个实训项目。分别介绍了绪论，小儿生长发育的规律，小儿保健和疾病预防，住院患儿的护理，儿科常用护理技术，小儿营养与喂养，新生儿和新生儿疾病患儿的护理，营养缺乏性疾病患儿的护理，消化系统疾病患儿的护理，呼吸系统疾病患儿的护理，循环系统疾病患儿的护理，造血系统疾病患儿的护理，泌尿系统疾病患儿的护理，神经系统疾病患儿的护理，传染病患儿的护理。

本书适合医药卫生中等职业教育相同层次不同办学形式教学使用，也可作为医药行业培训和自学用书。

图书在版编目 (CIP) 数据

儿科护理学 / 王晓菊，冷丽梅主编 . —北京：中国医药科技出版社，2013.8
全国医药中等职业教育护理类专业"十二五"规划教材
ISBN 978-7-5067-6212-0

Ⅰ. ①儿…　Ⅱ. ①王…②冷…　Ⅲ. ①儿科学－护理学－中等专业学校－教材
Ⅳ. ① R473.72

中国版本图书馆 CIP 数据核字 (2013) 第 128241 号

美术编辑　陈君杞
版式设计　郭小平

出版　中国医药科技出版社
地址　北京市海淀区文慧园北路甲 22 号
邮编　100082
电话　发行：010-62227427　邮购：010-62236938
网址　www.cmstp.com
规格　787 × 1092mm $^1/_{16}$
印张　19 $^1/_2$
字数　387 千字
版次　2013 年 8 月第 1 版
印次　2016 年 1 月第 3 次印刷
印刷　航远印刷有限公司
经销　全国各地新华书店
书号　ISBN 978-7-5067-6212-0
定价　45.00 元
本社图书如存在印装质量问题请与本社联系调换

全国医药中等职业教育护理类专业"十二五"规划教材
建设委员会

编写说明

随着《国家中长期教育改革发展纲要(2010~2020年)》的颁布和实施,职业教育更加强调内涵建设，职业教育院校办学进入了以人才培养为中心的结构优化和特色办学的时代。为了落实国家职业教育人才培养的"德育优先、能力为重、全面发展"的教育战略需要，主动加强教育优化和能力建设，实现医药中职教育人才培养的主动性和创造性，由专业教育向"素质教育"和"能力培养"方向转变，培养护理专业领域继承和创新的应用型、复合型、技能型人才已成为必然。为了适应新时期护理专业人才培养的要求，过去使用的大部分中职护理教材已不能适应素质教育、特色教育和创新技能型人才培养的需要，距离以"面向临床、素质为主、应用为先、全面发展"的人才培养目标越来越远，所以动态更新专业、课程和教材，改革创新办学模式已势在必行。

而当前中职教育的特点集中表现在：①学生文化基础薄弱，入学年龄偏小，需要教师给予多方面的指导；②学生对于职业方向感的认知比较浅显。鉴于以上特点，全国医药中等职业教育护理类专业"十二五"规划教材建设委员会组织建设本套以实际应用为特色的、切合新一轮教学改革专业调整方案和新版护士执业资格考试大纲要求的"十二五"规划教材。本套教材定位为：①贴近学生，形式活泼，语言清晰，浅显易懂；②贴近教学，使用方便，与授课模式接近；③贴近护考，贴近临床，按照实际需要编写，强调操作技能。

本套教材，编写过程中还聘请了负责护士执业资格考试的国家卫生和计划生育委员会人才交流服务中心专家做指导，涵盖了护理类专业教学的所有重点核心课程和若干选修课程，可供护理及其相关专业教学使用。由于编写时间有限，疏漏之处欢迎广大读者特别是各院校师生提出宝贵意见。

全国医药中等职业教育护理类专业
"十二五"规划教材建设委员会
2013年6月

前言

为了落实国家职业教育"十二五规划"人才培养的"德育优先、能力为重、全面发展"的教育战略，主动加强教育优化和能力建设，实现中职护理教育人才培养的主动性和创造性，将中职护理教育向"素质教育"和"能力培养"方向转变，培养"应用型、技能型、复合型"的护理专业人才，遵循规划教材"精理论、重实践、强技能、求创新"的总体设计思想，我们编写了这套创新型教材。

本教材的编写遵循"三基"（基本知识、基本理论、基本技能）、"五性"（科学性、思想性、先进性、启发性、适用性）、"三特定"（特定学制、特定专业方向、特定对象），尤其是突出教材应有的精炼、准确、实用、规范的特点，并强调以通过国家护士执业资格考试为基础，以社会需求和就业为导向，以能力为本位，以发展技能为核心，贴近学生，贴近临床，着重以提高护理专业学生能够科学护理小儿的能力为原则，理论知识以"必需、够用"为度，侧重临床实践。目标是以培养能够适应儿科护理工作第一线的高素质实用技能型人才。编写特点是紧密结合《儿科护理学》的教学大纲要求，紧密结合护士执业资格考试的大纲要求，理论知识适度、够用，加强了案例分析及护考考点分析内容，加强了实际操作能力培养。

全书包括15个单元和实训指导。编写模式及特色如下：①在本书的目录里，每一节后增设了该节重点内容提示。②每单元前设计了要点导航，对该单元需掌握的知识点和技能点给予提示。节前以临床典型案例引入知识点，以问题驱动为导向。单元后设置了具有代表性的练习题供学生巩固知识，加深学生对重点内容的理解、掌握和应用。③紧密结合《儿科护理学》教学大纲和护士执业资格考试大纲，将护士执业资格考试考点与部分模仿真题以"考点提示"及"直通护考"的形式插入其中，使教材更具有实用性。④增设了"知识链接"，提升学习兴趣，开阔学生视野。⑤采用图文结合编写，加强了直观性。⑥注重人文知识、科技知识的结合，将人文与科技知识融于案例、知识链接及练习题中，增强了教材的可读性。

本书主要供中职护理、口腔护理、涉外护理、社区护理及助产专业使用，也可供在职护理人员参考。

　　本教材在编写过程中借鉴和参考了《儿科护理学》、《实用儿科学》、《2013年护士执业资格考试护考指导》等有关教材、图书的观点，同时得到了全国多所学校、医院专家和同行们给予的指导和帮助，参编单位及编委们更是给予了莫大的支持，在此谨对各被引用内容的相关作者与编者表示衷心感谢。由于编撰时间与水平有限，教材中难免有不妥之处，希望广大读者、同仁和专家提出宝贵意见和建议，以便及时修订，非常感谢！

编 者

2013年3月

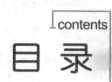

目录

◎**学习要点**

1. 熟悉儿科护理学的任务及范围。
2. 掌握儿科护理学的特点。
3. 了解儿科护士的角色和素质要求。
4. 掌握小儿不同时期的概念、特点及保健重点。

◎**技能要点**

能运用小儿各期特点，对小儿及家庭进行保健指导。

　　儿科护理学是一门研究小儿时期生长发育规律及其影响因素、儿童保健、疾病防治和护理，以促进小儿身心健康的科学。儿科护理学的研究、服务对象是小儿，他们处于不断发展变化中，具有不同于成人的特征及需要。

第一节　儿科护理学的任务和范围

一、儿科护理学的任务

　　儿科护理学的任务是从小儿体格、心理、社会各方面来研究和保护小儿，对小儿成长、疾病防治提供整体性、综合性、广泛性的护理，以增强小儿体质，降低小儿发病率和死亡率，保障和促进儿童身心健康。

二、儿科护理学的范围

　　儿科护理学的研究对象是从胎儿期到青春期（我国卫生部规定是0~14岁）的小儿，这一时期在人的一生中占据重要的位置。凡涉及小儿时期身心健康、成长发展的问题都属于儿科护理学的范围，包括正常小儿身心方面的保健、小儿疾病的预防与护理，并与儿童心理学、社会学、教育学等多门学科有着广泛联系。因此，多学科、多部门（家庭、学校、社区）的协作是儿科护理发展的必然趋势。

考点提示

儿科护理学的研究对象。

第二节　儿科护理学的特点和理念

小儿在基础和临床方面均与成人不同，且存在个体差异，在护理上有其独特之处。因此，儿科护理学的特点是儿科工作者必须掌握的基础知识。

一、儿科护理学的特点

（一）基础医学特点

1. 解剖　随着小儿年龄的增长，体格在外观上不断变化，如体重、身高（长）、头围、胸围、臂围、牙齿的萌出等。如新生儿和小婴儿头部相对较大；小儿骨骼比较柔软并富有弹性，不易折断，但长期受压易变形；小儿髋关节附近的韧带较松，臼窝较浅，易脱臼及损伤，护理中避免过度牵拉。

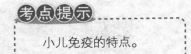

考点提示

小儿免疫的特点。

2. 生理　各系统器官的功能随着小儿年龄增长逐步成熟，如心率、呼吸、血压、周围血常规以及体液生化检验值随年龄增长而变化。同时，年龄越小，对营养物质（特别是蛋白质和水）及能量的需要量相对越多，但胃肠消化功能尚未成熟，故极易发生营养缺乏和消化紊乱。婴儿代谢旺盛而肾功能较差，故比成人容易发生水和电解质紊乱。呼吸系统的防御功能不健全，易发生呼吸道感染性疾病。

3. 病理　小儿机体对致病源的反应因年龄不同病理改变有差异。如维生素D缺乏时，小儿患佝偻病，而成人则表现为骨软化症；肺炎球菌所致的肺炎在小儿常为支气管肺炎，而成人则发生大叶性肺炎。

4. 免疫　小儿免疫功能不健全，抗感染能力差。新生儿可在胎儿期从母体获得免疫球蛋白IgG（唯有IgG能通过胎盘），可形成暂时的被动免疫，出生后6个月内小儿不易感染麻疹等传染性疾病。母体IgM不能通过胎盘，新生儿易发生革兰阴性细菌感染。婴幼儿期分泌型IgA（SIgA）缺乏，易发生呼吸道及胃肠道感染。其他体液因子如补体、趋化因子、调理素等活性及白细胞吞噬能力等也较低。

直通护考

婴儿期易发生呼吸道感染的原因是

A. SIgA缺乏　　B. IgG浓度低

C. IgM浓度低　D. IgE缺乏

E. 以上都是

答案与解析：答案A。本题的考点是小儿的免疫特点。

（二）心理–社会特点

小儿身心未成熟，缺乏适应及满足需要的能力，依赖性较强，合作性差，需特别的保护和照顾；小儿好奇、好动、缺乏经验，容易发生各种意外；同时小儿心理发育过程也受家庭、社会环境的影响，可塑性非常强。在护理中应以小儿及其家庭为中心，与小儿父母、幼教工作者、学校教师等共同合作，提供合适的环境和条件，采取相应措施，培养小儿良好的个性和行为习惯。

（三）临床医学特点

1. 疾病种类　小儿疾病种类与成人有很大不同，且不同年龄小儿患病种类也有差别。如婴幼儿先天性疾病、遗传性疾病和感染性疾病较成人多见；心血管疾病，小儿以先天性心脏病最多见，成人以冠状动脉粥样硬化性心脏病最多见；小儿白血病以急性淋巴细胞性白血病居多，而成人以粒细胞性白血病为主；新生儿期的疾病常与先天遗传、围生期因素有关；婴幼儿期感染性疾病占多数。

2. 临床表现　小儿疾病因生理功能不成熟，临床表现常常不典型，尤其是年幼、体弱小儿对疾病的反应更差，常表现为体温不升、不哭、不动、拒食等，而无典型的症状和体征，对及时诊断造成一定难度。病后潜在并发症多，病程易反复、波动、变化。某些急性传染病或感染性疾病，因免疫能力差，往往起病急、病情重、来势凶，常伴有呼吸、循环衰竭和水、电解质紊乱等，未及时正确处理易危及小儿生命。因此，必须做到严密观察，随时注意细微变化，才能及时发现问题、正确处理。

3. 诊断　因不同年龄阶段小儿病种不同，在诊断时应重视年龄因素。年幼儿常不能准确诉说病情，多由家长或其照顾者代述，或因怕打针、吃药而隐瞒病情；年长儿可能会为逃避上学而假报或夸大病情，病史可靠度低。除认真听取和分析外，必须做好全面仔细的体格检查，同时结合发病的年龄、季节、流行病学资料、必要的辅助检查，才能早期做出确切的诊断。

4. 治疗　治疗原则应强调综合治疗，不仅要重视病因治疗，也不可忽视对症治疗。不仅要重视主要疾病的治疗，同时应注意并发症防治。不仅要进行药物治疗，还要重视营养支持。

5. 护理　由于小儿身体、心理、社会未发育成熟，给护理带来一定难度，表现出以下特点。

（1）护理评估难度大　健康史采集较难、病史可信度低；身体评估不配合、不全面；标本采集较困难。

（2）病情观察任务重　患儿及家属表达痛苦不及时、准确；小儿病情变化快，虽好转快，但也易恶化甚至死亡；潜在并发症多。

（3）护理任务重且责任大　除要实施基础护理、疾病护理外，还要进行生活护理、教育、安全管理、防止意外事故发生。

（4）护理操作难度大　小儿多数护理不够配合，解剖结构细小，护理操作不便。

6. 预后　小儿患病时虽起病急、来势猛、变化多，但各脏器组织修复和再生能力较强，如诊治及时、有效，护理恰当，往往好转恢复也快，转为慢性、留下后遗症均较成人少见。若患儿年幼、体弱、病情危重，则变化迅速，应严密监护，积极抢救。

7. 预防　预防工作已使小儿发病率和死亡率大大降低。如开展计划免疫，已使某些传染病发病率和病死率明显下降或消灭。促进儿童时期环境卫生、心理卫生保健，可预防成年后心理问题。由此可见，小儿时期的预防工作十分重要，不仅可增强小儿体质，使其不生病、少生病，还可促进小儿及其成人后多方面的健康。

二、儿科护理学的理念

1. 以小儿及其家庭为中心 家庭是小儿生活的中心，关注小儿家庭成员的心理感受和服务需求，与小儿及其家庭建立伙伴关系，为小儿及其家庭提供预防保健、健康指导、疾病护理等的服务支持，让他们参与照顾小儿。

2. 实施整体护理 护理工作不仅限于满足小儿的生理需要，还应包括维护和促进小儿心理行为发展和心理健康。

3. 减少创伤和疼痛 有些治疗护理是有创的、致痛的，令小儿害怕。儿科护士要充分认识对小儿及其家庭带来的影响，除安全执行各项护理操作外，要防止或减少对小儿的创伤和疼痛，帮助小儿及其家庭建立把握感和控制感。

4. 遵守法律和伦理道德规范 尊重小儿的人格，保障小儿的权利，促进小儿身心的健康成长。

第三节 儿科护士的角色和素质要求

随着医学模式的转变和护理学科的发展，儿科护士的角色有了更大范围的扩展，对儿科护士的素质提出了更高的要求。

一、儿科护士的角色

1. 护理活动执行者 儿科护士最重要的角色是在帮助小儿促进、保持或恢复健康的过程中，为小儿及其家庭提供直接的照顾，如营养的摄取、感染的预防、药物的给予、心理的支持、健康的指导等以满足小儿身心两方面的需要。

2. 护理计划者 护士必须运用专业知识，收集小儿的生理、心理、社会状况等方面资料，全面评估小儿的健康状况，并根据小儿生长发育规律，制定系统全面的、切实可行的护理计划。

3. 健康教育者 护士要依据各年龄阶段小儿智力水平，向其解释疾病的治疗和护理工作，以及帮助建立自我保健意识，培养良好的生活习惯，纠正不良行为，同时还应向小儿家长宣传科学育儿知识，帮助了解诊断和治疗过程，使他们采取健康、积极的态度和行为，以促进小儿疾病预防和康复。

4. 健康协调者 护士应根据需要联系并协调其他有关人员及机构，维持一个有效的、最适宜的整体性医护照顾网。

5. 小儿及家庭代言人 护士是小儿及家庭权益的维护者，在小儿不会表达或表达不清自己的要求和意愿时，护士有责任解释并维护小儿及其家庭的权益不受侵犯。对有碍小儿健康的问题，提供给医院行政部门改进，或提供给卫生行政部门，作为拟定卫生政策和计划时的参考。

6. 护理研究者 护士应积极进行护理研究工作，通过研究来验证、扩展护理理论知识，发展护理新技术，促进儿科护理质量提高。

二、儿科护士的素质要求

1. 思想道德素质

（1）热爱护理事业，有高度的责任感和同情心，具有为小儿健康提供优质服务的奉献精神。

（2）具有诚实的品格、较高的慎独修养，以理解、友善、平等的心态为小儿及其家庭提供帮助。

2. 科学文化素质及专业技术

（1）具备一定的文化素养和自然科学、社会科学、人文科学等多学科知识。

（2）掌握儿科基础护理、专科护理知识及技能。

（3）掌握现代护理的新理论、新技术并具有一定的科研能力。

3. 身体-心理素质

（1）有健康的心理，乐观、开朗、稳定的情绪，宽容豁达的胸怀。

（2）具有与小儿及家长有效沟通的能力。

第四节　小儿年龄分期及各期特点

小儿生长发育是一个连续、动态变化的过程，实际工作中为了便于认识各组织器官系统的生长发育规律，将其划分为7个年龄时期。但我们应清楚，不应严格的分割、截然分断，应以整体、动态的观点来考虑小儿的健康问题和采取相应的护理措施。

一、胎儿期

从受精卵形成到胎儿娩出为胎儿期，约40周。胎儿最初8周称胚胎期，是各系统组织器官原基分化、初具人形的关键时期，如受不利因素影响，可致流产或先天畸形。第9周开始至出生称胎儿期，是各系统器官发育完善的时期。

考点提示

胎儿期的概念及特点。

胎儿期主要的特点是一切完全依赖孕母，母亲的不利因素会导致胎儿发育不良、畸形、流产或死亡等，此期应重视孕期保健。

二、新生儿期

从胎儿娩出、脐带结扎到生后满28天为新生儿期。新生儿期是小儿死亡率最高的时期，尤以新生儿早期（出生1周内的新生儿）最高。

考点提示

1. 新生儿期、围生期的概念。

2. 小儿死亡率最高的时期是新生儿期。

新生儿期主要的特点是小儿脱离母体开始独立生活，生存的环境发生巨大变化。此时，由于其生理调节能力和适应环境变化能力不够成熟，窒息、感染、寒冷损伤、代谢紊乱等疾病的发生率、死亡率均高。因此，新生儿时期应特别加强护理，如保暖、喂养、清洁卫生、消毒隔离等。

胎龄满28周至出生后7天为围生期，此期包括妊娠晚期、分娩过程和新生儿早期3个阶段，是小儿经历巨大变化和生命遭到最大危险的时期，死亡率最高。须重视优生优育，加强围生期保健。

三、婴儿期

出生后到满1周岁之前，称婴儿期。此期是小儿出生后第一个生长发育最快的时期，对营养的需要量相对较大。婴儿期各系统器官生长发育虽迅速，但功能仍未成熟，存在相当多的不适应，疾病发生率、死亡率较高。

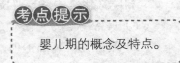

如消化吸收功能尚未完善，易发生消化功能紊乱和营养不良，因此提倡母乳喂养和合理的营养指导十分重要；自身免疫功能尚不成熟，易患感染、传染性疾病，需要有计划地接受预防接种，完成基础免疫程序，并应重视卫生习惯的培养和注意消毒隔离。

四、幼儿期

1周岁后到满3周岁之前，称幼儿期。此期体格生长发育速度减慢，智能发育加速，同时随活动范围扩大，接触周围事物的机会增多，语言、思维和社会交往能力增强，自主性、独立性不断发展。此期消化功能仍不完善而营养需要仍较高，科学合理的喂养仍是本期重要的保健护理内容；此外，小儿对危险的识别能力和自我保护不足，应注意预防意外伤害的发生；尤其是我国留守儿童很多的现状，更应高度重视；此期感染、传染性疾病发病率仍较高，预防感染仍为保健重点，同时注意培养良好的生活卫生习惯。

五、学龄前期

3周岁后到6~7岁入小学前，称学龄前期。此期小儿体格发育稳步增长，智能发育更趋完善，好奇、多问、好模仿，语言和思维能力进一步发展，自理能力增强。此期小儿具有较大的可塑性，应加强早期教育，培养良好的道德品质、性格和生活自理能力，为入学作好准备。小儿防病能力有所增强，但因接触面广，仍可发生传染性、感染性疾病及各种意外伤害。因年长儿扁桃体发育后易发生链球菌感染，而继发肾炎、风湿病等免疫性疾病，应注意预防。

六、学龄期

从6~7岁到青春期前，称学龄期。此期小儿体格生长相对缓慢，除生殖系统外其他器官的发育到本期末已接近成人水平，智能发育更成熟，理解、分析、综合能力逐步增强，是增长知识、接受科学文化教育的重要时期。此期小儿自身免疫力渐强，感染性疾病的发生减少，但要注意预防近视眼和龋齿；端正坐、立、行姿势；预防精神、情绪和行为异常；安排有规律的生活、学习和锻炼，保证充足的营养和休息。

七、青春期

从第二性征出现到生殖功能基本发育成熟、身高停止增长，称青春期。女孩从11~12岁到17~18岁，男孩从13~14岁到18~20岁。此期生长发育再次加速，在性激素作用下，第二性征逐渐明显，生殖系统发育渐趋成熟。

考点提示

青春期的概念及特点。

至本期末各系统发育已成熟，生长发育逐渐停止。此期小儿的患病率和死亡率相对较低，但由于接触社会增多，而神经、内分泌调节不够稳定，常出现心理、行为、精神方面的问题。因此，要注意保障足够的营养供给以满足生长发育加速所需，同时要加强体格锻炼和注意充分休息；应及时进行生理、心理和性知识教育，树立正确的人生观、价值观，养成良好的道德品质，建立健康的生活方式。

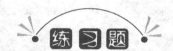
练习题

A₁型题

1. 我国围生期采用的标准是
   A. 胎龄27周至出生时 　　　　　　B. 胎龄28周至生后7天
   C. 胎龄32周至生后2周 　　　　　　D. 胎龄36周至生后4周
   E. 胎龄28周至生后1个月

2. 唯一能通过胎盘的免疫球蛋白是
   A. IgA 　　　　　　B. IgM
   C. SIgA 　　　　　　D. IgG 　　　　　　E. IgE

3. 最易发生意外伤害的时期是
   A. 婴儿期 　　　　　　B. 幼儿期
   C. 学龄期 　　　　　　D. 学龄前期 　　　　　　E. 青春期

4. 小儿体格发育最快的时期是
   A. 婴儿期 　　　　　　B. 幼儿期
   C. 学龄期 　　　　　　D. 学龄前期 　　　　　　E. 青春期

5. 小儿发病率、死亡率最高的时期是
   A. 新生儿期 　　　　　　B. 婴儿期
   C. 幼儿期 　　　　　　D. 学龄期 　　　　　　E. 学龄前期

（明是非）

第二单元　小儿生长发育的规律

要点导航

◎ **学习要点**

1. 掌握小儿生长发育的规律。
2. 了解影响小儿生长发育的因素。
3. 掌握评估小儿体格增长各项指标的正常值，计算公式及临床意义。
4. 熟悉小儿神经、心理发育。

◎ **技能要点**

能对小儿各项指标进行准确的测量，能评价小儿生长发育的状况，并能对家长进行健康指导。

生长是指小儿各器官、系统的长大，是可测量的；发育是指细胞、组织、器官的分化完善和功能的成熟，是机体质的改变。不仅包括了体格的增长及感知觉、运动、语言功能的发育，还包括情感、认知、道德水平等心理–社会方面的发展。

第一节　生长发育的规律

一、连续性和阶段性

生长发育是一个连续的过程，但又非等速进行，具有阶段性。一般年龄越小增长越快，生后6个月内生长最快，周岁后基本稳步成长，至青春期出现第二次高峰。

二、各系统器官发育的不平衡性

各系统的发育快慢不同。神经系统发育领先；生殖系统发育最晚；淋巴系统是先快而后回缩；皮下脂肪发育年幼时较发达（图2–1）。

三、顺序性

生长发育遵循由上到下、由近至远、由粗到细、由低级到高级、由简单到复杂的顺序。

（1）由上到下或由头至尾　婴儿先会抬头，后抬胸，再会坐、立和行走。

（2）由近到远　婴儿首先学会控制肩和上臂，再会控制手的活动。

（3）由粗到细　婴儿先会用全手掌握持物品，再发展到能以手指端捏取。

（4）由简单到复杂　儿童先会画直线，进而能画圆、画人。

（5）由低级到高级　小儿先学会观看、感觉和认识事物，再发展到记忆、思维、分析和判断。

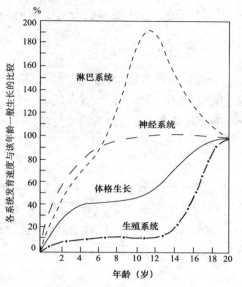

图2-1　生后主要系统生长发育规律

直通护考

在小儿生长发育规律中，以下哪项不正确

A. 淋巴系统发育先快后回缩　　B. 神经系统发育领先

C. 年幼时皮下脂肪较发达

D. 肌肉组织的发育到学龄期才开始加速

E. 生殖系统随神经系统发育而发育

答案与解析：答案E。本题的考点是小儿生长发育的不平衡性。

四、个体差异性

小儿生长发育虽有规律可循，但影响生长发育的因素较多，存在较大的个体差异。评估小儿生长发育时切忌机械地与他人比较或用公式简单地计算而得出结论，应依据每个小儿生长发育的特点，并进行连续观测。

考点提示

1．最先发育的是神经系统，最后发育的是生殖系统。

2. 生长发育的顺序。

第二节　影响生长发育的因素

一、遗传因素

小儿生长发育受父母双方遗传因素的影响。如小儿的皮肤、头发的颜色、面型特征、身材高矮、性成熟早晚及对疾病的易感性等。

二、性别

一般女孩较男孩发育约早两年，其身高、体重在青春期前可超过男孩，但至青春期末，男孩体格生长最终超过女孩。不同性别在骨骼、肌肉和皮下脂肪发育等方面也有较大差异。

三、营养

合理充足的营养是保证小儿健康成长的物质基础，年龄越小受营养的影响越大。长期营养不足可致体格发育迟滞、器官功能低下，同时影响智力、心理和社会能力发展。但长期营养过剩会导致肥胖，也会对小儿身心健康造成影响。

四、孕母状况

胎儿宫内发育受孕母生活环境、营养、情绪、疾病等各个方面的影响。如孕母妊娠早期感染风疹可致胎儿畸形；严重营养不良、高血压可致流产、早产、发育迟缓；接受某些药物、X射线、环境毒物污染和精神创伤等可阻碍胎儿及其出生后的生长发育。

五、生活环境

生活环境不仅包括物理环境，还包括家庭经济、社会、文化状况和背景。良好的居住环境、卫生条件，充足的营养、正确的保健措施，良好的家庭文化习俗和社会环境，可促进小儿生长发育，反之将产生不良影响。

六、疾病

任何疾病对小儿生长发育均有一定影响，急性病常使体重下降，慢性病影响其身高，先天性疾病对小儿体格和精神神经发育均很不利。

直通护考

下列有关影响小儿生长发育的描述哪项是错误的

A. 小儿生长发育与父母的种族、身材有关

B. 小儿生长发育与营养有关

C. 小儿生长发育与生活环境有关

D. 小儿生长发育与教养和锻炼无关

E. 小儿生长发育与疾病有关

答案与解析：答案D。本题的考点是影响小儿生长发育的因素。

第三节　体格增长常用指标及意义

一、体格增长常用指标

1. 体重　体重指全身器官、组织和体液的总和，是反映营养状况最好的指标，也是计算临床用药量和输液量的重要依据。

出生时平均体重约3kg。生后可有生理性体重下降，因哺乳量的不足、不显性失水、排尿排便，在生后3~4日内逐渐出现暂时性体重下降，体重减少3%~9%，至7~10日渐恢复到出生体重。小儿体重

考点提示

1. 反映营养状况最好的指标是体重。
2. 不同年龄小儿体重的计算公式。

增长非等速增加，年龄越小体重增长越快，前半年每月增长约700g，后半年每月增长300~400g。一般3~4个月时约6kg（出生体重的2倍），1周岁时可达9kg（3倍），2岁时12kg（4倍），2岁后体重稳步增长，平均年增加约2kg，12岁以后，因受内分泌影响，体格增长第二次加速，体重增长较快，且个体差异较大。

无条件测量体重时，可按下列公式粗略推算：

1~6月：体重（kg）=出生体重（kg）+月龄×0.7（kg）

7~12月：体重（kg）=6（kg）+月龄×0.25（kg）

2~12岁：体重（kg）=年龄×2+8（kg）

评估体重时应以小儿体重增长变化为依据，不能用"公式"简单计算后评价，也不宜以人群均数为标准评价。小儿体重个体差异大，上下波动10%均属正常。

2. 身长（高）　身长（高）指从头顶至足底的垂直长度，包括头部、脊柱和下肢，是反映骨骼发育最好的指标。出生时平均约50cm。前半年平均每月增长2.5cm，后半年平均每月增长1.5cm，一般1岁时75cm，2岁时

考点提示

1. 身长（高）是反映骨骼发育最好的指标。
2. 身长（高）的正常值和计算公式。
3. 上、下部量相等的年龄。

85cm，2岁以后至青春期平均每年增长5~7.5cm。2~12岁可按下列公式推算：

$$身长（cm）=年龄×7+75（cm）$$

青春期开始，身高增长出现第二个加速期，10~13岁时女孩身高可较同龄男孩为高，但男孩进入青春期后最终身高超过女孩。因影响身高的因素多，个体差异较大，可上下波动30%。

有时临床上需分别测量上部量（从头顶至耻骨联合上缘）和下部量（从耻骨联合上缘至足底）以检查其比例关系。新生儿中点在脐平面以上，2岁时中点在脐平面以下，6岁时中点移至脐与耻骨联合上缘之间，12岁时上、下部量相等，中点在耻骨联合上缘（图2-2）。

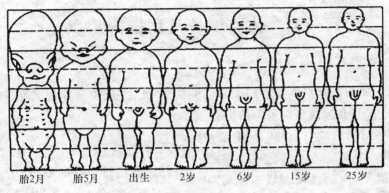

胎2月　　胎5月　　出生　　2岁　　6岁　　15岁　　25岁

图2-2　胎儿时期至成人身体各部

3. 坐高　坐高指从头顶至坐骨结节的长度，反映头和脊柱的发育。出生时坐高为身高的66%，以后下肢增长比躯干快，4岁时坐高为身长的60%，6~7岁时小于60%。

4. 头围　经两侧眉弓上缘、枕后结节绕头一周的长度为头围，头围反映脑和颅骨的发育。出生时平均34cm，1岁46cm，2岁48cm，5岁50cm，15岁54~58cm（接近成人）。临床上测量2岁以内小儿头围有意义，且连续测量意义更大。头围增长过大，见于脑积水；头围过小，见于小头畸形或脑发育不全。

> **考点提示**
>
> 1. 头围的正常值和临床意义。
> 2. 1岁时头围与胸围相等。

5. 胸围　胸围是指沿乳头下缘水平绕胸一周的长度，反映胸廓、胸背肌肉、皮下脂肪及肺的发育。出生时平均32cm。1岁时胸围与头围大致相等，1岁以后胸围超过头围，其差数（cm）约等于其岁数减1。

6. 上臂围　上臂围是经肩峰至鹰嘴连线的中点绕上臂一周的长度。上臂围反映肌肉、骨骼和皮下脂肪的生长。1岁以内上臂围增长迅速，1~5岁增长缓慢，约1~2cm。可测量左上臂围简略判断5岁以下儿童营养状况：大于13.5cm为营养良好；12.5~13.5cm为营养中等；小于12.5cm为营养不良。

二、与体格生长发育有关的其他指标

1. 骨骼的发育

（1）颅骨的发育　可通过头围和囟门大小以及骨缝闭合情况来衡量颅骨的发育。前囟（图2-3）出生时约1.5~2cm（对边中点连线长度），至1~1.5岁闭合。后囟出生时很小或已闭合，最迟于生后6~8周闭合。颅骨缝约于3~4个月闭合。前囟早闭或过小见于小头畸形，晚闭或过大见于佝偻病、先天性甲状腺功能减低症或脑积水，前囟饱满提示颅内压增高，前囟凹陷见于脱水、极度消瘦者。

> **考点提示**
>
> 前囟的测量方法、闭合时间和临床意义。

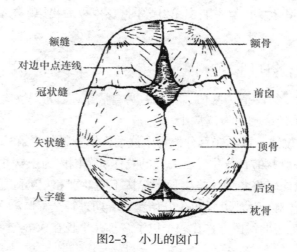

图2-3 小儿的囟门

（2）脊柱的发育 出生时脊柱微后凸，1岁内增长最快。3个月抬头时出现颈前凸，6个月坐时胸后凸，1岁行走时出现腰前凸。脊柱形成的3个自然弯曲有利于身体平衡。

（3）长骨的发育 长骨的生长是由长骨干骺端的软骨骨化，骨膜下成骨而增长、增粗。软骨骨化中心出现的时间、数目、形态，与长骨生长的成熟度有一定顺序和规律关系。临床上用X线检测骨化中心个数（又称骨龄）可反映长骨的生长成熟度，常用腕部做检测。腕部骨化中心共10个，出生时无骨化中心，10岁出齐，1~9岁腕部骨化中心等于年龄加1。骨龄明显落后见于生长激素缺乏症、甲状腺功能低下症，骨龄超前见于真性性早熟、先天性肾上腺皮质增长症。

2. 牙齿的发育

（1）乳牙 共20颗。自6个月起（4~10个月）开始萌出，出牙顺序见图2-4。2~2.5岁出齐，2岁以内乳牙的数目等于月龄减4~6。若1岁尚未萌牙者为出牙延迟，见于严重的营养不良、佝偻病、甲状腺功能减低症、先天愚型。个别小儿出牙时可有低热、流涎、睡眠不安、烦躁等反应。

（2）恒牙 共28~32颗。自6岁左右开始出第1恒磨牙，长在第2乳磨牙之后。7~8岁开始至12岁，乳牙按出牙

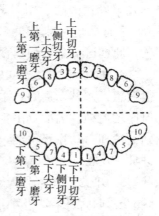

图2-4 乳牙出牙顺序及时间

顺序逐个脱落换为恒牙。12岁左右出第2磨牙，18岁以后出第3磨牙（智齿），但也有人终生未出此牙。

三、体格发育的评估

1. 均值离差法 以均值为基值、标准差为离散距，一般认为均值加减两个标准差（含95.4%的总体）的范围内为正常儿。

2. 中位数百分位法 以第50百分位为中位数，把资料分为第3、25、50、75、97百分位数5个等级，一般3~97百分位（含95%的总体）范围内为正常儿。

3. 生长发育图法 将各项体格生长指标按不同性别和年龄画成正常曲线图（离差法或百分位数法），对个体小儿从出生开始至青春期进行全程监测，将定期连续的测量结果每月或每年标记于曲线图上作比较，以了解小儿生长在人群分布中的地位，以及发育趋势和生长速度。

第四节 感觉、运动功能和语言发育

一、感觉的发育

1. 视觉 新生儿视觉不敏锐，2个月起可协调地注视物体，能初步头眼协调；4~5个月能认识母亲；5~6个月可以注视远距离的物体；1岁半至2岁两眼调节好，视力为0.5；6岁时视力已充分发育，达1.0。

2. 听觉 新生儿时较差，几天后，听力良好，高调或太大的声音可使其转离声源方向；3个月时有定向反应，即头转向声源；6个月可区别父母声音，唤其名有反应；8个月开始区别语言的意义，两眼迅速看向声源；1~2岁能听懂简单的吩咐；4岁听觉发育完善。

> **考点提示**
> 1. 能认识母亲的年龄。
> 2. 3个月时有定向反应。
> 3. 4岁听觉发育完善。
> 4. 感知的发育。

3. 嗅觉和味觉 新生儿的嗅觉和味觉出生时已基本发育成熟，对母乳香味已有反应，对不同味道如甜、酸、苦等反应也不同。3~4个月时能区别好闻和难闻的气味，4~5个月的婴儿对食物味道的微小改变很敏感，此期可适当添加辅食，使之适应不同味道。

4. 皮肤感觉 皮肤感觉可分为触觉、痛觉、温度觉和深感觉。新生儿的触觉已很敏感，尤其以嘴唇、手掌、脚掌、前额和眼睑等部位最敏感。痛觉出生时已存在，但比较迟钝。温度觉出生时很灵敏，尤其对冷的反应。触觉是引起小儿某些反射的基础，护理时动作轻柔细致可使儿童形成积极的皮肤觉条件反射，产生愉快的情绪，促进身心发展。

5. 知觉 知觉是人对事物的综合反映，与上述各种感觉能力的发育密切相关。5~6个月时，随着小儿动作能力的发展及手眼的协调动作，主要通过看、咬、摸、闻、敲击等活动了解物体各方面的属性，其后，随着语言的发展，小儿的知觉开始在语言的调节下进行。1岁末开始有空间和时间知觉；3岁能辨上下；4岁辨前后；4~5岁开始有时间概念，如早晚、今天、明天和昨天等；5岁能辨自身的左右。

直通护考

新生儿，1周，家长用热水袋为小儿保暖，被未包裹的热水袋烫伤，你认为是因为

A. 新生儿视觉未发育好 　　　　　B. 新生儿痛觉不敏感

C. 新生儿温度觉不敏感 　　　　　D. 新生儿触觉不敏感

E. 新生儿语言未发育好

答案与解析：答案B。本题的考点是皮肤感觉的发育。

二、运动功能的发育

运动功能可分为大运动（包括平衡）和细动作两大类。大运动发育可用"二抬四翻六会坐，七滚八爬周会走"口诀记忆。细动作指手的精细捏弄动作，如3~4个月握持反射消失；6~7个月出现换手与捏、敲等探索动作；9~10个月可用拇、食指拾物，喜撕纸；12~15个月学会用匙，乱涂画；18个月能叠2~3块方积木。

考点提示

大运动发育的过程。

三、语言的发育

语言发展经过发音、理解和表达3个阶段。

1. 语言准备阶段（初生~1岁） 新生儿已会哭叫，1~2个月发喉音，如"啊"、"伊"等单音，7~8个月能发"爸爸"、"妈妈"等无意识的双音，10个月能有意识地叫"爸爸"、"妈妈"。

考点提示

婴儿有意识地叫"爸爸"、"妈妈"的月龄。

2. 理解语言阶段（1岁~1岁半） 通过视觉、触觉、体位感等与听觉的联系逐步理解一些日常用品，如"奶瓶"、"电灯"等名称，亲人对婴儿自发的"爸爸"、"妈妈"等语言的及时应答，也可促进理解这些音的特定含义。

3. 表达语言阶段（1岁半~3岁） 当语言具有特殊意义时，听觉中枢与发音运动中枢间建立起联系通路，小儿便学会发出有意义的语言。先说单词（1~2岁），后组成句子（3岁以后），从讲简单句到复杂句。

小儿语言的发展与父母的教育、关注密不可分，为小儿提供适当的环境，耐心地与小儿进行交流，向小儿提供多说、多听的机会。

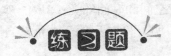

一、A₁型题

1. 前囟凹陷提示
   A. 小脑畸形　　　　B. 脱水、极度消瘦　　　C. 颅内感染
   D. 缺钙　　　　　　E. 佝偻病

2. 衡量小儿营养状况最重要的指标是
   A. 体重　　　　　　B. 身长　　　　　　　　C. 皮下脂肪多少
   D. 牙齿　　　　　　E. 是否能说话

3. 与1岁小儿发育不符合的是
   A. 体重9kg　　　　B. 身长75cm　　　　　　C. 乳牙6个
   D. 胸围44cm　　　　E. 头围46cm

二、A₂型题

1. 某小儿出生时3.2kg,现6个月,小儿体重是多少(kg)
   A. 6.4　　　　　　B. 6.8　　　　　　　　　C. 7.0
   D. 7.4　　　　　　E. 7.8

2. 某小儿体重7kg,身高65cm,头围42cm,乳牙2枚,能独坐一会儿,不能听懂自己的名字,小儿的月龄最可能是
   A. 9个月　　　　　B. 8个月　　　　　　　　C. 7个月
   D. 6个月　　　　　E. 5个月

3. 一小儿体重8kg,身长68cm,前囟1cm,有乳牙3颗。其可能达到的发育水平是
   A. 会爬　　　　　　B. 会走　　　　　　　　C. 会说再见
   D. 会说自己的名字　E. 会自己进食

4. 某婴儿扶腋下能站立,两手能各握一玩具,嘀嘀地发出单音,可伸手取物。小儿最可能的月龄是
   A. 3个月　　　　　B. 5个月　　　　　　　　C. 7个月
   D. 9个月　　　　　E. 10个月

5. 某小儿能听懂自己的名字,体重9kg,刚开始行走,已有8颗牙,小儿最可能的月龄是
   A. 10个月　　　　B. 12个月　　　　　　　C. 14个月
   D. 16个月　　　　E. 18个月

6. 小儿1岁,现已出牙6颗,家长询问小儿乳牙出齐时间,正确回答的时间是
   A. 12个月　　　　B. 1.5岁　　　　　　　　C. 1岁8个月

D. 2.5岁   E. 3岁

7. 小儿8个月大，测量前囟对边中点相距1cm，家长询问该小儿前囟闭合的时间，正确的回答是

A. 8个月   B. 1岁   C. 1.5岁

D. 2岁   E. 2.5岁

8. 小儿会翻身，自己独坐很久，能将玩具从一手交换到另一手，能无意识地发出"爸爸"、"妈妈"等复音，能自握饼干吃，该小儿最可能的年龄是

A. 5个月   B. 7个月   C. 9个月

D. 1岁   E. 2岁

三、A₃型题

（1~3题共用题干）

某小儿身高85cm，前囟已闭，头围48cm，会跳并能用简单的语言表达自己的需要，对人、事有喜乐之分。

1. 此小儿的年龄最大的可能是

A. 1岁   B. 1岁半   C. 2岁

D. 3岁   E. 3岁半

2. 按公式计算此小儿的体重约是

A. 9kg   B. 10kg   C. 12kg

D. 13kg   E. 14kg

3. 该小儿保健指导的重点是

A. 继续加强母乳喂养

B. 为预防感染，不要外出到人多的地方，加强预防接种

C. 防止意外伤害的发生

D. 及时纠正小儿语言的错误表达，以免长大后难以改正

E. 教儿歌、唐诗等，加强智力培养提高

（明是非）

小儿保健和疾病预防

要点导航

◎ **学习要点**

1. 掌握各时期小儿保健特点。

2. 掌握小儿计划免疫程序及注意事项。

3. 掌握青春期的特点和保健措施。

4. 了解青春期发育的常见问题。

◎ **技能要点**

能对各时期小儿进行相应的保健指导；指导家长正确进行计划免疫；能正确处理计划免疫出现的不良反应。

第一节 不同年龄小儿的保健特点

一、胎儿期保健

胎儿期保健以孕母的保健为特点。应重视产前检查，禁止近亲结婚；孕母应保证充足营养，避免接触有毒有害物质；注意劳逸结合，保持良好的情绪；高危产妇除定期产前检查外，应加强观察，必要时可终止妊娠。

二、新生儿期保健

生后1周内的新生儿是保健最重要的时期。要注意保暖，提倡母乳喂养，加强日常护理，预防感染。建立新生儿家庭访视制度，访视的主要内容包括：了解一般情况，进行全面体格检查，指导喂养，指导日常护理知识，预防感染，促进亲子间的情感联结等。

三、婴儿期保健

合理喂养，正确添加辅食，选择合适时间断奶。每日给婴儿擦洗或温水浴，衣服应简单、宽松、少接缝。乳牙萌出时指导家长用软布帮助婴儿清洁齿龈和乳牙。坚持户外活动，促进其感知发育。做好安全保护措施，防止意外发生。按计划免疫程序完成基础免疫，同时定期进行健康检查监测，评估生长发育状况，早期发现疾病。

四、幼儿期保健

合理膳食，保证营养充足均衡，培养良好的饮食习惯。衣着应颜色鲜艳、宽松、保暖、轻便、易于活动。培养良好卫生习惯，继续加强预防接种，定期体检，早期发现和预防疾病。此期最易发生意外，故应加强安全防护，防止意外事故的发生。进行早期教育如大、小便训练、动作、语言锻炼等。注意防治常见的心理行为问题。

直通护考

小儿易发生意外伤害的时期是

A. 婴儿期　　B. 新生儿期

C. 青春期　　D. 幼儿期　　E. 学龄期

答案与解析：答案D。本题的考点是小儿最易发生意外的年龄为幼儿期。

五、学龄前期保健

合理营养，食物应多样化，做到荤素搭配、营养全面。养成良好的卫生、学习和劳动习惯，为入学打好基础。定期体格检查，进行疾病筛查与矫治。加强安全教育，预防意外事故。对常见的心理行为问题应采取有效措施，必要时进行心理咨询。

六、学龄期保健

合理营养，加强营养卫生宣传，保证营养充分而均衡。每天要有户外活动、体格锻炼的机会，注意在活动中培养良好习惯。继续按时进行预防接种和健康检查。加强安全教育，预防意外发生。针对心理健康问题要采取相应措施，多方面配合，帮助孩子适应学校生活。

七、青春期保健

详见本单元第三节。

第二节 计划免疫

一、概念

计划免疫是指科学地规划和严格实施对所有婴幼儿进行的基础免疫（全程足量的初种）及随后适时的"加强免疫"（复种），以确保儿童获得可靠的免疫。预防接种是计划免疫的核心内容。按照我国卫生部的规定，婴儿必须完成卡介苗、脊髓灰质炎三型混合疫苗、百白破混合制剂和麻疹减毒疫苗、乙型肝炎病毒疫苗等"五苗"基础免疫。

> **考点提示**
>
> 我国卫生部规定婴儿必须完成的"五苗"基础免疫。

直通护考

下列哪项不属于1岁以内必须完成的"五苗"基础免疫

A. 卡介苗　　B. 脊髓灰质炎疫苗

C. 百白破疫苗　　D. 麻疹疫苗

E. 乙脑疫苗

答案与解析：答案E。本题的考点是1岁以内必须完成的"五苗"基础免疫。

二、免疫方式及制剂

1. 主动免疫　是指给易感者接种特异性抗原，刺激机体产生特异性免疫抗体，从而产生主动免疫力。其特点是抗体持续时间较久，一般为1~5年。

2. 被动免疫　是未接受主动免疫的易感者在接触传染病后，可给予相应的抗体，使之立即获得免疫力。其抗体持续时间短，一般约3周。

3. 疫苗种类　主动免疫制剂包括死疫苗、活疫苗、类毒素；被动免疫制剂常用免疫球蛋白。

三、计划免疫程序

见表3-1。

> **考点提示**
>
> 卡介苗、脊髓灰质炎、乙肝、百白破、麻疹5种疫苗的初种时间、接种方法、注意事项。

表3-1　计划免疫程序表

疫苗	卡介苗	脊髓灰质炎减毒活疫苗糖丸	麻疹减毒活疫苗	百白破疫苗	乙肝疫苗
预防疾病	结核病	脊髓灰质炎	麻疹	百日咳、白喉、破伤风	乙型肝炎
接种方法	皮内注射	口服	皮下注射	皮下注射或肌内注射	肌内注射
初种年龄	出生后2~3天到2个月	2、3、4个月各1丸	8个月以上	3、4、5个月各1针	出生后24h内、1月、6月各1针（即0、1、6）
复种	7岁，12岁进行复查"OT"试验，阴性时加种	4岁加强口服（三价混合糖丸疫苗	7岁加强一次	1.5~2岁、7岁各加强一次，用吸附白破二联类毒素	周岁时复查，免疫成功者3~5年加强，免疫失败重复基础免疫
注意点	2个月以上小儿接前做结核菌素试验，阴性才接种	冷开水送服或含服，1h内禁用热开水	接种前1个月及接种后2周避免使用胎盘球蛋白及丙种球蛋白制剂	掌握间隔期，避免无效注射	

四、注意事项

1. 严格掌握禁忌证　一般禁忌证如急性传染病、活动性肺结核、风湿病、较重的心脏病、高血压、肝肾疾病；有过敏史者；免疫缺陷者；慢性疾病急性发作等。特殊禁忌证如在接受免疫抑制剂治疗期间发热、腹泻和急性传染病期，严禁服用脊髓灰质炎活疫苗糖丸；患有结核病、急性传染病、肾炎、心脏病、湿疹及其他皮肤病者不应接种卡介苗。近1个月内注射过丙种球蛋白者，不能接种活疫苗。

2. 严格执行免疫程序　严格按照规定的接种剂量接种。注意预防接种的次数，按使用说明完成全程和加强免疫。按各种制剂要求的间隔时间接种，一般接种活疫苗后需隔4周，接种死疫苗后需隔2周，再接种其他活或死疫苗。

3. 严格执行查对制度　仔细核对儿童姓名和年龄，严格检查制品标签，包括名称、批号、有效期及生产单位，并做好登记；检查安瓿有无裂痕，观察药液有无发霉、异物、凝块、变色或冻结等情况，若药液异常，立即停止使用。

> **考点提示**
>
> 1. 小儿预防接种的禁忌证。
> 2. 局部消毒的方法。

4. 严格遵守无菌制度 每人一副无菌注射器、一个无菌针头，准确抽取所需剂量。抽吸后如有剩余药液，需用无菌干纱布覆盖安瓿口，在空气中放置不能超过2h；接种后剩余药液应废弃，活菌苗应烧毁。接种时用2%碘酊及75%乙醇消毒皮肤，待干后注射；接种活疫苗时，只用75%乙醇消毒，以免影响接种效果。

五、预防接种的反应及处理

1. 一般反应及处理

（1）局部反应 接种后24h左右局部出现红、肿、热、痛，有时伴有淋巴结肿大。轻者只要注意适当休息，多饮开水，注意保暖，加强营养，通常1～2天后反应就会消失。重者可以用毛巾热敷、口服解热镇静药或卧床休息。但是接种卡介苗的红肿处不能做热敷，也不能用消毒剂（乙醇溶液或碘伏、碘酒）涂抹，可用干净毛巾敷。

（2）全身反应 接种后5～6h体温升高，持续1～2天，但接种活疫苗需经过一定潜伏期才有体温上升。还伴有头晕、恶心、呕吐、腹痛、腹泻、全身不适等反应。全身反应可对症处理，注意休息，多饮水。如果反应特别重，如出现化脓，高热持续不退，甚至抽搐、昏迷等症状时，应及时到医院检查治疗。

2. 异常反应及处理

（1）过敏性休克 于注射后数分钟或0.5~2h内出现烦躁不安、面色苍白、口周青紫、四肢湿冷、呼吸困难、脉细速、恶心呕吐、惊厥、大小便失禁以至昏迷。如不及时抢救，可在短期内有生命危险。此时应使患儿平卧，头稍低，注意保暖，并立即皮下或静脉注射1:1000肾上腺素0.5~1ml，必要时可重复注射，有条件时给予氧气吸入，病情稍稳定后，应尽快转至医院抢救。

（2）晕针 儿童常由于空腹、疲劳、室内闷热、紧张或恐惧等原因，在接种时或几分钟内出现头晕、心慌、面色苍白、出冷汗、手足冰凉、心跳加快等症状，重者知觉丧失、呼吸减慢。应立即使患儿平卧，头稍低，保持安静，饮少量热开水或糖水，短时间内即可恢复正常。数分钟后不恢复正常者，可针刺人中穴，也可皮下注射1:1000肾上腺素，每次0.01~0.03ml/kg。

> **考点提示**
>
> 预防接种的反应及处理方法，尤其注意过敏性休克、晕针的体位要求。

（3）过敏性皮疹 以荨麻疹最为多见，一般于接种后几小时至几天内出现，经服用抗组胺药物后即可痊愈。

（4）全身感染 免疫系统有原发性严重缺陷或继发性免疫防御功能遭受破坏（如放射病）者，接种活菌（疫）苗后可扩散为全身感染。

第三节　青春期保健

一、青春期的特点

1. 生理特点　生长发育在性激素作用下明显加快，出现第二次生长发育高峰，体重、身高增长幅度加大，第二性征逐渐明显，生殖器官迅速发育、趋向成熟，女孩出现月经，男孩发生遗精。

考点提示

青春期的特点。

2. 心理特点　此时由于神经内分泌调节不够稳定，情绪表现强烈而不稳，心理与社会适应能力相对缓慢，表现为反抗性与依赖性；闭锁性与开放性；自满和自卑；性意识觉醒。

二、青春期发育的常见问题

1. 青春期月经病　青春期下丘脑-垂体-卵巢轴以及性激素靶器官发育成熟过程中发生障碍，可能导致功血、闭经、痛经等常见月经病。青春期少女来月经时应注意经期卫生，增加营养，注意休息。月经过多应及时就医，不要滥用止血药和激素，以免造成不良后果。

2. 梦遗（遗精）　梦遗（遗精）是指在睡眠中，无意识地将精液排出。遗精是正常的生理现象，一般每月遗精两三次均属正常。有些男孩把精液看得很神秘，遇有遗精就感到不安、苦恼、困惑、羞愧和恐惧，误把生理现象视为病理现象，这是不正确的，应给予正确的指导。

3. "青春痘"（痤疮）　青少年中有60%左右会长青春痘，饮食调节有助于防治痤疮，多吃蔬菜水果，少吃动物性脂肪、辛辣油腻食品及甜食。保持皮肤清洁是防治痤疮的有效措施。不可抓挤、捏压，不吸烟、不饮酒，保持乐观情绪。有的孩子因为长青春痘而苦恼，觉得不好看，影响自己形象，采取一些不恰当做法，造成不必要的损害，甚至产生自卑心理。

4. 青春期自慰行为　一般有性幻想、性梦和手淫3种形式。手淫在青少年中较为普遍，一般手淫不会危害身体健康，但由于手淫而引起的心理冲突能干扰青少年的生活、学习、情绪，应该通过性教育使青少年认识到这是正常的生理和心理现象，只要这些现象没有经常不断的发生，对健康和心理发育都不会构成影响，减轻恐惧、苦恼、自责的心理。

此外，青春期常见问题还有青春期甲状腺肿大、青春期高血压、经前期综合征、神经性厌食等，也应该得到家长和社会的重视并予以恰当的处理，尤其是神经性厌食，治疗应以心理治疗为主，引导青春期女性树立正确的审美观念。

三、青春期保健

1. 供给充足营养　要强调营养对青少年健康的重要性，注意营养成分的合理搭配，还应培养良好的饮食习惯。

2. 健康指导 培养良好的个人生活及卫生习惯，重点加强少女的经期卫生指导，如保持生活规律，避免受凉、剧烈运动及重体力劳动，注意会阴部卫生，避免坐浴等。保证充足睡眠，养成健康的生活方式；进行正确性教育。

3. 法制和品德教育 给予系统的法制教育，提倡学习高尚道德风尚，自觉抵制不良思想的影响。

4. 预防疾病和意外 每年体检1次，积极防治急性传染病、沙眼、龋齿等；加强安全教育，预防意外伤害的发生。

5. 防治常见心理行为问题 此期最常见的心理行为问题为多种原因引起的出走、自杀及对自我形象不满而出现的心理问题。家长和社会应给予重视并采取积极措施解决。

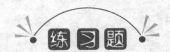

一、A₁型题

1. 儿童保健，应开始于

    A. 父母婚前   B. 妊娠期   C. 围产期

    D. 新生儿期   E. 婴儿期

2. 新生儿期应给予接种的是

    A. 卡介苗   B. 脊髓灰质炎疫苗   C. 流脑疫苗

    D. 乙脑疫苗   E. 麻疹疫苗

二、A₂型题

1. 健康足月新生儿，生后42天来儿童保健门诊检查。家长询问最适宜的婴儿食品是

    A. 母乳   B. 牛乳   C. 羊乳

    D. 全脂奶粉   E. 脱脂奶粉

2. 一个8个月小儿进行预防接种，应接种的疫苗是

    A. 卡介苗   B. 脊髓灰质炎疫苗   C. 百白破疫苗

    D. 麻疹疫苗   E. 乙脑疫苗

3. 患儿，男，14岁，近日来出现肩部增宽、口唇长出胡须，对其正确的健康教育是

    A. 进行正确的性教育   B. 保证正常睡眠时间

    C. 保证正常饮食   D. 剧烈体育活动

    E. 经常坐浴，保持清洁

4. 患儿，女，14岁，因月经不调来医院，问青春期生长发育的最大特点是

    A. 体格生长   B. 神经发育成熟   C. 内分泌调节稳定

    D. 生殖系统迅速发育，并渐趋成熟   E. 以上都不是

5. 小儿，出生3天，准备出院回家，对该小儿保健特点错误的是

　　A. 建立家访制度　　　　B. 生后1个月访视2~3次

　　C. 早产儿应保暖　　　　D. 访视中进行全面体格检查

　　E. 进行生长发育监测

6. 小儿，5天，护士应向家长进行健康教育最重要的是

　　A. 注意保暖　　　　B. 生长发育监测　　　　C. 培养良好的卫生习惯

　　D. 加强品德教育，培养良好的心理素质　　　　E. 供足营养，加强体格锻炼

7. 患儿，女，生后3天，已按时完成疫苗接种，体格检查正常，准备出院。家长询问第二次乙肝疫苗接种的时间，护士回答正确的是

　　A. 1月　　　　B. 2月　　　　C. 3月

　　D. 4月　　　　E. 5月

8. 患儿，女，早产儿，3月，出生后因身体原因，未能接种卡介苗，家长带其补种卡介苗，正确的护理措施是

　　A. 立即接种　　　　B. 6月后再接种　　　　C. 与百日咳同时接种

　　D. 结核菌素试验阴性再接种　　　　E. 给予免疫球蛋白后再接种

9. 4岁小儿，2天前注射了丙种球蛋白，现儿保门诊通知要进行预防接种，该儿童不能接种的疫苗是

　　A. 乙脑疫苗　　　　B. 流脑疫苗　　　　C. 霍乱疫苗

　　D. 百白破疫苗　　　　E. 脊髓灰质炎疫苗

10. 女孩，3个月，接种百白破三联疫苗后，当天下午体温38.5℃，并伴有烦躁哭闹等表现。此时，护士应采取的措施是

　　A. 用湿毛巾冷敷　　　　B. 给予氧气吸入　　　　C. 让婴儿休息、多饮水

　　D. 立即注射肾上腺素　　　　E. 服用抗组胺药物

三、A₃型题

（1~2题共用题干）

患儿，男，7岁，平素体健，接种疫苗30min后，面色苍白，四肢湿冷，脉细速，呼吸困难。

1. 此患儿最有可能发生了

　　A. 晕针　　　　B. 低血糖　　　　C. 过敏性休克

　　D. 过敏性皮炎　　　　E. 感染中毒性休克

2. 此时应采取的最关键措施是

　　A. 保暖　　　　B. 平卧位　　　　C. 饮糖水

　　D. 保持安静　　　　E. 静脉注射1:1000肾上腺素

（付　雨）

要点导航

◎ **学习要点**

　　1. 掌握住院患儿皮肤的护理。

　　2. 掌握小儿药物的给药途径及药物剂量计算方法。

　　3. 熟悉住院小儿的心理护理。

　　4. 了解儿科门诊、儿科急诊、儿科病房的设置。

　　5. 了解小儿用药的特点。

◎ **技能要点**

　　能熟练运用体重计算小儿药物的剂量。

第一节　儿科医疗机构组织特点

一、儿科门诊设置

　　1. 预诊处　预诊处是小儿医疗机构特有部门，常设在儿科门诊的入口处。预诊的方式主要采用简单扼要的"一问二看三查四分诊"的方式进行。目的是及时发现传染病患儿，防止患儿间的交叉感染；协助患儿家长选择就诊科别，节省就诊时间；还可帮助识别急重症患儿，尽快安排就诊，赢得抢救时机。

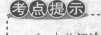

考点提示

　　小儿门诊设置。

直通护考

　　儿科门诊设置预诊处，预诊的主要目的是

　　A. 测量体温，为就诊作准备

　　B. 及时检出传染病患者，避免和减少交叉感染

　　C. 遇危重患儿，可及时护送急诊室抢救

　　D. 对需住院者，可由值班人员及时护送入院

　　E. 给患儿及家属进行咨询服务

　　答案与解析：答案B。本题考点是小儿门诊设置。

预诊处备有检查台、手电筒、压舌板及洗手设备等。该室应设两个出口，一个通向普通门诊，一个通向传染病隔离室。

2. 挂号室 经预诊后挂号就诊。

3. 测体温处 就诊前给每个患儿测体温。对体温39℃以上者，酌情给予退热处理，并安排优先就诊，以防发生高热惊厥。

4. 候诊室 备有候诊椅，设1~2张小床供家长为患儿更换尿布、包裹之用。设饮水设备，还设有宣传栏或通过电教进行儿科健康教育。

5. 诊查室 常为多个独立的小间，以减少患儿之间的相互干扰。

6. 化验室 常设在诊查室附近，便于患儿就近化验检查。

7. 治疗室 备有常用的治疗设备、器械和药品。可进行注射、穿刺及灌肠等治疗。

8. 药房及收费处

常设在门诊出口处。

9. 厕所 应备便盆、小便瓶或采集粪便标本用的小棍等。

二、儿科急诊设置

1. 抢救室 内设病床，备有远红外线辐射式抢救台、抢救车，配有心电监护仪、人工呼吸机、气管插管用具、供氧设备、雾化吸入器、吸引装置、各类穿刺包、导尿包、切开包等。

2. 观察室 设病床及常规抢救设备。

3. 治疗室 设有治疗床、药品柜，备有治疗和穿刺用物等。

4. 小手术室 除手术室的基本设备外，还备有抢救器械及抢救药品。

考点提示

儿科急诊设置。

直通护考

下列哪项不属于儿科抢救室须配置的设备

A. 心电监护仪　　B. 人工呼吸机　　C. 供氧设备

D. 玩具柜　　E. 喉镜

答案与解析：答案D。考点是儿科急诊设置。

三、儿科病房设置

儿科病房可分为普通病房和重症监护室（新生儿监护病房NICU和儿科监护病房PICU）。

1. 普通病房设置 大病室设4~6张病床，小病室设1~2张病床。窗外设护栏，床间距、床与窗台相距各为1m，病床两侧设床栏。病室之间采用玻璃隔壁，便于医

考点提示

儿科病房设置。

护人员观察患儿。

2. 重症监护室设置　收治病情危重、需要观察及抢救的患儿，室内备有各种抢救设备和监护仪器。待患儿病情稳定后转入普通病室。

3. 护士站及医护人员办公室　设在病房中部，靠近重症监护室，以便随时观察患儿，及时发现病情变化并处理。

4. 治疗室　常设有两小间，外间用于各种注射及输液的准备，内间进行各种穿刺术的操作。

5. 配乳室和游戏室　是具有儿科特色的设置，配乳室可为患儿家长提供配奶方便，游戏区提供不同年龄患儿的玩具和设备，可帮助患儿尽快适应住院生活。

6. 盥洗室、浴室、厕所　各种设备应适合儿童使用，保障住院患儿的安全，防止意外伤害。

第二节　住院小儿皮肤和心理护理

一、住院患儿皮肤护理

1. 小儿皮肤特点　小儿皮肤薄嫩保护功能差，易受损或感染，如过敏、红肿、尿布皮炎等。皮肤面积相对较大，吸收功能强，对于接触同样量的刺激物和毒物比成人吸收多、反应强。调节体温的功能差，若保暖不当可导致新生儿寒冷损伤综合征；小儿皮肤的汗腺和血管还处于发育中，当环境温度升高时产生大量汗液，容易使汗腺堵塞产生痱子，还可因脱水产生"脱水热"。皮脂分泌旺盛，多数新生儿的鼻部、耳壳可因皮脂腺增生产生黄白色小米粒样大小的皮疹；到儿童期皮脂腺变小，分泌减少；到青春期皮脂腺分泌亢进，易发生痤疮、粉刺等皮肤问题。

2. 护理要点

（1）勤洗澡，重点清洗各皮肤皱褶处，对于头部有油垢痂皮的新生儿，可用棉签蘸消毒植物油多次涂抹痂皮，1~2天后用梳子轻轻梳起痂皮，再用温水清洗。洗浴后，涂抹爽身粉于皮肤皱褶处。

（2）保持脐部的清洁干燥，每日消毒脐部皮肤，更换无菌纱布。

（3）采用浅色柔软吸水的棉质尿布，每次尿、便后，清洗臀部并涂抹护臀霜。

（4）新生儿触觉发育较好，应多用手触摸小儿皮肤，年长儿要给予触摸各种软、硬、不同形状的物品以促进其感知觉的发育。

二、住院患儿心理护理

儿童正处在生长发育阶段，也是人格形成的重要阶段，生病住院对他们来说是一个挫折。患儿住院时由于年龄、疾病、病情和住院时间的不同会产生不同的心理反应。患儿的心理变化还与其父母、家庭及护理人员

住院患儿心理护理。

有着密切联系。患儿常见的身心反应有焦虑、愤怒、悲观、身体及语言上的攻击、退行性行为等。不同年龄段的小儿可有不同的心理反应。护理人员应根据患儿的年龄特点，采取不同的心理护理方式。

> **直通护考**
>
> 某患儿，9个月，因患肺炎而入院，入院当天患儿哭闹不停，不愿离开母亲。对患儿进行心理护理时，错误的一项是
>
> A. 首次接触患儿先和母亲谈话
>
> B. 突然从父母怀抱中将患儿抱起来
>
> C. 尽量固定护士连续护理
>
> D. 了解患儿住院前的生活习惯
>
> E. 保持与患儿父母密切联系
>
> 答案与解析：答案B。考点是婴儿期患儿的心理护理。

第三节　小儿用药的护理

一、小儿用药特点

1. 可受母体用药影响　孕妇用药时，药物可通过胎盘屏障，进入胎儿体内对胎儿造成影响。如妊娠期间使用性激素类药物有可能导致胎儿性发育异常；妊娠3个月内大量应用免疫抑制剂，可导致畸胎或死胎等。哺乳期妇女服用某些药物后，乳汁中的药物浓度相当高，可引起乳儿发生毒性反应，如苯巴比妥、阿托品、水杨酸盐等。此外，临产孕母使用某些药物也会对新生儿产生影响，如使用吗啡、哌替啶等麻醉剂或镇痛剂可致新生儿呼吸中枢抑制。

2. 自身发育不完善　小儿肝、肾功能及某些酶系发育不完善，影响药物的代谢功能。如新生儿或早产儿氯霉素使用不当可导致"灰婴综合征"或出现粒细胞减少等不良发应。应用氨基糖苷类抗生素可致神经性耳聋、肾脏损害等。婴幼儿神经系统发育尚不完善，氨茶碱可引起过度兴奋，阿片类药物易引起呼吸中枢抑制。

知识链接

　　灰婴综合征是指氯霉素大剂量使用可致氯霉素药物中毒，表现为呼吸困难、进行性血压下降、循环衰竭、皮肤苍白和发绀。一般发生于治疗的第2~9天，停药后可恢复。

　　3. 用药需考虑年龄因素　小儿年龄不同，对药物的反应不同。婴幼儿对镇静药（苯巴比妥类）耐受量较大，用量相对成人多；3个月内婴儿使用退热药可致虚脱；学龄期前的小儿使用四环素可以引起黄斑牙（四环素牙）；婴儿使用萘甲唑啉（滴鼻净）可致昏迷或呼吸暂停。

　　4. 需考虑体液代谢特点　小儿体液占体重的比例相对成人较大，新陈代谢旺盛，每日尿量相对较多，药物从肾排泄较多，所以用洋地黄类、抗生素类药物时剂量应偏大。由于对水、电解质的调节功能较差，对影响水盐代谢和酸碱代谢的药物敏感，易中毒。小儿使用利尿剂易发生电解质紊乱。

二、小儿常用药物

　　小儿应根据年龄、病情、机体对药物的特殊反应及药物对其的长远影响，慎重、有针对性地选择用药，并注意观察用药效果和毒副作用。

 考点提示

药物的选择。

　　1. 抗生素　小儿易患感染性疾病，临床常用抗生素控制感染，但应严格掌握适应证及毒副作用。如四环素可引起牙釉质发育不良；喹诺酮类可影响软骨发育；氯霉素、链霉素、卡那霉素可引起耳、肾毒性等。长期应用抗生素，可致肠道菌群失调。

　　2. 退热药　新生儿发热不宜用退热药物，婴儿期发热多采用物理降温及多饮水等措施，高热时可药物降温。常用退热药有对乙酰氨基酚、布洛芬等。婴儿不宜使用阿司匹林，以免发生Reye综合征。

 知识链接

　　Reye综合征（瑞氏综合征）也称为脑病合并脂肪变性，是因多脏器脂肪浸润所引起的以脑水肿和肝功能障碍为表现的一组症候群。本病由澳大利亚病理学家Reye及其同事于1963年首次报道，故此命名。

　　3. 镇静止惊药　常用苯巴比妥、地西泮、水合氯醛等。患儿在高热、烦躁不安、惊厥、剧咳不止等情况下可酌情用药，使用中注意观察呼吸情况，以免发生呼吸抑制。

4. 镇咳化痰平喘药 婴幼儿一般不用镇咳药，多用化痰药口服或雾化吸入稀释分泌物，使其易于咳出，还可配合体位引流排痰。哮喘患儿使用平喘药时，注意观察有无精神兴奋，惊厥等。茶碱类药物易引起新生儿和小婴儿神经系统过度兴奋，甚至惊厥，应慎用。

5. 止泻药与泻药 小儿腹泻不主张使用止泻药，因止泻药可减少肠蠕动，加重肠道毒素的吸收甚至发生全身中毒。小儿便秘一般不用泻药，多采用从食物中摄入膳食纤维软化粪便或应用开塞露等外用药通便。

6. 激素类 应严格掌握适应证，在临床诊断不明确时一般不用，以免掩盖病情，不可随意减量或停药。长期使用激素类药物可抑制骨骼生长，影响水、电解质、蛋白质、脂肪代谢，降低机体免疫力，还可引起高血压和库欣综合征。

直通护考

1. 婴儿神经系统和呼吸中枢发育尚不成熟，选择镇静止惊药时不宜选择

A. 地西泮　　　B. 吗啡　　C. 苯巴比妥　　　D. 异丙嗪　　E. 氯丙嗪

2. 患儿，生后4天，因患败血症需要用抗生素治疗，应选择的抗生素是

A. 庆大霉素　　B. 氯霉素　　C. 氨基糖苷类　　D. 青霉素　　E. 卡那霉素

答案与解析：1B，2D。考点为小儿药物的选择。

三、药物剂量计算

1. 按体重计算 此法是最常用、最基本的计算方法，简便易行，在临床上被广泛应用。

每日（次）剂量=患儿体重（kg）×每日（次）每千克体重所需药量

患儿体重应按实际测得值为准，如计算结果超出成人用量，则以成人用量为上限。

2. 按体表面积计算 此法较其他药物剂量计算方法更为准确，因其与基础代谢、肾小球滤过率等生理活动的关系更为密切。小儿体表面积计算公式为：

体重≤30kg　小儿体表面积（m²）=体重（kg）×0.035+0.1

体重>30kg　小儿体表面积（m²）=［体重（kg）-30］×0.02+1.05

得出小儿体表面积之后，可套用如下公式计算。

每日（次）剂量=患儿体表面积（m²）×每日（次）每平方米体表面积所需药量

3. 按年龄计算 此法用于剂量幅度大、不需十分精确计算的药物，如止咳药、营养药等。

4. 按成人剂量折算 此法仅适用于未提供小儿用药剂量的药物，所得剂量一般偏小，故不常用。

可按此公式折算：小儿剂量=成人剂量×小儿体重（kg）/50

知识链接

药物剂量需换算时怎么办

1. 若为注射用药，护士应熟练、准确地将医嘱药量换算成注射用药量。

例：某患儿需肌内注射地西泮4mg，针剂规格为每支10mg/2ml，需抽取注射药量4mg/10mg×2ml=0.8ml（每日或每次所需药量/每支药物总含量×每支药物总容量ml=每日或每次所需注射药量ml）。

2. 若为瓶装粉剂，可先用适量注射用水稀释，再用以上公式进行计算后抽取注射用量。

例：头孢三嗪（菌必治）针剂规格每瓶1g，可用5ml 5%葡萄糖水稀释，使其规格变成1g/5ml。如需取医嘱用量200mg（200mg/1000mg×5ml=1ml），应抽取注射药量1ml。

四、给药方法

小儿用药应在保证用药效果的前提下充分考虑安全、少痛苦的用药原则，综合患儿的年龄、病情再决定给药剂型、给药途径。

 考点提示

药物选择及给药方法。

1. 口服法 口服法是常用的给药方法。常用剂型有糖浆、水剂、冲剂、片剂及丸药等。口服用药不宜加入奶中哺喂，服药宜在喂奶前或两次喂奶间进行，年长儿可训练和鼓励自主服药，必要时强制服药。神志不清，昏迷者可采用鼻饲法给药。

2. 注射法 注射法见效快，重、危症或呕吐者多用此法。注射法对小儿精神刺激大，易造成患儿恐惧。常采用肌内注射、静脉推注和静脉滴注法。肌内注射时要做到"三快"（进针快、注药快、拔针快），但注射次数不宜过多，否则可造成臀肌挛缩，影响下肢功能；静脉推注多用于抢救，推注时应做到"二快一慢"（进针快、推药慢、拔针快），并密切观察，防止药液外渗；静脉滴注可用于给药、补充水分、供给能量等，但滴速应根据患儿年龄、病情、药物性质进行调节。

3. 外用法 常用软膏，也可用水剂、混悬剂、粉剂等。使用时可对患儿手进行适当约束，以免因抓摸药物误入眼、口发生意外。

4. 其他 常应用雾化吸入法，灌肠法应用不多，新生儿可根据病情做滴鼻或气管内给药；含剂、漱剂常用于能合作的年长儿。

直通护考

协助患儿口服止咳药的正确方法是

A. 先喂止咳糖浆，后喂维生素　　B. 喂止咳糖浆后多喂水

C. 最后喂止咳糖浆不能喂水　　　D. 在患儿咳嗽时喂药

E. 吃奶后喂药并多喂水

答案与解析：答案C。考点为给药方法。

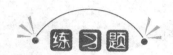

A₁型题

1. 以下哪项是儿科医疗机构的特有部门

    A. 挂号处   B. 测体温处   C. 候诊室

    D. 预诊处   E. 治疗室

2. 小儿门诊预诊室有两个出口，一个通向门诊候诊室，另一个通向

    A. 挂号处   B. 测体温处   C. 急诊室

    D. 传染病隔离室   E. 治疗室

3. 对危重患儿的救诊程序应是

    A. 先抢救   B. 先挂号   C. 先预诊

    D. 先量体温   E. 先化验血常规

4. 患儿紧张、焦虑时，哪项护理措施不妥

    A. 边护理边与患儿谈笑   B. 操作时保持眼神的交流

    C. 美化环境，装饰病室   D. 了解患儿生活环境及习惯

    E. 同患儿游戏

5. 小儿皮肤护理正确的是

    A. 会阴皱褶处要经常清洗   B. 避免使用塑料布包裹

    C. 选用柔软、清洁的尿布   D. 更换尿布时动作轻柔

    E. 以上都正确

6. 幼儿入院后对一切感到陌生，再加上一些治疗操作，可能出现的退行性行为是

    A. 拒食   B. 闷不做声   C. 依赖性

    D. 哭闹   E. 吮指

7. 小儿用药护理不正确的是

    A. 最常使用口服药   B. 婴幼儿注射采用"二快一慢"

    C. 静脉推注要慢   D. 静脉滴注避免药液外渗

    E. 外用药以软膏最多

8. 患儿，女，8个月。因发热、咳嗽而服用红霉素，对患儿采用口服给药时，不妥的是

    A. 喂药前洗净双手，戴口罩   B. 认真做好"三查七对"

    C. 药片研成粉加少许糖水   D. 与乳汁或食物混合喂入

    E. 喂完药观察患儿服药后反应

9. 口服给药时，错误的是

    A. 小婴儿可以采取平卧位的体位给药

    B. 只要条件许可，尽量采用口服给药

C. 年长儿可训练或鼓励自愿服药

D. 可将药片捣碎加糖水调匀

E. 片剂不要与食物混合喂服

10. 小儿用药方法首选

    A. 口服法   B. 肌内注射   C. 静脉注射

    D. 雾化吸入   E. 局部涂敷

11. 小儿药物剂量计算最合理的方法是

    A. 按体重计算   B. 按体表面积计算   C. 按身长计算

    D. 按年龄计算   E. 按成人折算

12. 可以按年龄推算药量的药物是

    A. 止咳药   B. 抗生素   C. 化疗药

    D. 镇静止惊药   E. 肾上腺皮质激素

（黄　丽）

◎ **学习要点**

1. 掌握儿科一般护理法。

2. 掌握协助儿科治疗的操作。

◎ **技能要点**

能掌握一般测量法、儿童床使用法、臀红护理法、约束法、更换尿布法、婴儿盆浴法、光照疗法及暖箱的操作和注意事项。

第一节　一般护理

一、一般测量法

（一）体重测量法

【目的】评价小儿体格发育和营养状况；为临床观察病情变化、用药、输液和奶量计算提供依据。

【用物】婴儿盘式磅秤、坐式或立式磅秤、尿布、衣服、毛毯、清洁布、记录本。

【方法】

（1）婴儿测量法　把清洁尿布铺在婴儿磅秤的秤盘上，调节指针到零点；脱去婴儿衣服及尿布，将婴儿轻放在秤盘上，观察重量，准确读数至10g。记录测量结果。

（2）幼儿以上小儿测量法　1~3岁可坐式测量，坐稳后观察重量，准确读数至50g；3岁以上可站立于站板中央，两手自然下垂，站稳后观察重量，准确读数至100g。记录测量结果。测量体重时应注意安全性和准确性。

（二）身长（高）测量法

【目的】了解小儿骨骼发育情况。

【用物】皮尺、测量桌或测量板、立位测量器或带有身高量杆的磅秤。

【方法】

（1）卧位测量法　将清洁布平铺在测量板上，脱去小儿的帽、鞋，使小儿仰卧于测量板的中线上，小儿的头顶部触及测量板的顶端，头部位置要直，双手自然平伸，测量者左手按住小儿双膝使两腿伸直，右手推动滑板贴至双足底部，推板与小儿身体长轴呈90°角时，读出身长的厘米数。

（2）立位测量法　脱去鞋、帽，小儿站立于测量器或有身高量杆的磅秤上，面向前，立正姿势站立，双眼平视正前方，头部保持正直位置，两臂自然下垂，足跟靠拢，足尖分开，约呈60°夹角，足跟、臀部、两肩胛和枕骨粗隆均同时靠在量杆上，推板至头顶，使推板与测量杆呈90°，读出身高的厘米数。

（三）体温、脉搏、呼吸、血压测量法

1. 测量体温

【目的】为诊断、治疗疾病和判断疾病的转归提供依据。

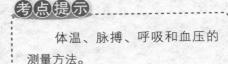

考点提示

体温、脉搏、呼吸和血压的测量方法。

【方法】测量体温前30min，禁饮热水及热食物，避免患儿剧烈哭闹和活动，沐浴者，20min后方可测量体温，以免影响测量的结果。小婴儿测量体温时，将小儿一侧手臂抱紧，将体温表夹住，年长儿可屈臂过胸夹紧，保证体温测量的准确性。测温时间为7~10min。

2. 测量脉搏

【目的】了解小儿心脏搏动情况。

【方法】测脉搏时应使小儿安静，用中、食指的指端触摸桡动脉或颞浅动脉，或用听诊器测量心率。测量时间为1min。

3. 测量呼吸

【目的】了解小儿呼吸的状态和病情变化。

【方法】测量呼吸时，应在患儿安静的状态下进行。婴幼儿常以腹式呼吸为主，测量时应观察腹部动态，一起一伏为1次，注意呼吸的频率、节律及深度的变化。测量时间为1min。

4. 测量血压

【目的】了解小儿病情变化及疗效观察。

【方法】在小儿安静时进行（因运动后、情绪激动、饱餐、发热等可引起血压暂时升高），卷起衣袖，露出手臂，取坐位时将手臂放在桌上（取卧位时将手臂放在床边），使上臂与心脏持平，准备听诊器，将血压计的袖带裹在小儿被测上臂，袖带的下缘在肘关节以上，约为上臂1/2~2/3，松紧合适，戴好听诊器，把听诊器的听筒放在动脉搏动处。关紧打气球上的螺旋帽，用手捏气球将空气打入袖带，使血压计的水银柱上升到16kPa左右（120mmHg）再慢慢旋松螺旋帽，使水银柱慢慢下降，同时仔细听诊，当听到第一次脉搏跳动时，水银柱上的刻度便是收缩压，变音或声音消失时即舒张压。测完血压后，将袖带中的空气完全放净，然后解下袖带。记录血压。

二、儿童床使用法

【目的】保持病室内清洁、整齐、干净，准备舒适的床位。

【用物】儿童床、床单位。

【方法】

（1）儿童床四周栏杆的高度为45~50cm，杆与杆之间的距离为7cm。

（2）将用品按铺床的顺序放在床旁椅上，移开床旁桌，将近侧床栏杆拉下，翻转床垫，套上褥套，将床褥上移与床头齐。

（3）依次铺上大单、橡皮中单，上下两端角部折成方角，沿床边部分塞于褥下，将毛毯或棉被套入被套中，被头铺在距床头15cm处，下垂部分沿床边向里折叠，床尾部分塞于褥下，拉上床栏杆，至床对侧，依上述顺序铺床，拉上床栏杆，套好枕套，放在床头。

（4）移回床旁桌，整理好用物，铺床完毕。

三、臀红护理法

臀红是婴儿臀部皮肤长期受尿液、粪便以及漂洗不净的湿尿布刺激、摩擦或局部湿热，引起皮肤潮红、溃破、糜烂及表皮剥脱，故又称尿布皮炎。臀红多发生于外生殖器、会阴及臀部。临床根据皮肤受损的程度，分为轻度（表皮潮红）和重度，重度又分为3度，即重I度（局部皮肤潮红，伴有皮疹）、重Ⅱ度（除以上表现外，尚有皮肤溃破、脱皮）、重Ⅲ度（局部大片糜烂或表皮剥脱，可继发细菌或真菌感染）。

> **考点提示**
>
> 臀红的分度。

> **直通护考**
>
> 患儿，1岁，因腹泻、呕吐2天就诊，体格检查时发现臀部皮肤潮红，伴有皮疹，该患儿的臀红分度是
>
> A. 轻度　　B. 重I度　　C. 重Ⅱ度
>
> D. 重Ⅲ度　　E. 轻-重度
>
> 答案与解析：答案B。本题的考点是臀红的分度。

【目的】保持臀部皮肤的清洁、干燥、舒适，防止感染，使尿布皮炎痊愈。

【方法】

（1）备齐用物，按操作顺序将用物放于治疗车上，推至床旁。

（2）轻轻掀开患儿下半身被褥，解开污湿尿布，若有大便，用温水将臀部洗干净，并用小毛巾吸干水分。用清洁尿布垫于臀下，使臀部暴露于空气或阳光下10~20min。

（3）若臀红严重者，可用红外线灯或鹅颈灯照射臀部，灯泡25~40W，灯泡距臀部患处35~45cm，每次照射15~20min，每日2~3次。然后将蘸有油类或药膏的棉签贴在皮肤上轻轻滚动，均匀涂药。

（4）给患儿更换尿布，拉平衣服、盖好被褥。整理用物，归还原处。

【注意事项】 臀部皮肤溃破或糜烂时禁用肥皂水，清洗时用手蘸水冲洗。涂抹油类或药膏时，使棉签贴在皮肤上轻轻滚动，不可上下涂擦，以免脱皮。照射时应有护士守护，避免烫伤，男婴应用干净尿布遮住会阴部，每日2次。根据臀部皮肤受损程度选择油类或药膏：轻度臀红，涂紫草油或鞣酸软膏；重Ⅰ、Ⅱ度臀红，涂鱼肝油软膏、氧化锌油及1%龙胆紫；重Ⅲ度臀红，涂鱼肝油软膏或康复新溶液，每日3~4次。继发细菌或真菌感染时，用0.02%高锰酸钾溶液冲洗吸干，再涂红霉素软膏或硝酸咪康唑霜（达克宁霜），每日2次，用至局部感染控制。

> **考点提示**
> 臀红的护理方法和注意事项。

四、约束法

【目的】 便于治疗护理操作顺利进行；保证患儿的安全。

【用物】 大单、大毛巾、童毯等；手足约束带或用棉垫与绷带；肘部约束带，压舌板4~5支；布质并指手套。

> **考点提示**
> 约束法的操作方法和注意事项。

【方法】

（1）全身约束法　将大单折成自患儿肩至踝的宽度，抱患儿置于中间，用靠近操作者一侧的大单紧包患儿同侧上肢、躯干和双下肢，至对侧腋窝处整齐地塞于其后背，再用上法将另一侧肢体包裹好，将大单剩余部分塞于近侧肩背下。

（2）手或足约束法　用约束带的A端系于手腕或足踝部，B端系于床边空隙处。

（3）肘部约束法　将压舌板放于肘部约束带的间隔内，带的顶端覆盖于装压舌板的开口处。脱去患儿外衣，整理内衣袖子，将约束带开口端朝向手部平放在肘部，包裹肘部，系好带子，不要过紧。

（4）手部约束法　并拢五指，套上手套，在腕部系好带子，必要时固定在床边空隙处。

【注意事项】 向家长解释约束的目的，安抚患儿，减少患儿的恐惧不安。约束带捆扎松紧要适宜，定时松解并经常改变姿势，观察局部皮肤血液循环状况。

五、更换尿布法

【目的】 保持臀部皮肤的清洁、干燥、舒适，预防尿布皮炎或使原有的尿布皮炎逐步痊愈。

> **考点提示**
> 更换尿布的操作方法。

【用物】 尿布、尿布带、小盆及温水半盆、小毛巾、治疗药物（油类、软膏、抗生素）、烤灯。

【方法】

（1）将用物携带至床旁，放下床栏，揭开盖被，解开尿布带，露出臀部，以原尿布上端两角洁净处轻拭会阴部及臀部，并以此盖上污湿部分垫于臀部下。

（2）用一手轻轻提起双足，使臀部略抬高，另一手取下污尿布，再将清洁尿布垫于腰下，放下双足，尿布的底边两角折到腹部，双腿中的一角上拉，系好尿布带，结带松紧适宜，拉平衣服，盖好被子，整理床单位。

（3）若有尿布皮炎，采用暴露法、灯光照射法，使局部皮肤干燥，再涂以紫草油、硼酸软膏、鱼肝油软膏或氧化锌软膏等。严重者可给予抗菌药物，以防感染。打开污湿尿布，观察大便性状后放入尿布桶内。

（4）操作结束后洗手，做好记录。

六、婴儿盆浴法

【目的】使患儿皮肤清洁，协助皮肤排泄和散热，预防皮肤感染，促进血液循环，活动患儿肢体，使之感到舒适，并可观察全身皮肤情况。

【用物】浴盆、水温计、热水、婴儿皂、大毛巾、小面巾、浴巾、衣服、尿布、护理托盘内放石蜡油、2%碘酊、70%乙醇、爽身粉、指甲刀、棉签等。

【方法】见图5-1。

（1）浴盆内盛2/3盆热水（水温38~40℃为宜）。

（2）将盖被三折至床尾，抱起患儿平放于浴台上，脱衣，保留尿布，用大毛巾包裹患儿全身。按护理常规要求测体重并记录。

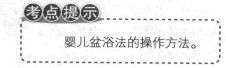

考点提示

婴儿盆浴法的操作方法。

（3）用小面巾洗眼，从内眦向外眦擦拭。洗脸（额部→鼻翼→面部→下颏）。

（4）抱起患儿，用左手掌托住头颈部，左拇指与中指分别将患儿双耳廓折向前方，并轻轻按住，堵住外耳道口，左臂及腋下夹住患儿臀部及下肢，将头移近盆边，右手搓皂洗头、颈、耳后，然后用清水冲洗干净，并用大毛巾擦干头发。解开大毛巾，平铺于浴台上，去掉尿布，以左手掌、指握住患儿左肩及腋窝处，使头颈部枕于操作者前臂，用右手握住患儿左大腿，使其臀部位于操作者右手掌上，轻轻放入水中，松开右手，取小浴巾湿水淋湿患儿全身，擦肥皂、冲洗，依次为颈下、前胸、腋下、腹、手、臂、后颈、背腰、腿、脚、会阴及臀部，再将患儿抱起放于大毛巾中，迅速包裹并擦干水分。

（5）颈部、腋窝、腹股沟等皱褶处撒少许

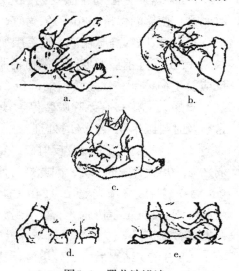

图5-1 婴儿沐浴法

爽身粉。穿好衣服，兜好尿布，视需要修剪指甲，抱回病床。

（6）操作后洗手，做好记录。

第二节　协助治疗的操作

一、光照疗法

【目的】通过荧光灯照射辅助治疗新生儿高胆红素血症。

【用物】光疗箱（采用波长420~470nm的蓝色荧光灯最为有效，光亮度160~320W为宜）、遮光眼罩、长条尿布、尿布带、胶布。

【方法】

（1）清洁光疗箱，箱内湿化器水箱加水至2/3满，接通电源，检查线路及灯管亮度。并使箱温升至患儿适中温度，相对湿度55%~65%。

（2）给患儿戴上护眼罩，脱光衣服、系好尿布，将患儿放入已预热好的光疗箱中，记录开始照射时间。

（3）监测体温和箱温变化，光疗时应每2~4h测体温1次或根据病情、体温情况随时测量，使体温保持在36~37℃为宜，根据体温调节箱温。

（4）按医嘱静脉输液，按需喂奶，观察出入量。

（5）光疗前后及期间监测血清胆红素变化，以判断疗效。光疗过程观察患儿精神反应及生命体征；注意黄疸的部位、程度及其变化；大小便颜色与性状；皮肤有无发红、干燥、皮疹；有无呼吸暂停、烦躁、嗜睡、发热、腹胀、呕吐、惊厥等，若有异常须及时与医生联系，及时处理。

（6）每天清洁灯箱及反射板，定时更换灯管，灯管使用300h后其灯光能量输出减弱20%，900h后减弱35%，因此灯管使用1000h必须更换。

（7）一般采用光照12～24h才能使血清胆红素下降，光疗总时间按医嘱执行，血清胆红素<171μmol/L时可停止光疗。出箱时给患儿穿好衣服，除去眼罩，抱回病床，并做好各项记录。

（8）光疗结束后，关好电源，拔出电源插座，将湿化器水箱内水倒尽，做好整机的清洗、消毒工作，有机玻璃制品忌用乙醇擦洗。

直通护考

新生儿光疗时间按医嘱执行，一般情况下，血清胆红素低于多少可停止光疗

A. <342μmol/L

B. <17.1μmol/L

C. <171μmol/L

D. <34.2μmol/L

E. <85μmol/L

答案与解析：答案C。本题的考点是新生儿高胆红素血症使用光疗停止的时间。

二、暖箱的使用方法

【目的】创造一个温度和湿度相适宜的环境，使患儿体温保持稳定。

【用物】棉垫、洁净床单、枕头、尿布。

【方法】

（1）根据小儿体重、出生日期及体温设定暖箱的适宜温、湿度。

（2）铺好箱内婴儿床，小儿穿单衣、裹尿布后放置暖箱内。

（3）定时测量体温，保持体温在36~37℃，在小儿体温未升至正常之前监测1次，升至正常后每4h测1次。

（4）根据体温调节箱内温度，维持相对湿度。密切观察小儿面色、呼吸、心率及病情变化。记录并做好暖箱使用情况的交接班。

（5）出暖箱条件　小儿体重达2000g或以上，体温正常；在不加热的暖箱内，室温维持在24~26℃时，小儿能保持正常体温；小儿在暖箱内生活了1个月以上，体重虽达不到2000g，但一般情况良好。

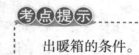

考点提示

出暖箱的条件。

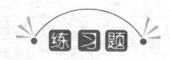

练习题

一、A₁型题

1. 新生儿黄疸患儿使用光照疗法时，最佳的照射波长是

A. 420~470nm

B. 360~420nm

C. 470~520nm

D. 570~620nm

E. 520~570nm

2. 轻度臀红（皮肤潮红），下列护理哪项不妥

A. 勤换尿布，保持臀部皮肤清洁干燥

B. 排便后，可用温水洗净吸干涂拭植物油

C. 可用肥皂洗臀及塑料布或油布包裹尿布

D. 室温与气温允许，可直接暴露臀部于阳光下

E. 可用红外线照射臀部以加速炎症吸收

二、A₂型题

1. 患儿因腹泻就诊，体检时发现肛周皮肤发红、皮疹，除保持臀部清洁外，局部可涂

A. 植物油　　　　　　B. 氧化锌油　　　　　　C. 咪康唑

D. 克霉唑　　　　　　E. 鱼肝油

三、A₃/A₄型题

（1~4题共用题干）

患儿，1岁，因腹泻、呕吐2天就诊，体检时发现臀部皮肤潮红，伴有皮疹，肛周皮肤有脱皮。

1. 对该患儿的臀红进行分度应为

A. 轻度　　　　　　　B. 重I度　　　　　　　C. 重Ⅱ度

D. 重Ⅲ度　　　　　　E. 轻-重度

2. 为使臀红减轻，对该患儿使用烤灯照射法，灯泡距离臀红部位距离下列哪项合适

A. 10~20cm　　　　　B. 20~30cm　　　　　C. 35~45cm

D. 40~45cm　　　　　E. 50~55cm

3. 为使臀红尽早痊愈，局部可涂

A. 植物油　　　　　　B. 氧化锌油　　　　　　C. 咪康唑

D. 克霉唑　　　　　　E. 鱼肝油

4. 若有继发真菌感染，局部可涂

A. 植物油　　　　　　B. 氧化锌油　　　　　　C. 咪康唑

D. 克霉唑　　　　　　E. 鱼肝油

（邓晓燕）

小儿营养与喂养

◎ **学习要点**

1. 掌握小儿对能量和营养素的需要。

2. 掌握母乳喂养的优点、方法和禁忌证。

3. 掌握人工喂养的方法、乳量的计算及羊乳的缺点。

4. 掌握辅食添加的原则和顺序。

◎ **技能要点**

能够计算人工喂养小儿每日所需乳量、水量和糖量，及乳液的配制，并能指导家长对小儿进行正确的喂养。

第一节　小儿对各种营养素的需要

供给小儿适合的能量和营养素是维持小儿正常生长发育的物质基础，既要满足小儿生长发育的需要，又要与其消化功能相适应。

一、能量的需要

小儿所需要的能量来自食物中摄取的蛋白质、脂类、糖类。儿童的能量需要包括以下5个方面。

1. 基础代谢　基础代谢是指在清醒、安静、空腹的状态下，在18~25℃时为维持人体基本生命活动所需的能量。小儿基础代谢的能量需要较成人高，婴幼儿基础代谢的需要约占总能量的50%~60%，随年龄增长而逐渐减少，12岁时与成人相近。

考点提示

1. 基础代谢需要的能量占小儿总能量的比例。

2. 生长发育所需的能量是小儿对能量特殊的需要。

3. 小儿的能量需要有哪些？

4. 婴儿期对能量的需要量。

2. 食物的特殊动力作用　人体进食后，食物消化吸收需要能量。不同食物所需的能量不同，婴儿时期以乳类为主，蛋白质相对较高，此项需要占7%~8%，年长儿以混合性膳食为主，约占5%。

3. 生长发育 此项需要是小儿所特有的，与生长发育速度呈正比，故婴儿时期所需能量较高，约占总热量的25%~30%，以后随年龄增长，所占比例下降，至青春期又增加。

4. 活动 不同小儿需要的能量相差很大，与活动量、活动时间有关。好哭多动的小儿比同龄安静小儿可高出3~4倍。

5. 排泄的消耗 在正常情况下，每天摄入的食物不能完全被吸收，这部分未经消化吸收的能量损失不超过总能量的10%。

上述5方面能量的总和，就是总的能量需要，在实际应用时，根据年龄、体重、生长速度进行估计。为了方便，一般按下列方法估算：婴儿每千克体重每日为460kJ（110kcal），以后每增加3岁减去42kJ（10kcal），到15岁为250kJ（60kcal）。

二、营养素的需要

1. 产能营养素

（1）蛋白质 蛋白质的主要功能是合成机体的组织和细胞；有一部分也参与供能，每日需要的能量约有15%来自蛋白质；也参与调节机体的生理功能。婴幼儿生长迅速，蛋白质的供给量比成人相对多，人乳喂养，每日需蛋白质2g/kg，牛乳喂养每日需3.5g/kg。1岁后供给量逐渐减少，至青春期又增加。蛋白质主要来源于乳类、蛋、肉和豆类等。

> **考点提示**
>
> 1. 产能营养素包括哪些？
> 2. 各营养素的供能比例及其主要来源。
> 3. 脂溶性维生素和水溶性维生素的种类。

（2）脂类 脂类在体内的生理功能有：供给能量，约占每日总能量的35%；构成人体组织成分；促进脂溶性维生素的吸收；维持体温和保护内脏。脂类主要来自于乳类、蛋黄、鱼、肉类、植物油、鱼肝油等。

（3）糖类 糖类又称碳水化合物，是最主要的供能物质，约占总能量的50%。碳水化合物主要来源于五谷、根茎类、糖等。

2. 非产能营养素

（1）维生素 维生素是维持人体正常生理功能必需的一类有机物质，其主要功能是调节人体的新陈代谢。因体内不能合成或合成的数量不足，故必须由食物供给。可分为脂溶性（维生素A、维生素D、维生素E、维生素K）和水溶性（B族维生素和维生素C）两大类。脂溶性维生素易溶于脂肪及脂肪溶剂，可储存在体内，不需每天供给，缺乏时症状出现较迟，过量易致中毒。水溶性维生素易溶于水，多余部分可从尿液排泄，不易储存，需每日供给，过量一般不易中毒。维生素的需要量和来源见表6-1。

表6-1　维生素的需要量及来源

种类	每日需要量	来源
维生素A	2000~4500IU	肝、牛乳、鱼肝油、番茄、胡萝卜、黄色水果及蔬菜
维生素D	400~800IU	晒太阳，鱼肝油、肝、蛋黄
维生素K	1~2mg	肝、蛋、豆类、绿叶菜、肠内细菌合成
维生素B_1	0.5~1.5mg	米糠、麦麸、豆、坚果、肠内细菌合成
维生素B_2	1~2mg	肝、肉、蛋、乳类、蔬菜、酵母
维生素B_6	1~2mg	各种食物；肠内细菌合成
叶酸	0.1~0.2mg	绿叶蔬菜、肝、肾、坚果
维生素B_{12}	1μg	肝、肾、肉、蛋、鱼
维生素C	30~50mg	各种新鲜蔬菜和水果

（2）矿物质　矿物质可分为宏量元素和微量元素，主要功能为构造人体的物质和调节体内生理生化功能。宏量元素（占人体总重量0.01%以上者）有钙、磷、镁、钾、钠、氯、硫；人体必需的微量元素（占人体总重量0.01%以下者）有铁、锌、铜、碘、硒、氟等。在儿童营养方面至关紧要的元素有钙、磷、镁、钾、钠、氯、铁、锌、铜、碘、硒，其来源、需要量见表6-2。

表6-2　主要矿物质的需要量及来源

种类	每日需要量	来源
钾	1~2g	豆类、谷类、鱼类、禽类、肉类、乳类
钠、氯	0.5~3g	食盐、乳类
钙	约1g	乳类、豆类、绿叶蔬菜
磷	约1.5g	乳类、肉类、豆类、谷类
镁	200~300mg	谷类、豆类、坚果、肉类、乳类
铁	5~15mg	肝、蛋黄、血、豆类、肉类、绿叶蔬菜
锌	5~15mg	鱼、蛋、肉、全谷、豆类、酵母
铜	1~3mg	肝、肉、鱼、贝类、全谷、坚果、豆类
碘	40~100μg	海带、紫菜、海鱼等海产品
硒	15~50μg	动物内脏、海产品、肉类、乳品、谷物、坚果

（3）膳食纤维　膳食纤维包括纤维素、半纤维素、果胶、树胶、木质素等，可降低胆汁和胆固醇浓度，降低血脂，使餐后血糖上升幅度降低，减少胆酸生成；增加食糜黏度和体积，减少进食量和速度，防止肥胖。膳食纤维来源于谷类、蔬菜、水果。

> **考点提示**
>
> 婴儿期对水的需要量。

（4）水　水在体内参与新陈代谢和体温调节等生理活动。小儿新陈代谢旺盛，需水量相对较多，年龄越小需水量越多，婴儿每日约需150ml/kg，以后每增长3岁减去25ml/kg，14岁时约需50~60ml/kg。水来源于饮料和食物。

直通护考

婴儿每日每千克体重对热量及水的需要量是

A. 377kJ（90kcal），100ml/kg　　　　B. 418kJ（100kcal），110ml/kg

C. 439kJ（105kcal），120ml/kg　　　　D. 460kJ（110kcal），150ml/kg

E. 502kJ（120kcal），160ml/kg

答案与解析：答案D。本题考点是婴儿每日的能量和水的需要量。

第二节　小儿喂养与膳食安排

一、婴儿喂养

婴儿喂养包括母乳喂养、混合喂养和人工喂养3种方式。

（一）母乳喂养

母乳是婴儿最理想的天然食品，婴儿在4~6月内采用纯母乳喂养的方式称为母乳喂养。

1. 母乳成分　母乳成分因产后时期与哺乳前后不同而差异很大。按产后时期不同可将母乳分为初乳、过渡乳、成熟乳、晚乳。

（1）初乳　指从出生到产后第5日的母乳。初乳量少，色微黄，质略稠，含脂肪少而蛋白质、维生素、矿物元素丰富。尤其是分泌性免疫球蛋白（SIgA）和乳铁蛋白含量丰富，还含有溶菌酶、补体和各种免疫活性细胞及丰富的碘和锌，利于生长发育和提高抵抗力。

> **考点提示**
>
> 1. 初乳的概念和特点。
> 2. 母乳的成分。

（2）过渡乳　产后第6~10天的母乳。量逐渐增多，脂肪含量最高，蛋白质和矿物质逐渐减少。

（3）成熟乳　产后11天~9个月的母乳。其营养成分相对稳定，量随婴儿的生长逐渐增多，可满足婴儿在4~6月内的需要。每次喂哺时，按出乳先后，成分也有不同，开始是脂肪低而蛋白质高，逐渐脂肪量增高，而蛋白质量渐减。

（4）晚乳　产后10个月后的乳汁，其量和营养成分已不能满足婴儿生长发育的需要。

2. 母乳喂养的优点

（1）营养丰富，易于消化吸收，利用率高。母乳中蛋白质、脂肪、糖的比例为1：3：6，比例恰当，易于消化吸收。蛋白质以乳清蛋白为主，乳清蛋白在胃内形成的凝块细小柔软，易消化吸收。脂肪以短链不饱和脂肪酸为主，富

考点提示

1. 母乳中蛋白质、脂肪和糖的结构类型和作用。

2. 母乳中SIgA含量丰富。

含解脂酶，利于消化吸收。糖以乙型乳糖为主，乙型乳糖能促进肠道乳酸杆菌和双歧杆菌的生长。矿物质含量较牛奶低，但钙磷比例恰当（2：1），利于吸收。微量元素锌、碘含量丰富，利于生长。母乳与牛乳的铁含量虽然都少，但母乳中铁的吸收率高达50%。维生素A、维生素C、维生素E含量高于牛乳，但维生素D、维生素K在母乳和牛乳中的含量均较低。

（2）增强婴儿抵抗力　母乳富含免疫球蛋白，尤其是SIgA含量丰富，还含有大量的免疫活性细胞、补体、溶菌酶、乳铁蛋白等，母乳中的乙型乳糖能促进乳酸杆菌生长，故母乳喂养的小儿很少患呼吸道和消化道的感染性疾病。

（3）促进婴儿脑的发育　母乳富含牛磺酸、亚油酸、卵磷脂、鞘磷脂，可促进婴儿神经系统和视网膜的发育。

（4）经济、方便、安全　母乳温度适宜，直接喂哺不易污染。

（5）促进母婴感情的建立　哺乳时母亲和婴儿亲密的接触，目光对视，使婴儿获得安全感，满足母婴心理需求。

（6）利于母亲健康　哺乳利于母亲的产后康复，推迟月经复潮，有一定的节育作用。有调查发现，哺乳母亲较少患乳腺癌、卵巢癌。

3. 母乳喂养的护理

（1）指导正确喂养

1）开始喂奶时间和次数　产后在母婴健康的情况下尽早开奶，一般在生后15~30min内开奶，此后应按需哺乳，一般在2月内每天6~7次，3~4月每日6次左右，4个月后每日可5~6次。

考点提示

开奶的时间和方法。

2）喂养方法　哺乳前乳母清洗双手，清洁乳头。一般宜采用坐位喂哺，抱婴儿于

47

斜抱位，头、肩枕于哺乳侧的肘弯，另一手的食指、中指轻夹乳晕，手掌托住乳房，将乳头和大部分乳晕送入婴儿口腔，此为"剪刀式"喂哺姿势（图6-1）。也可采用"拇四指托乳房"喂哺法（图6-2），即用另一手的拇指和四指分别放在乳房上下方，手掌将整个乳房托起。每次喂哺时间15~20min，以婴儿吃饱为宜。

（2）注意事项　哺乳时应避免乳房堵住婴儿口鼻，防止窒息。为防止溢奶，每次喂完奶后，竖抱婴儿拍背排气。喂饱奶后，不宜过多翻动婴儿。为保证乳量的充足，乳母应保持愉悦的心情，合理休息，营养丰富。哺乳应让婴儿先吸空一侧乳房，再吸另一侧，每次哺乳两侧乳房轮流先喂。

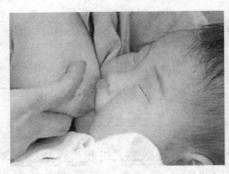 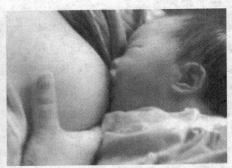

图6-1　"剪刀式"喂哺法　　　　　图6-2　拇四指托乳房喂哺法

（3）评估乳量是否充足　如婴儿每天尿量在8~10次以上，每次哺乳后能安静入睡2~3h，身高体重增长良好，说明母乳喂养得当。

（4）母乳喂养禁忌证　母亲患有慢性肾炎、糖尿病、恶性肿瘤、心功能不全、精神病、癫痫等严重疾病及母亲感染HIV都应停止哺乳。

4. 断乳　母乳喂养婴儿随着月龄增加，从生后4~6月开始，逐渐添加其他食物，减少哺乳的量和次数，最后完全断掉母乳，过渡到幼儿的混合膳食，这个过程称为断乳。断乳应是一个有计划的自然适应过程，不能骤然断乳。一般在婴儿10~12月为最合适的完全断乳时间，最晚不超过1岁半。

考点提示

断乳的时间。

（二）混合喂养

婴儿在4~6月内，采用动物乳或代乳品代替部分母乳喂养的方式，称为混合喂养。方法有两种。

1. 补授法　补授法指母乳量不足，在每次哺乳完后，添加动物乳或代乳品以补充母乳的不足。

2. 代授法　代授法是指乳母因故不能按时给婴儿哺喂，用动物乳或代乳品代替一次或几次母乳喂养。每日代授的次数应少于3次。

（三）人工喂养

在4~6月内完全用动物乳或代乳品喂养的方式称为人工喂养。

1. 常用乳类及代乳品

（1）牛乳及其制品

1）鲜牛乳　牛乳与人乳成分的比较见表6-3。但牛乳蛋白主要为酪蛋白，易在胃中形成较大的凝块；牛乳的脂肪滴大且缺乏脂肪酶，所含不饱和脂肪酸低于人乳；牛乳所含乳糖以甲型乳糖为主，可促进大肠杆菌的生长；矿物质含量比人乳多，且磷含量高，不利于钙的吸收；缺乏各种免疫因子，易被细菌污染。

表6-3　母乳与牛乳成分比较（每100ml）

成分	蛋白（g）	脂肪（g）	糖（g）	水(g)	钙(mg)	磷(mg)	能量(kJ)
母乳	1.2	3.8	6.8	88	30	15	280
牛乳	3.5	3.7	4.6	88	117	92	277

2）牛乳制品

①全脂奶粉：是鲜牛奶经过高温灭菌、真空浓缩、喷雾干燥等加工而成。使用时需加水冲调，可按重量比1：8（1g奶粉加8g水）或体积比1：4（1份奶粉加4份水）冲调成全乳。

②配方乳粉：是全脂奶粉经过加工，使其成分接近人乳，并强化营养素配制而成。配方乳粉常根据不同年龄儿童的需要和某些特殊情况制备。因其营养价值高，适合儿童需要，常作为人工喂养的首选食品。使用时按所选品种配方乳粉的说明配制。

③其他：脱脂乳、炼乳、酸乳等一般不选用，仅在特殊情况下使用。

（2）羊乳　羊乳所含蛋白以清蛋白为主，形成的脂肪球细小易消化，但羊乳缺乏叶酸和维生素B$_{12}$，长期喂养易导致巨幼细胞性贫血。

（3）代乳品　豆浆、豆代乳粉等，常不单独使用，可作为母乳不足时补充用。

2. 乳方的配制和乳量的计算（以鲜牛奶为例）

（1）配制　常通过稀释、加糖、煮沸来改良牛乳的缺点，使其营养成分尽可能适合婴儿食用。①稀释是加水或米汤使酪蛋白和矿物质的浓度降低，一般生后2周内用2：1奶（2份牛奶加1份水），逐渐过渡到3：1或4：1，满月即用全奶。②加糖：通过向牛奶中加入一定比例的糖，改变三大产能物质的比例。一般100ml牛奶加5~8g糖。③通过煮沸，使酪蛋白变性，并达到灭菌的目的。一般煮沸3~4min即可。

（2）乳量的计算　根据婴儿每天所需的能量计算。婴儿每日的能量需要为460kJ（110kcal）/kg，100ml牛奶加8g糖可产生能量418kJ（100kcal）。每日的补水量为每日需水量除去牛奶的量。

例：4个月婴儿，体重6kg

此婴儿每日的能量需要为460kJ/kg × 6kg=2760kJ

每日需喂8%加糖牛奶：2760kJ ÷ 418kJ/100ml=660ml

需加糖：660ml × 8%=52.8g

每日需水量：150ml/kg × 6kg=900ml

每日应补水：900ml–660ml=240ml

以上计算出的奶量和水量可分6次喂，每次喂奶110ml左右，在两次喂奶间喂水40ml左右。

3. 人工喂养的护理

（1）喂哺方法和次数　方法同母乳喂养。喂哺时奶瓶倾斜，让奶液充满奶头，以防止婴儿吸入空气。每次喂哺以20min左右为宜，次数可根据婴儿情况确定，一般新生儿每日7~8次，2~3月每日6次，4个月后每日可5~6次。

（2）注意事项

1）奶液温度应适宜　喂奶前先将奶液滴在喂哺者的前臂内侧，以不烫手为宜。

2）奶具的选择和消毒　奶瓶以大口直立式玻璃制品最为适合，奶孔大小应适宜，奶具每次使用完毕应彻底清洗消毒。

3）为防止溢奶，每次喂完奶后，应竖抱婴儿拍背排气。

4）母亲应亲自喂乳，以满足婴儿心理发展的需要。

（四）辅助食品的添加

1. 辅助食品添加的目的

（1）补充乳类营养素的不足。

（2）使婴儿从单一的乳类过渡到混合膳食，为断乳做好准备。

（3）培养良好的进食习惯。

2. 辅助食品添加原则　从一种到多种、从少到多、从稀到稠、从细到粗，循序渐进，应在婴儿健康和消化功能正常时添加。

考点提示

辅食添加的原则和顺序。

3. 辅助食品添加的顺序　见表6-4。

表6-4　辅食添加的顺序表

月龄	食物性状	添加辅食品种
2周~3月	流质食物	鱼肝油制剂、鲜果汁、青菜汤

续表

月龄	食物性状	添加辅食品种
4~6月	泥状食物	稀粥、蛋黄、鱼泥、菜泥、水果泥、动物血、豆腐
7~9月	末状食物	烂面、饼干、蛋、鱼、肉末
10~12月	软碎食物	稠粥、软饭、面条、豆制品、碎菜、碎肉、馒头

二、幼儿膳食

　　幼儿的膳食安排应根据此期营养的需要和幼儿的消化功能而定。在膳食安排上应遵循的原则有：营养均衡、食物品种多样化、合理烹调，兼顾色、香、味、形。进餐次数一般为早、中、晚3次正餐，上下午各安排1次点心。幼儿期要重视培养良好的饮食行为习惯和重视饮食卫生。

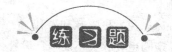

练习题

一、A₁型题

1. 人乳是喂哺婴儿最合适的食物，以下哪点是错误的
　　A. 钙磷比例适当，利于婴儿吸收　　　　B. 含脂肪酶较多
　　C. 酪蛋白多，乳块少　　　　　　　　　D. 含较多的乳铁蛋白
　　E. 蛋白质、脂肪、糖的比例适当

2. 不属于脂溶性维生素的是
　　A. 维生素A　　　　　　B. 维生素B　　　　　　C. 维生素D
　　D. 维生素E　　　　　　E. 维生素K

3. 不能为机体提供能量的营养素是
　　A. 糖类　　　　　　　　B. 淀粉类　　　　　　C. 蛋白质类
　　D. 维生素类　　　　　　E. 脂肪类

4. 牛乳中含有的甲型乳糖，常造成人工喂养儿肠道中过多生长
　　A. 大肠埃希菌　　　　　B. 链球菌　　　　　　C. 双歧杆菌
　　D. 变形杆菌　　　　　　E. 嗜酸杆菌

二、A₂型题

1. 某新生儿，日龄12天，母亲因故无母乳，在新生儿家庭访视中，指导家长选择人工喂养食品，如选择鲜牛乳喂养，应选择

 A. 1：1牛乳 B. 2：1牛乳 C. 3：1牛乳

 D. 4：1牛乳 E. 全乳

2. 某小儿，3个月，在进行儿童保健咨询，由于母亲无法进行母乳喂养，需人工喂养，该小儿的主食首选

 A. 鲜牛乳 B. 羊乳 C. 全脂奶粉

 D. 米粉 E. 婴儿配方乳

3. 小儿，7个月，足月顺产，生后母乳喂养，按时添加辅食，现阶段可以添加下列哪种辅食

 A. 碎肉和菜汤 B. 烂面和蛋黄 C. 面条和青菜汤

 D. 带馅的食品 E. 碎肉和饼干

4. 有关母乳喂养护理（方法、注意事项）中，哪项不正确

 A. 生后尽早（30min内）开始喂奶

 B. 头1~2月可采取按需哺乳

 C. 喂奶前母亲洗手、清洁乳头

 D. 先吸完一侧再吸另一侧

 E. 喂完奶后立即让婴儿卧床以免发生呕吐和溢乳

5. 3个月女婴，体重5kg，母亲因患乳腺炎不能喂食母乳，改为牛乳喂养，每日需8%糖牛乳量应为

 A. 500ml B. 550ml C. 600ml

 D. 650ml E. 700ml

6. 4个月女婴，母亲因故不能给予母乳喂养，如选用全脂奶粉喂养，怎样指导其家长配制？按容积、重量比依次为

 A. 1：4与1：8 B. 1：8与1：4 C. 1：3.5与1：4

 D. 1：6与1：8 E. 1：8与1：6

7. 一健康产妇正常分娩，产下一正常女婴，母亲应该在什么时间开始喂母乳

 A. 出生后4~6h B. 出生后2h C. 出生后半小时内

 D. 出生后3h E. 出生后8h

8. 一健康婴儿，母乳喂养，为了补充铁剂，最早需要添加的辅食是

 A. 新鲜水果 B. 蔬菜 C. 粥

 D. 蛋黄 E. 牛奶

三、A₃型题

（1~4题共用题干）

某产妇体格健康，刚分娩一正常足月新生儿，一般情况良好，护士为该产妇健康指

导，内容是宣传母乳喂养的优点。

1. 婴儿喂养最理想的食品是

   A. 羊乳   B. 炼乳   C. 鲜牛乳

   D. 母乳   E. 配方乳

2. 母乳中蛋白质、脂肪、糖的比例是

   A. 3：1：6   B. 1：6：3   C. 6：3：1

   D. 1：3：6   E. 6：1：3

3. 母乳有增强婴儿免疫力的作用，所含的免疫球蛋白是

   A. IgG   B. SIgA   C. IgM

   D. IgE   E. IgD

4. 下列哪项与母乳喂养的好处不符

   A. 促进婴儿心理和智能发育   B. 营养丰富，满足婴儿生长需要

   C. 经济方便   D. 诱发乳腺癌

   E. 促进母亲子宫复原

（胡志辉）

第七单元　新生儿和新生儿疾病患儿的护理

要点导航

◎ **学习要点**

1. 掌握新生儿、早产儿、生理性黄疸等有关概念。

2. 掌握新生儿、早产儿的特点及护理。

3. 掌握常见新生儿疾病的护理评估、护理问题及护理措施。

4. 了解新生儿疾病的治疗原则。

◎ **技能要点**

能对新生儿、早产儿及患病新生儿进行护理评估，提出护理问题，制定相应的护理措施，并对新生儿家庭进行健康教育。

第一节　概　述

新生儿是指从出生后脐带结扎至生后满28天。新生儿期是一生中最重要的发展阶段之一，此期婴儿由宫内转为宫外生活，需完成多方面的生理调整，以适应复杂的外界环境。国际上常以新生儿和围生期死亡率作为衡量一个国家卫生保健水平的标准之一。因此，护理人员应掌握新生儿医学的相关知识，对新生儿进行正确的评估和护理，促进新生儿健康成长。

【新生儿分类】

（一）根据胎龄分类

1. 足月儿　足月儿指胎龄满37周至未满42周的新生儿。

2. 早产儿　早产儿指胎龄未满37周的新生儿。

考点提示

新生儿各种类型的概念。

3. 过期产儿　过期产儿指胎龄满42周以上的新生儿。

（二）根据出生体重分类（图7-1）

1. 正常出生体重儿　正常出生体重儿指出生体重为2500~4000g的新生儿。

2. 低出生体重儿　低出生体重儿指出生体重不足2500g的新生儿。其中出生体重不足1500g者称极低出生体重儿；出生体重不足1000g者称超低出生体重儿。低出生体重儿以早产儿多见。

3. 巨大儿 巨大儿指出生体重超过4000g的新生儿。

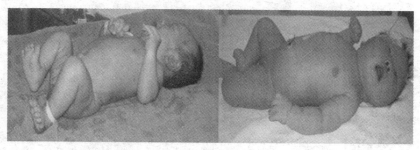

正常出生体重儿 　　　　　　　　　　巨大儿

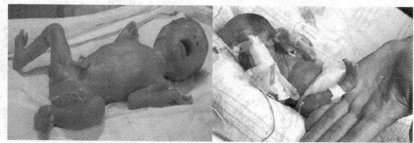

极低出生体重儿 　　　　　　　超低出生体重儿

图7-1　不同出生体重儿比较

（三）根据出生体重和胎龄关系分类

1. 适于胎龄儿 适于胎龄儿指出生体重在同胎龄儿平均体重第10~90百分位的新生儿。

2. 小于胎龄儿 小于胎龄儿指出生体重在同胎龄儿平均体重第10百分位以下的新生儿。体重在2500g以下胎龄已足月的新生儿称足月小样儿，是小于胎龄儿中最常见的一种，多由于宫内发育迟缓引起。

3. 大于胎龄儿 大于胎龄儿指出生体重在同胎龄儿平均体重第90百分位以上的新生儿。

（四）高危儿

高危儿指已经发生或可能发生危重情况的新生儿。包括以下几种情况。

1. 异常妊娠史 如母亲有糖尿病、阴道出血、妊娠高血压综合征、感染、吸烟、吸毒及母亲为Rh阴性血型等；母亲过去有死胎、死产及胎儿先天畸形史等。

2. 异常分娩史 如各种难产与手术

直通护考

足月儿是指

A. 胎龄满14周至未满28周

B. 胎龄满28周至未满37周

C. 胎龄满28周至未满42周

D. 胎龄满37周至未满42周

E. 胎龄满42周以上的新生儿

答案与解析：答案D。本题的考点是足月儿的概念。

产；分娩过程中母亲使用镇静和止痛药物史等。

3. 异常新生儿　如出生时Apgar评分低于7分、脐带绕颈、早产儿、过期产儿、小于或大于胎龄儿、巨大儿及有各种疾病的新生儿等。

第二节　正常足月新生儿的特点和护理

【正常新生儿的特点】

正常新生儿是指出生时胎龄满37~42周、体重在2500~4000g、身长超过47cm、无畸形和疾病的活产婴儿。

（一）外观特点

正常新生儿与早产儿在外观上各具特点，见表7-1、图7-2。

表7-1　正常新生儿与早产儿外观特点比较

外观	正常新生儿	早产儿
哭声	响亮	低弱
四肢肌张力	良好	低下
皮肤	毳毛少、胎脂多、皮下脂肪丰满	毳毛多、胎脂少、皮下脂肪少
毛发	头发分条清楚	头发细而卷
耳壳	软骨发育良好、耳舟成形、直挺	缺乏软骨、耳舟不清楚
指（趾）甲	达到或超过指（趾）端	未达指（趾）端
乳腺	乳晕清楚、结节>4mm	乳晕不清、无结节或结节<4mm
足底纹	足纹遍及整个足底	足纹少
外生殖器	男婴阴囊皱褶多，睾丸已降	男婴阴囊皱褶少，睾丸未降
	女婴大阴唇完全遮盖小阴唇	女婴大阴唇不能遮盖小阴唇

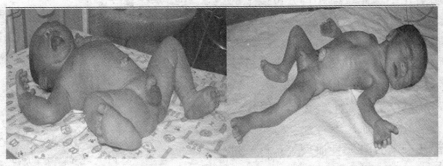

正常新生儿　　　　　　　早产儿

图7-2　正常新生儿与早产儿外观比较

（二）生理特点

1. 呼吸系统 娩出后新生儿在第一次吸气后啼哭，肺泡张开。由于呼吸中枢发育不成熟，呼吸不规则，频率较快，40~45次/min。以腹式呼吸为主。

2. 循环系统 新生儿心率波动较大，平均120~140次/min。

3. 消化系统 新生儿胃呈水平位，贲门括约肌松弛，幽门括约肌较发达，易发生溢乳和呕吐。生后10~12h开始排墨绿色胎粪，约2~3天内排完。若超过24h未见胎粪排出，应检查是否为肛门闭锁或其他消化道畸形。

4. 血液系统 新生儿出生时血液中红细胞数和血红蛋白量较高，血红蛋白中胎儿血红蛋白约占70%。足月儿刚出生时白细胞数较高，第3天开始下降。

5. 泌尿系统 新生儿一般生后24h内排尿。如生后48小时无尿，需要检查原因。新生儿肾功能较差，故易导致水、电解质及酸、碱平衡紊乱。

6. 神经系统 新生儿脑相对较大，约重300~400g。大脑皮层兴奋性低，睡眠时间长。足月儿出生时已具有原始的神经反射如觅食反射、吸吮反射、握持反射、拥抱反射和交叉伸腿反射。新生儿巴氏征、克氏征可呈阳性。

7. 免疫系统 胎儿可通过胎盘从母体得到免疫球蛋白IgG，因此新生儿对一些传染病如麻疹有免疫力；而免疫球蛋白IgA和IgM则不能通过胎盘传给新生儿，因此新生儿易发生呼吸道、消化道感染。人乳的初乳中含免疫球蛋白SIgA较高，应提倡母乳喂养，提高新生儿抵抗力。

8. 体温调节 新生儿体温调节功能差，皮下脂肪较薄，体表面积相对较大，容易散热；产热主要依靠棕色脂肪的代谢。室温过高时足月儿能通过皮肤蒸发和出汗散热，但如体内水分不足，血液浓缩而发热称"脱水热"；室温过低时可引起硬肿症。

（三）新生儿几种常见特殊生理状态

1. 生理性体重下降 新生儿生后3~4天内，因摄入少、水分丢失较多及胎粪排出，出现体重下降，体重减少约3%~9%，至7~10天左右恢复到出生时体重。

2. 生理性黄疸 见新生儿黄疸。

3. 乳腺肿大 由于受母体雌激素的影响，生后第3~5天，新生儿可发生乳腺肿大（图7-3），切勿挤压，以免感染。一般生后2~3周内消退。

4. "马牙"和"螳螂嘴" 新生儿上腭中线和齿龈切缘上常有黄白色小斑点，俗称"马牙"（图7-4），系上皮细胞堆积或黏液腺分泌物积留所致，生后数周至数月自行消失。新生儿面颊部有脂肪垫，俗称"螳螂嘴"（图7-5），有利于吸乳，不应挑割，以免发生感染。

> **考点提示**
>
> 新生儿的几种特殊生理状态的评估。

> 新生儿生理性体重下降一般不超过
>
> A. 5%　　　B. 10%　　　C. 15%
>
> D. 20%　　　E. 25%
>
> 答案与解析：答案B。本题的考点是新生儿体重下降的概念。

5. 假月经 有些女婴生后5~7天阴道可见血性分泌物，可持续1周，称假月经。系因来自母体雌激素的影响，一般不需处理。

6. 粟粒疹 新生儿生后3周内，可在鼻尖、鼻翼、面颊部长出细小的、白色或黑色的、突出在皮肤表面的皮疹（图7-6），系新生儿皮脂腺功能未完全发育成熟所致，多自行消退，一般不必处理。

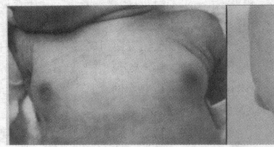
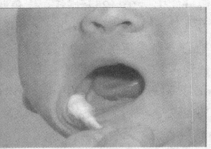

图7-3 乳腺肿大图   图7-4 "马牙"

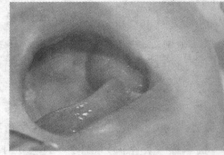
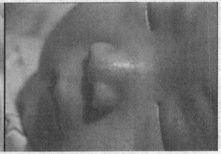

图7-5 "螳螂嘴"   图7-6 粟粒疹

【正常新生儿的护理】

（一）护理评估

评估新生儿父母的健康状况，家族的特殊病史；产妇的既往妊娠史、分娩史；本次妊娠及分娩过程中的母婴情况；新生儿出生后的一般状况及饥饿、不适等表现，对各种形式刺激所作出的反应等。

（二）护理问题

（1）有窒息的危险 与呛奶、呕吐有关。

（2）有体温改变的危险 与体温调节中枢发育不完善有关。

（3）有感染的危险 与新生儿皮肤黏膜屏障功能差及免疫功能不足有关。

（三）护理措施

1. 保持呼吸道通畅 在新生儿开始呼吸前应迅速清除口、鼻部的黏液及羊水，以免引起吸入性肺炎。专人看护，经常检查鼻孔是否通畅，清除鼻孔内分泌物，避免物品阻挡新生儿口鼻腔。保持新生儿舒适体位，如仰卧时避免颈部前屈或过度后仰，俯卧时头偏向一侧，防止溢乳和呕吐引起窒息。

2. 维持体温稳定

（1）保暖 新生儿娩出后，一切操作均应在保暖条件下进行。新生儿出生后应立即擦干身体，用温暖的毛巾包裹，以减少散热，并应因地制宜采取不同的保暖措施，使新生儿处于"适中温度"（使机体新陈代谢、氧及能量消耗最低并能维持体温正常的最适宜环境温度）。可采用戴帽、母体胸前

考点提示

1. 适中温度的概念。

2. 新生儿适宜的环境温度、湿度。

3. 新生儿期应接种的疫苗种类。

怀抱、应用热水袋、婴儿暖箱和远红外辐射床等保暖方法。此外，接触新生儿的手、仪器、物品等均应保持温暖。

（2）新生儿室的要求 新生儿应安排在阳光充足、空气流通处。室内最好备有空调和空气净化设备，保持室温在22~24℃、相对湿度在55%~65%。

3. 预防感染

（1）严格执行消毒隔离制度 接触新生儿前后勤洗手，避免交叉感染。每季度对工作人员做一次咽拭子培养，患病或带菌者暂调离新生儿室。

（2）保持脐部清洁干燥 一般在新生儿分娩后立即结扎脐带，消毒处理好残端。脐带脱落前应注意脐部有无渗血，保持脐部不被污染。脐带脱落后应注意脐窝有无分泌物及肉芽，有分泌物者先用3%的双氧水棉签擦拭，再用0.5%的碘伏棉签擦拭，并保持干燥。有肉芽组织可用硝酸银烧灼局部。

（3）做好皮肤护理 新生儿体温稳定后，每天沐浴1次，以保持皮肤清洁和促进血液循环。检查脐带、皮肤完整性等情况，每次大便后用温水清洗会阴及臀部，以防尿布性皮炎。衣服宽大、质软，无纽扣，易穿脱。

（4）预防接种 新生儿出生后1天注射乙肝疫苗，2~3天接种卡介苗。

（四）健康指导

1. 宣传育儿知识 提倡母婴同室、鼓励母乳喂养，指导双亲与新生儿眼神交流、说话、皮肤接触，尽早建立良好的情感联结，以利于新生儿身心发育。采用录像和示范等多种方式，教会父母新生儿的日常护理方法，如保暖、沐浴、穿衣、更换尿布、脐部护理、测量体重等，并能及时发现和处理异常情况。

2. 指导合理喂养

（1）喂养 正常足月儿提倡早哺乳，一般生后30min内即可让母亲怀抱新生儿让其吸吮，以促进乳汁分泌，并可防止低血糖。鼓励按需哺乳。无法母乳喂养者先试喂5%~10%葡萄糖水，

考点提示

正常新生儿的开奶时间。

如无消化道畸形，吸吮吞咽功能良好者可喂配方乳。人工喂养者，配奶器具专用并严格消毒。奶汁流速以连续滴入为宜，奶量以奶后安静、不吐、无腹胀和体重增长理想（15~30g/d，生理性体重下降期除外）为标准。

（2）观察 喂乳时婴儿吸吮有力、安静、无呼吸困难及躁动，喂乳后婴儿有满足

感或安然入睡，无呕吐、腹胀及腹泻等，说明供给的营养能满足机体需要。体重是反映小儿营养状况的可靠指标。每天测量1次，要确保测量值精确。

3. 新生儿筛查　指导家长了解需对新生儿进行筛查的疾病，如先天性甲状腺功能减低症、苯丙酮尿症等，向家长解释尽早筛查的重要性。

知识链接

　　新生儿筛查是出生后预防和治疗某些遗传病的有效方法。一般采取脐血或足跟血的纸片进行。其目的是对那些患病的新生儿在临床症状尚未表现之前或表现轻微时通过筛查，得以早期诊断、早期治疗，防止机体组织器官发生不可逆的损伤，避免患儿发生智力低下、严重的疾病或死亡。选择的病种应考虑下列条件：①发病率较高；②有致死、致残、致愚的严重后果；③有较准确而实用的筛查方法；④筛出的疾病有办法防治；⑤符合经济效益。

第三节　早产儿的特点和护理

【早产儿的特点】

（一）外观特点

见表7–1、图7–2。

（二）生理特点

1. 呼吸系统　早产儿呼吸中枢发育不成熟，呼吸浅表而不规则，常出现呼吸暂停（呼吸停止时间达15~20s，或虽不到15s，但伴有心率减慢<100次/min并发绀）。早产儿的肺发育不成熟，肺泡表面活性物质缺乏，易发生肺透明膜病。

> **考点提示**
>
> 呼吸暂停的概念。

知识链接

　　肺透明膜病又称新生儿呼吸窘迫综合征，表现为生后不久出现进行性加重的呼吸困难、青紫、呼气性呻吟、吸气性三凹征及呼吸衰竭；病理上以终末细支气管至肺泡壁上附有嗜伊红性透明膜为特征。一般见于早产儿，主要因表面活性物质不足而导致肺不张，故又称"表面活性物质缺乏综合征"。本病是引起早产儿早期呼吸困难及死亡的最常见原因。

2. 循环系统　早产儿心率快，血压较足月儿低，部分可伴有动脉导管未闭。

3. 消化系统　早产儿吸吮能力差，吞咽反射弱，容易呛乳。胃贲门括约肌松弛、容量小，易发生胃食管反流和溢乳。早产儿各种消化酶不足，消化吸收能力较差。由于早产儿的胎粪形成较少和肠蠕动乏力，易发生胎粪延迟排出。早产儿肝脏功能不成熟，葡萄糖醛酸转移酶不足，生理性黄疸较重，持续时间长，易引起核黄疸。早产儿肝内储存糖原少，合成蛋白质的功能不足，易致低血糖和低蛋白血症。

4. 血液系统　早产儿红细胞生成素水平低下，先天性铁贮存少，贫血常见；维生素K、维生素D贮存较足月儿低，更易发生出血和佝偻病。

5. 泌尿系统　早产儿肾脏浓缩功能更差，肾小管对醛固酮反应低下，易产生低钠血症。葡萄糖阈值低，易发生糖尿。

6. 神经系统　神经系统的功能和胎龄有密切关系，胎龄越小，反射越差。

7. 免疫系统　IgG和补体水平低，免疫功能较足月儿差，极易发生各种感染。

8. 体温调节　早产儿体温调节功能更差，棕色脂肪少，产热量少，而体表面积相对大，易散热，寒冷时易导致硬肿症的发生。汗腺发育不成熟，环境温度过高或保暖过度，体温易升高。

【早产儿的护理】

（一）护理评估

应注意评估早产儿的胎龄和出生体重、生存环境和护理质量等。因早产儿各系统功能均不完善，易出现体温改变、呼吸暂停、感染或出血等，胎龄越小，体重越低，患病率及死亡率越高。由于早产儿身体各器官尚未发育成熟，需要特殊监护和治疗，父母对孩子的健康状况及能否存活感到担忧，易出现焦虑、自责和沮丧等心理反应。孩子生后十分脆弱，父母缺乏护理早产儿的经验，会影响亲子间的情感联结。

（二）护理问题

（1）体温过低　与体温调节功能差有关。

（2）营养失调——低于机体需要量与吸吮、吞咽、消化功能差有关。

（3）自主呼吸受损　与呼吸中枢不成熟、肺发育不良、呼吸肌无力有关。

（4）有感染的危险　与免疫功能不足及皮肤黏膜屏障功能差有关。

（三）护理措施

1. 维持体温稳定　根据早产儿的体重、成熟度及病情，给予不同的保暖措施，加强体温监测。一般体重小于2000g者，应尽早置婴儿暖箱保暖。体重大于2000g在箱外保暖者，应给予戴帽保暖，以降低氧耗量和散热量。暴露操作应在远红外辐射床保暖下进行；没有条件者，因地制宜，加强保暖，尽量缩短操作时间。早产儿所处室温维持在24~26℃、相对湿度在55%~65%。

考点提示

早产儿室温的要求。

直通护考

患儿，女，5天，早产儿，母乳喂养，每天8~10次，体重2.6kg。该患儿室内温度应保持在

A. 18~22℃　　　　B. 20~22℃　　　　　C. 22~24℃

D. 24~26℃　　　　E. 26~28℃

答案与解析：答案D。早产儿适宜的环境室温在24~26℃、相对湿度在55%~65%范围。

2. 合理喂养 尽早开奶，以防止低血糖。提倡母乳喂养，无法母乳喂养者以早产儿配方乳为宜。喂乳量根据早产儿耐受力而定，以不发生胃潴留及呕吐为原则（表7-2）。吸吮能力差和吞咽不协调者可用间歇鼻饲喂养、持续鼻饲喂养，能量不足者以静脉高营养补充，补液与喂养时间交叉，尽可能减少血糖浓度波动。每天详细记录出入量、准确测量体重，以便分析、调整喂养方案，满足能量需求。

表7-2 早产儿喂乳量与间隔时间

出生体重（g）	<1000	1000~1499	1500~1999	2000~2499
开始量（ml）	1~2	3~4	5~10	10~15
每天隔次增加量（ml）	1	2	5~10	10~15
哺乳间隔时间（h）	1	2	2~3	3

早产儿缺乏维生素K依赖凝血因子，出生后应及时补充维生素K，肌内注射。

维生素K_1，连用3日，预防新生儿出血症。除此之外，还应补充维生素A、维生素C、维生素D、维生素E和铁剂等物质。

考点提示

早产儿出生后应及时补充维生素K。

直通护考

为了预防出血症，早产儿出生后应注射

A. 维生素K_1　　B. 维生素C　　　C. 维生素B_{12}　　　D. 维生素B_6　　　E. 维生素B_1

答案与解析：答案A。本题的考点是早产儿预防出血的方法。

知识链接

　　新生儿出血症，是体内维生素K缺乏，使维生素K依赖的凝血因子活性低下而导致的出血性疾病。本病分为早发型、经典型和迟发型3型。①早发型：出血常常发生在出生24h之内，出血可轻可重，轻者仅仅表现为皮肤少量出血点、脐带残端渗血、头颅血肿，而严重者可有大量胃肠道出血，表现为呕血、黑粪或大便中有鲜血及颅内出血。②经典型：出血发生在生后1~7天，多数在生后第2~3天发病。可表现为脐带残端渗血、胃肠道出血等。多数患儿出血不多，可自行停止。③迟发型：是指发生在出生8天后的新生儿出血。多发生在生后2周至2个月，多以突发颅内出血为主要表现，出血严重者常导致死亡。

3. 维持有效呼吸，保持呼吸道通畅 早产儿仰卧时可在肩下放置小的软枕，避免颈部弯曲、呼吸道梗阻。出现发绀时应查明原因，同时给予吸氧，吸入氧浓度以

30%~40%为宜。早产儿切忌高浓度持续性吸氧，以免发生视网膜病变而引起失明，一旦症状改善应立即停用。呼吸暂停者给予拍打足底、托背、刺激皮肤等处理。反复发作者可遵医嘱给予氨茶碱静脉输注。

考点提示

早产儿给氧的注意事项。

4. 密切观察病情 早产儿病情变化快，应用监护仪监测体温、脉搏、呼吸等生命体征，注意有无出现呼吸暂停，还应注意观察患儿的进食情况、精神反应、哭声、反射、面色、皮肤颜色、肢体末梢的温度等情况。若早产儿需补液时，要加强补液管理。在输液过程中，使用输液泵，严格控制补液速度，定时巡回，防止高血糖、低血糖发生。

5. 预防感染 严格执行消毒隔离制度，病房内物品定期更换消毒，严格控制进入病房人数，防止交叉感染。每次接触早产儿前后要洗手或用快速消毒液擦拭手部，严格控制医源性感染。

（四）健康指导

（1）帮助父母克服自责和沮丧的心理，可在提供消毒隔离的措施下，鼓励父母探视和参与照顾早产儿，如拥抱、喂奶、与早产儿说话等；示范并教会父母保暖、喂养、抱持、穿衣、沐浴等日常护理方法。

（2）对住院期间给予吸氧的早产儿，分别于3、6、12个月进行视网膜检查，以防视网膜疾病的发生；按要求进行预防接种；定期进行生长发育监测。

第四节　新生儿窒息的护理

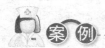

足月新生儿，出生后1min，心率70次/min，呼吸弱而不规则，全身皮肤青紫，四肢肌张力松弛，喉反射消失，Apgar评分为2分。请问：

1. 初步考虑什么疾病？

2. 应采取哪些救护措施？

【疾病概述】

（一）概念

新生儿窒息是指胎儿娩出后1min内无自主呼吸或未能建立规律性呼吸的缺氧状态。本病是新生儿伤残和死亡的重要原因之一。国内发病率约5%~10%。

（二）病因

凡能造成胎儿或新生儿缺氧的因素均可引起窒息。

1. 孕母因素 孕母患有糖尿病、心脏病、严重贫血及肺部疾病等；孕母妊娠期有妊高征；孕母吸毒、吸烟；孕母年龄小于16岁或大于35岁等。

2. 胎盘和脐带因素 前置胎盘、胎盘早剥、胎盘老化等；脐带绕颈、打结、受压等。

3. 分娩因素 难产，手术产如高位产钳；产程中药物（镇静剂、麻醉剂、催产药）使用不当等。

4. 胎儿因素 早产儿、小于胎龄儿、巨大儿；呼吸道畸形；羊水或胎粪吸入气道等。

（三）发病机制

新生儿窒息就是缺氧，胎儿或新生儿窒息缺氧时，初起1~2min呼吸深快，如缺氧未及时纠正，即转为呼吸抑制和反射性心率减慢，此为原发性呼吸暂停。此时患儿肌张力存在，血管轻微收缩，血压升高，循环尚好，但有发绀，如及时给氧或予以适当刺激，仍能恢复呼吸。如缺氧持续存在，患儿出现喘息样呼吸，心率继续减慢，血压开始下降，肌张力消失，面色苍白，呼吸运动减弱，进入继发性呼吸暂停，如无外界正压呼吸帮助则无法恢复而死亡。

【护理评估】

（一）健康史

了解孕母有无慢性疾病、妊娠合并症，有无胎盘和脐带的异常；评估新生儿有无畸形、胎粪和羊水吸入等；了解是顺产还是难产，有无过度使用麻醉剂等。

（二）身心状况

1. Apgar评分（表7-3） Apgar评分是一种临床上评价新生儿窒息程度的简易方法。内容包括心率、呼吸、对刺激的反应、肌张力和皮肤颜色5项。每项0~2分，总共10分，8~10分为正常，4~7分为轻

度窒息，0~3分为重度窒息。生后1min评分可区别窒息程度，5min及10min评分有助于判断复苏效果和预后。

2. 身体状况 1min Apgar评分4~7分为轻度（青紫）窒息。新生儿面部与全身皮肤呈青紫色；呼吸表浅或不规律；心跳规则且有力，心率减慢（80~120次/min）；对外界刺激有反应；喉反射存在；肌张力好；四肢稍曲。1min Apgar评分0~3分为重度（苍白）窒息。新生儿皮肤苍白；口唇暗紫；无呼吸或仅有叹息样微弱呼吸；心跳微弱且不规则，心率低于80次/min；对外界刺激无反应；喉反射消失；肌张力松弛。

表7－3 新生儿Apgar评分法

体征	评分标准			生后评分	
	0	1	2	1min	5min
皮肤颜色	青紫或苍白	躯干红、四肢青紫	全身红		
心率（次/min）	无	<100	>100		
插鼻管或弹足底反应	无反应	有些动作，如皱眉	哭、喷嚏		
肌张力	松弛	四肢略屈曲	四肢能活动		
呼吸	无	慢、不规则	正常，哭声响		

3. 心理状态 患儿家长因缺乏新生儿窒息的有关知识，担心发生不良后果，会产生焦虑、恐惧等心理反应。

（三）辅助检查

血气分析可显示酸中毒的性质与程度。出生后应多次测pH、$PaCO_2$和PaO_2，作为应用碱性溶液和供氧的依据。根据病情需要还可测血糖、血电解质、血尿素氮及肌酐等生化指标。

（四）治疗原则

1. 心肺复苏 按ABCDE复苏方案，及时复苏。A（air way）：清理呼吸道；B（breathing）：建立呼吸，增加通气；C（circulation）：维持正常循环，保证足够心搏出量；D（drug）：药物治疗；E（evaluation and environment）：评价和环境（保温）。其中ABC三步最为重要，A是根本，B是关键，评价和保温贯穿于整个复苏过程。

2. 复苏后处理 评估和监测呼吸、心率、血压、尿量、肤色、经皮氧饱和度及窒息所致的神经系统症状等，注意维持内环境稳定，控制惊厥，治疗脑水肿。

【护理问题】

（1）自主呼吸受损 与羊水、气道分泌物吸入导致缺氧和酸中毒有关。
（2）体温过低 与缺氧有关。
（3）焦虑（家长） 与病情危重及预后不良有关。

【护理措施】

（一）复苏

新生儿窒息的复苏应由产科及儿科医生、护士共同合作进行。

1. 复苏程序 严格按照A—B—C—D步骤进行，顺序不能颠倒。

（1）通畅气道（A） 要求在生后15~20s内完成 ①新生儿娩出后立即置于远红外辐射保暖台上；②温热干毛巾揩干头部及全身，减少散热；③摆好体位，肩部以棉布卷垫高2~2.5cm，使头颈部轻微伸仰；④立即吸净口、咽、鼻黏液，吸引时间不超过10s，先吸口腔再吸鼻腔黏液。

（2）建立呼吸（B） ①触觉刺激：拍打足底和摩擦婴儿背来促使呼吸出现。婴儿经触觉刺激后，如出现正常呼吸，心率>100次/min，肤色红润或仅手足青紫者可予观察；②正压通气：触觉刺激如无自主呼吸建立或心率<100次/min，应立即用复苏器加压给氧；面罩应密闭遮盖下巴尖端、口鼻，但不盖住眼睛；通气频率为40~60次/min，吸呼比1：2，压力以可见胸动和听诊呼吸音正常为宜。15~30s后再评估，如心率>100次/min，出现自主呼吸可予以观察；如无规律性呼吸，或心率<100次/min，须进行气管插管正压通气。

（3）恢复循环（C） 气管插管正压通气30s后，心率<60次/min或心率在60~80次/min不再增加，应同时进行胸外心脏按压。可采用双拇指法：操作者双拇指并排或重叠于患儿胸骨体下1/3处，其他手指围绕胸廓托在后背；中示指法：操作者一手的中示指按压胸骨体下1/3处，另一只手或硬垫支撑患儿背部；按压频率为120次/min（每按压3次，正压通气1次），压下深度为1.5~2cm，按压放松过程中，手指不离开胸壁；按压有效时可摸到股动脉搏动。

（4）药物治疗（D） ①建立有效的静脉通路；②保证药物的应用：胸外心脏按压不能恢复正常循环时，遵医嘱给予1：10000肾上腺素0.1~0.3ml/kg，静脉或气管内注入；如心率仍<100次/min，可根据病情酌情用纠酸、扩容剂，有休克症状者可给多巴胺或多巴酚丁胺；对其母在婴儿出生前6h内曾用过麻醉药者，可用纳洛酮静脉或气管内注入。

2. 复苏后监护 监护主要内容为生命体征、尿量、肤色和窒息所导致的神经系统症状；注意酸碱失衡、电解质紊乱、大小便异常、感染和喂养等问题。认真观察并做好相关记录。

（二）保温

治疗护理过程中应注意患儿的保温，可将患儿置于远红外辐射保暖床上，病情稳定后置暖箱中保暖或用热水袋保暖，维持患儿肛温36.5~37℃。

> **考点提示**
>
> 新生儿心肺复苏胸外按压的频率。

> **考点提示**
>
> 新生儿抢救过程中应注意保暖，维持肛温36.5~37℃。

【健康指导】

（1）加强孕晚期保健，积极预防及治疗孕母疾病；早期预测胎儿娩出后有窒息危险时，应充分做好准备工作，包括人员、仪器、物品等。

（2）耐心细致地解答病情，告诉家长患儿目前的情况和可能的预后，帮助家长树立信心，促进父母角色的转变。

第五节　新生儿缺血缺氧性脑病的护理

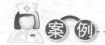

　　新生儿，足月剖宫产，生后2天，吃奶差，嗜睡，反应迟钝，肢体自发动作减少，肌张力降低，吸吮反射减弱。生后1分钟Apgar评分为2分，5分钟Apgar评分为7分。请问：

　　1. 该患儿可能的临床诊断？

　　2. 为明确诊断可行哪些检查？

　　3. 护理过程中应采取哪些措施？

【疾病概述】

（一）概念

　　新生儿缺血缺氧性脑病是由于各种围生期因素引起的缺氧和脑血流减少或暂停而导致的胎儿和新生儿的脑损伤。其发病机制与缺血缺氧引起的脑血流改变、脑组织生化代谢改变及神经病理学改变有关，是新生儿窒息后的严重并发症，病情重，病死率高，少数幸存者可产生永久性神经功能损害如智力障碍、癫痫、脑性瘫痪等。

（二）病因

　　1. 缺氧　常见病因有围生期窒息，反复呼吸暂停，严重的呼吸系统疾病，右向左分流型先天性心脏病等。其中围生期窒息是引起新生儿缺血缺氧性脑病的主要原因。

　　2. 缺血　常见原因有心跳停止或严重的心动过缓，重度心力衰竭或周围循环衰竭。

【护理评估】

（一）健康史

　　了解患儿有无围生期窒息、反复呼吸暂停、严重的呼吸循环系统疾病等。

（二）身心状况

　　1. 身体状况　主要表现为意识改变及肌张力变化。根据病情不同可分为轻、中、重3度。

　　（1）轻度　主要表现为兴奋、激惹，肢体及下颏可出现颤动，吸吮反射正常，拥抱反射活跃，肌张力正常，呼吸平稳，前囟平，一般不出现惊厥。症状于生后24h内明显，3天内逐渐消失。预后良好。

> **考点提示**
>
> 　　新生儿缺氧缺血性脑病的临床表现。

　　（2）中度　表现为嗜睡、反应迟钝，肌张力减低，肢体自发动作减少，可出现惊厥。前囟张力正常或稍高，拥抱反射和吸吮反射减弱，瞳孔缩小，对光反应迟钝。症状在生后72h内明显，病情恶化者，意识障碍加重，反复抽搐，可留有后遗症。

（3）重度　意识不清，常处于昏迷状态，肌张力低下，肢体自发动作消失，惊厥频繁，反复呼吸暂停，前囟张力高，拥抱反射、吸吮反射消失，瞳孔不等大或瞳孔放大，对光反应差，心率减慢。重度患儿死亡率高，存活者多数留有后遗症。

直通护考

新生儿缺血缺氧性脑病的主要表现是

A. 意识改变及肌张力变化　　　　B. 眼部症状

C. 颅内压增高　　　　　　　　　D. 瞳孔改变

E. 呼吸系统表现

答案与解析：答案A。新生儿缺血缺氧性脑病主要表现为意识改变及肌张力变化。

2. 心理状态　患儿家长因缺乏新生儿缺血缺氧性脑病的有关知识及预后的不确定性，会产生焦虑、恐惧等心理反应。

（三）辅助检查

1. 血清肌酸磷酸激酶同工酶　正常值<10U/L，脑组织受损时升高。

2. 脑电图　轻度者脑电图正常。中重度可见癫痫样波或电压改变，脑干诱发电位异常。

 知识链接

脑电图检查是通过精密的电子仪器，从头皮上将脑部的自发性生物电位加以放大记录而获得的图形。脑电图所描记的脑部活动图形，不仅能说明脑部本身疾病（如癫痫、肿瘤、炎症、血管性疾病及外伤等）所造成的局限或弥散的病理表现，而且对脑外疾病所引起的中枢神经系统变化也有诊断价值。

3. 头颅CT扫描　于生后2~5日内检查，有助于了解脑水肿范围、颅内出血的部位，对预后判断有一定的参考价值。

（四）治疗原则

1. 支持疗法

（1）供氧　选择适当的给氧方法，保持$PaO_2 > 50~70mmHg$（6.65~9.31kPa）、$PaCO_2 < 40mmHg$（5.32kPa）。

（2）纠正酸中毒　应改善通气以纠正呼吸性酸中毒，在此基础上使用碳酸氢钠纠正代谢性酸中毒。

（3）维持血压　保证各脏器的血液灌注，可用多巴胺和多巴酚丁胺。

考点提示

1. 新生儿缺血缺氧性脑病的治疗原则。

2. 控制新生儿惊厥首选苯巴比妥钠。

（4）维持血糖在正常高值　但应注意防止高血糖。

（5）补液　每日液量控制在60~80ml/kg。

2. 控制惊厥　首选苯巴比妥钠，负荷量为20mg/kg，于15~30min静脉滴入，1h后可加用10mg/kg，每日维持量为3~5mg/kg。在上述药物疗效不明显时可加用地西泮，剂量为0.1~0.3mg/kg，静脉注射，两药合用时应注意抑制呼吸的可能性。

3. 治疗脑水肿　出现颅内高压症状可先用呋塞米1mg/kg，静脉推注；严重者可用甘露醇。

直通护考

新生儿缺血缺氧性脑病出现颅内压增高时首选的药物是

A. 地塞米松　　　　　B. 呋塞米　　　　C. 甘露醇

D. 50%葡萄糖溶液　　E. 10%低分子右旋糖酐

答案与解析：答案B。缺血缺氧性新生儿脑病出现颅内压增高时首选呋塞米，严重者可用甘露醇。

【护理问题】

（1）低效性呼吸型态　与缺氧缺血致呼吸中枢损害有关。

（2）营养失调——低于机体需要量　与吸吮力下降有关。

（3）潜在并发症　颅内压升高、呼吸衰竭。

【护理措施】

（一）保持呼吸道通畅

给氧，及时清除呼吸道分泌物。选择合适的给氧方式，根据患儿缺氧情况，可给予鼻导管吸氧或头罩吸氧，如缺氧严重，可考虑气管插管及机械辅助通气。

（二）监护

严密监护患儿的呼吸、血压、心率、血氧饱和度等，注意观察患儿的神志、瞳孔、前囟张力及抽搐等症状，观察药物反应。

（三）合理喂养

保证足够的热量供给，不能经口喂养者，可鼻饲喂养。液体供给要保证患儿的生理需要量。

【健康指导】

对疑有功能障碍者易早期康复干预，将其肢体固定于功能位。早期给予患儿感知刺激和动作训练的干预措施，促进脑功能的恢复。指导家长掌握康复干预的措施，以得到家长的配合，定期随访。

第六节　新生儿颅内出血的护理

案例

足月新生儿，臀位，吸引器助产。生后1天，出现嗜睡、尖叫、呼吸不规则、四肢肌张力低下。请问：

1. 该患儿最可能的临床诊断是什么？

2. 请提出护理问题。

3. 护理过程中应采取哪些措施？

【疾病概述】

（一）概念

新生儿颅内出血主要因缺氧或产伤引起，是新生儿期常见的严重脑损伤性疾病，是新生儿早期死亡及神经系统后遗症的重要原因之一。

（二）病因

1. 产伤因素　多见于足月儿及异常分娩儿（臀位产）。吸引产、急产、难产、胎头过大，引起血管损伤破裂出血。

2. 缺氧因素　多见于早产儿。母亲患妊娠高血压综合征、重度贫血、心脏病、异常妊娠，脐带绕颈，胎儿宫内窘迫，生后窒息等因素，可造成胎儿及新生儿缺氧、酸中毒，致颅内毛细血管损伤出血。

3. 医源性因素　不适当地输注高渗液体、频繁吸引和气胸等均可使血压急剧上升引起脑血流变化而造成颅内出血。

（三）发病机制

缺氧性颅内出血以早产儿多见。缺氧和酸中毒可直接损伤毛细血管内皮细胞，使其通透性增加或破裂出血；亦可损伤脑血管自主调节功能，当体循环压力升高时，脑血流量增加而致毛细血管破裂；在血压下降时，脑血流量减少而致缺血性改变，缺血坏死区内可有出血灶。产伤性颅内出血以足月儿及异常分娩多见，分娩过程中胎头所受压力过大或在短时间内头颅变形过速者均可导致大脑镰、小脑幕撕裂而致硬脑膜下出血；脑表面静脉撕裂常伴蛛网膜下腔出血。本病预后较差，幸存者常留有脑性瘫痪、运动和智能障碍、癫痫等。

【护理评估】

（一）健康史

了解患儿的胎龄、是否有窒息和产伤史，询问有无给患儿快速输注高渗液体或机械通气不当等病史。

（二）身心状况

1. 身体状况　颅内出血的症状和体征与出血部位及出血量有关。一般于生后1~2

天内出现。常见症状有:

（1）意识改变　如激惹、过度兴奋或表情淡漠、嗜睡、昏迷等。

（2）眼症状　如凝视、斜视、眼球上转困难、眼震颤等。

（3）颅内压增高表现　如脑性尖叫、前囟隆起、惊厥等。

（4）呼吸改变　出现增快、减慢、不规则或暂停等。

（5）肌张力改变　早期增高，以后减低。

（6）瞳孔　不对称，对光反应差。

（7）原始反射　减弱或消失。

（8）其他　黄疸和贫血。

2. 心理状态　患儿家长因缺乏新生儿颅内出血的有关知识，会产生焦虑、恐惧心理。

（三）辅助检查

脑脊液检查、颅脑CT和B超等检查有助于诊断和判断预后。其中脑脊液检查阳性可确诊，但阴性也不能排除颅内出血。

（四）治疗原则

1. 止血　可选择使用维生素K、酚磺乙胺（止血敏）、立止血等。

2. 镇静、止痉　选用地西泮、苯巴比妥等。

3. 降低颅内压　有颅内高压者可选用呋塞米、地塞米松，早期不能使用甘露醇，但病情严重者尤其是有脑疝时也可使用甘露醇。

4. 应用脑代谢激活剂　出血停止后，可给予胞二磷胆碱、脑活素静脉滴注。

考点提示

新生儿颅内出血发生颅内高压时降低颅压的注意事项。

直通护考

新生儿颅内出血患儿发生颅内压增高时宜选用

A. 20%甘露醇　　　　B. 呋塞米（速尿）　　　　C. 地塞米松

D. 50%葡萄糖　　　　E. 氢化可的松

答案与解析：答案B。本题考点是新生儿颅内出血时降颅压用药。

【护理问题】

（1）潜在并发症　颅内压升高。

（2）低效性呼吸型态　与呼吸中枢受损有关。

（3）有窒息的危险　与惊厥、昏迷有关。

（4）体温调节无效　与体温调节中枢受损有关。

【护理措施】

（一）密切观察病情，降低颅内压

1. 严密观察病情 注意生命体征、神志、瞳孔变化。仔细观察惊厥发生的时间、性质。及时清除呼吸道分泌物，保持气道的通畅。及时记录阳性体征，并与医生取得联系。

> **考点提示**
>
> 新生儿颅内出血的护理观察项目。

> **直通护考**
>
> 哪项不属于新生儿颅内出血病情观察的主要内容
>
> A. 神志状态　　　B. 瞳孔大小　　　C. 囟门状态
>
> D. 各种反射　　　E. 饮食情况
>
> 答案与解析：答案E。新生儿颅内出血重点观察生命体征、神志、瞳孔变化等。

2. 减少刺激 室内保持安静，减少噪声。尽量减少对患儿移动和刺激。一切必要的护理操作尽量集中进行，做到轻、稳、准。静脉穿刺最好选用留置针，减少反复穿刺。

> **考点提示**
>
> 新生儿颅内出血的护理措施。

> **直通护考**
>
> 对新生儿颅内出血的护理，下列哪项是错误的
>
> A. 保持安静，避免各种惊扰　　　B. 头肩部抬高15°~30°，以减轻脑水肿
>
> C. 注意保暖，必要时给氧　　　D. 经常翻身，防止肺部淤血
>
> E. 喂乳时应卧在床上，不要抱起患儿
>
> 答案与解析：答案D。新生儿颅内出血时要尽量减少对患儿的移动和刺激。

3. 缓解颅内高压 保持头高位，头肩部抬高15°~30°，以减轻脑水肿。凡需头偏向一侧时，整个躯体也需取同向侧位，使头部始终处于正中位。按医嘱应用降颅内压药物，观察药物疗效。

（二）纠正缺氧

及时清除呼吸道分泌物，保持呼吸道通畅。根据缺氧程度选择不同的给氧方式和浓度，防止氧浓度过高或用氧时间过长引起的氧中毒。呼吸衰竭或严重的呼吸暂停时需气管插管、机械通气，并做好相应护理。

知识链接

◦ 氧中毒 ◦

　　氧是需氧型生物维持生命不可缺少的物质，但超过一定压力和时间的氧气吸入，会对机体产生有害作用。氧中毒是指机体吸入高于一定压力的氧一定时间后，某些系统或器官的功能与结构发生病理性变化而表现的病症。不成熟的组织对高分压氧特别敏感，早产婴儿在恒温箱内吸高分压氧时间过长，视网膜有广泛的血管阻塞、成纤维组织浸润、晶体后纤维增生，可因而致盲。

（三）维持体温稳定

　　体温过高时应予物理降温，体温过低时用远红外床、暖箱或热水袋保暖。

【健康指导】

　　耐心向家长解答病情，减轻紧张情绪；如有后遗症，鼓励坚持治疗和随访，教家长及时带患儿到有条件的康复医院进行康复治疗。

第七节　新生儿黄疸的护理

 案 例

　　早产女婴，10天。生后第3天出现皮肤轻度黄染，家长发现其黄疸渐加重，遂入院就诊。查体：一般情况可，全身皮肤黏膜黄染，血清总胆红素261μmol/L。请问：

　　1. 该女婴发生黄疸的原因可能是什么？

　　2. 为明确诊断需进行哪些检查？

　　3. 护理过程中应重点观察哪些内容？

　　4. 如何对家长进行健康指导？

【疾病概述】

（一）概念

　　新生儿黄疸是血液中胆红素过多而引起皮肤、黏膜、巩膜等部位黄染的现象。其原因有生理性和病理性之分；重者可致中枢神经系统受损，产生胆红素脑病（核黄疸），可引起死亡或严重后遗症。

（二）新生儿胆红素代谢的特点

　　新生儿胆红素产生较多；运转胆红素的能力不足；肝功能发育不完善，肝细胞处理胆红素的能力差；肠道细菌少，不能将肠道内的胆红素还原成粪胆原和尿胆原，肠肝循环增加。这些特点使新生儿极易产生黄疸。

（三）分类

1. 生理性黄疸　①新生儿生后2~3天出现黄疸，4~5天达高峰；②7~14天自然消

73

退（早产儿可延迟至3~4周）；③血清胆红素<221μmol/L（早产儿<257μmol/L）；④一般情况良好。

2. 病理性黄疸

（1）黄疸出现早　生后24h内出现黄疸。

（2）黄疸程度重　血清胆红素足月儿>221μmol/L，早产儿>257μmol/L。

（3）黄疸进展快　血清胆红素每天上升超过85μmol/L。

（4）黄疸持久不退或退而复现　足月儿超过2周，早产儿超过4周。

（5）血清结合胆红素>26μmol/L。

（四）病因

引起病理性黄疸的主要原因如下。

1. 感染

（1）新生儿肝炎　大多为胎儿在宫内由病毒感染所致，以巨细胞病毒最常见，其他为乙型肝炎病毒、风疹病毒、单纯疱疹病毒，梅毒螺旋体，弓形虫等。

（2）新生儿败血症及其他感染　由于细菌毒素的侵入加快红细胞破坏所致。

2. 非感染

（1）新生儿溶血症　因母、子血型不合引起的免疫性溶血。分为ABO系统血型不合（母亲O型，小儿A或B型）和Rh系统血型不合（母亲Rh阴性，小儿Rh阳性）。

（2）胆道闭锁　如先天性胆道闭锁和胆总管囊肿，使胆管阻塞，胆红素排泄障碍。

（3）母乳性黄疸　病因不清，可能与母乳内β-葡萄糖醛酸苷酶活性高，引起胆红素的肠肝循环增加有关。

（4）遗传性疾病　如红细胞葡萄糖-6-磷酸脱氢酶（G6PD）缺陷。

（5）药物性黄疸　如由维生素K_3、维生素K_4、新生霉素等药物引起者。

（6）其他　如缺氧、低体温、低血糖、酸中毒等均可引起病理性黄疸。

【护理评估】

（一）健康史

评估患儿母亲的健康情况，是否有肝炎病史。询问患儿健康史，是否有新生儿溶血病、新生儿败血症、先天性胆管阻塞、缺氧、酸中毒及低血糖等情况。了解黄疸出现时间、大便颜色、病情进展情况等。

（二）身心状况

1. 身体状况

（1）黄疸表现特点　见病理性黄疸。

（2）胆红素脑病的表现　当患儿血清胆红素超过342μmol/L时，游离的非结合胆红素可透过血脑屏障，造成基底核等处的神经细胞损害，出现中枢神经系统症状，发生胆红素脑病（核黄疸），病死率高，存活者多留有神经系统后遗症。早期表现为嗜睡、拒奶、肌张力降低，严重时可出现肌张力过低或过高、强直、角弓反张、惊厥、昏迷等。如已出现胆红素脑病，则治疗效果欠佳，容易遗留智力低下、手足徐动、听觉障碍、抽搐等后遗症。因此本病预防是关键。发现新生儿黄疸，及早到医院诊治可预防本病的发生。

（3）不同原因所致黄疸的特点

①新生儿肝炎　生后2~3周出现黄疸，并且逐渐加重，伴有厌食、体重不增、大便色淡及肝脾肿大。

②新生儿败血症　表现为黄疸迅速加重或退而复现，伴全身中毒症状及感染病灶。

③新生儿溶血症　生后24h内出现黄疸，并进行性加重，伴不同程度的贫血及肝脾肿大。

④胆道闭锁　生后1~3周出现黄疸，进行性加重，皮肤呈黄绿色，大便呈灰白色，肝脏进行性增大、边缘光滑、质硬。

直通护考

新生儿黄疸在出生后24h内出现者应首先考虑

A. 新生儿生理性黄疸　　B. 新生儿溶血症　　C. 新生儿肝炎

D. 新生儿败血症　　E. 胆道闭锁

答案与解析：答案B。新生儿溶血症因母、子血型不合引起，黄疸于生后24h内出现。

---

2. 心理状态　患儿家长因缺乏新生儿黄疸的有关知识，会产生恐惧，或在早期忽视病情。

（三）辅助检查

1. 血清胆红素浓度测定　总胆红素足月儿>221μmol/L，早产儿>257μmol/L。

2. 血常规　新生儿溶血症时红细胞及血红蛋白降低、网织红细胞增加。

3. 血型测定　新生儿溶血症时可见母婴ABO或Rh血型不合。

（四）治疗要点

找出引起病理性黄疸的原因，治疗基础疾病；适当用酶诱导剂、采用蓝光疗法、输血浆和白蛋白以降低血清胆红素；控制感染、注意保暖、供给营养、及时纠正酸中毒和缺氧；避免使用对肝脏有损害及可能引起溶血、黄疸的药物。

【护理问题】

（1）潜在并发症　胆红素脑病。

（2）知识缺乏　家长缺乏对黄疸的护理知识。

【护理措施】

（一）观察病情，做好相关护理

1. 密切观察病情　注意皮肤黏膜、巩膜的颜色，评价黄疸消退情况。注意患儿有无拒食、嗜睡、肌张力减退等胆红素脑病的早期表现。观察大小便次数、量及颜色。

2. 喂养 黄疸期间常表现为吸吮无力、纳差，应耐心喂养，保证奶量摄入。

（二）针对病因的护理，预防核黄疸的发生

（1）实施光照疗法和换血疗法，并做好相应护理。

（2）遵医嘱给予白蛋白和酶诱导剂。纠正酸中毒，以利于胆红素和白蛋白的结合，减少胆红素脑病的发生。

直通护考

对新生儿病理性黄疸所采取的护理措施下列不正确的是

A. 蓝光疗法　　　　　　　　B. 换血疗法　　　　C. 观察大小便颜色

D. 观察黄疸发生的时间及进展程度　　　　　　　　E. 液体疗法

答案与解析：答案E。病理性黄疸要注意病情观察，针对病因护理。

【健康指导】

向家长解释病情，取得家长的配合；若为母乳性黄疸，患儿一般情况差、黄疸严重，可考虑暂停母乳喂养，黄疸消退后再恢复母乳喂养。若为红细胞G-6-PD缺陷者，需忌食蚕豆及其制品，患儿衣物保管时勿放樟脑丸，以免诱发溶血。发生胆红素脑病者，注意后遗症的出现，及时给予康复治疗和护理。

第八节　新生儿寒冷损伤综合征的护理

患儿，女，2天。患儿33周早产，自然分娩，有宫内窘迫史。T 34℃，P 110次/min，R 40次/min，体重1800g。哭声低弱，反应差，拒奶，四肢动作少，全身皮肤冰凉，双小腿外侧硬肿。请问：

1. 你认为患儿应诊断为何种疾病？

2. 该患儿目前存在哪些护理问题？

3. 如何对患儿家长进行健康指导？

【疾病概述】

新生儿寒冷损伤综合征主要由寒冷、早产、感染或窒息缺氧引起，其临床特征是低体温、皮肤和皮下脂肪变硬和水肿，严重时伴有多器官功能损伤，又称新生儿硬肿症。本病多发生在寒冷季节，以出生1周内的早产儿多见。其发病机制与下列因素有关：

（一）新生儿体温调节与皮下脂肪组成特点

新生儿体温调节功能不完善，体温调节中枢发育不成熟；皮肤表面积相对较大，血流丰富，易于散热；能量贮备少，产热不足，尤以早产儿、低出生体重儿和小于胎龄儿为明显；以棕色脂肪组织的化学产热方式为主，缺乏寒战等物理产热方式。因此，新生儿期易发生低体温。新生儿皮下脂肪组织以饱和脂肪酸为主，熔点高，当受寒或其他原因引起体温降低时，皮下脂肪容易发生硬化，出现硬肿症。

（二）寒冷损伤

寒冷环境或保温不当可使新生儿散热增加，当产热不抵散热时，体温随即下降，继而引起外周小血管收缩，皮肤血流量减少，出现肢端发冷和微循环障碍，更进一步引起心功能低下表现。低体温和低环境温度导致缺氧、能量代谢紊乱和代谢性酸中毒，严重时发生多器官功能损坏。

考点提示

新生儿硬肿症的致病因素。

（三）其他因素

新生儿严重感染（肺炎、败血症、化脓性脑膜炎等）、早产、窒息缺氧等时也易发生体温调节和能量代谢紊乱，出现低体温和硬肿。

直通护考

新生儿硬肿症主要的致病因素是

A. 肺炎　　B. 腹泻　　C. 寒冷　　D. 贫血　　E. 黄疸

答案与解析：答案C。新生儿生后保暖不当，受寒冷刺激是患硬肿症的主要因素。

【护理评估】

（一）健康史

评估患儿居室温度、保暖措施及喂养。评估胎龄及出生情况，是否有早产、窒息、受寒、感染等因素存在。评估患儿体温、食欲、反应、皮肤及尿量等情况。

（二）身心状况

1. 身体状况

（1）低体温　体核温度（肛门内5cm处温度）常降至35℃以下，重症<30℃。新生儿由于腋窝下含有较多棕色脂肪，寒冷时氧化产热，使局部温度升高，此时腋温高于或等于肛温（核心温度）。因此，腋温与肛温差值可作为判断棕色脂肪产热状态的指标。正常状态下，棕色脂肪不产热，腋温与肛温差值<0℃；重症硬肿症，因棕色脂肪耗尽，故腋温与肛温差值也<0℃；新生儿硬肿症初期，棕色脂肪代偿产热增加，则腋温与肛温差值≥0℃。

体核温度

体核温度指机体深部，包括心、肺、脑和腹部器官的温度，又称深部温度。体核温度比体表温度高，且比较稳定。

（2）硬肿　由皮脂硬化和水肿所形成，其特点为皮肤硬肿，紧贴皮下组织，不能移动，有水肿者压之有轻度凹陷。硬肿发生顺序：小腿—大腿外侧—整个下肢—臀部—面颊—上肢—全身。

（3）多器官功能损害　早期常有心音低钝、心率缓慢、微循环障碍表现；严重时可呈现休克、DIC、急性肾衰竭和肺出血等多器官衰竭表现。

（4）病情分度　根据临床表现，病情可分为轻、中和重3度（表7-4）。

表7-4　新生儿寒冷损伤综合征的分度

分度	肛温	腋-肛	硬肿范围	全身情况及器官功能改变
轻度	≥35℃	>0℃	<20%	无明显改变
中度	<35℃	≤0℃	20%~50%	反应差、功能明显低下
重度	<30℃	<0℃	>50%	休克、DIC、肺出血、急性肾衰

2. 心理状态　家长因对本病病因、护理、预后等知识的缺乏，常出现内疚、焦虑和恐惧等心理反应。

（三）辅助检查

1. 血常规　判断有无感染。

2. 动脉血气分析　确定酸中毒。血电解质、尿素氮、肌酐检查判断有无肾衰竭。

3. 凝血功能检测　血小板计数、凝血时间及纤维蛋白原测定等确定是否发生DIC。

（四）治疗要点

1. 复温　复温是低体温患儿治疗的关键。复温原则是逐步复温，循序渐进。

2. 支持疗法　足够的热量有利于体温恢复，根据患儿情况选择经口喂养或静脉营养。但应注意严格控制输液量及速度。

3. 合理用药　有感染者选用抗生素。纠正代谢紊乱。有出血倾向者应用止血药，高凝状态时考虑用肝素，但DIC已发生出血时不宜用肝素。休克时扩容纠酸及升压治疗。

【护理问题】

（1）体温过低　与新生儿体温调节功能低下、寒冷、早产、感染、窒息等有关。

（2）营养失调——低于机体需要量　与吸吮无力、热量摄入不足有关。

（3）有感染的危险　与免疫、皮肤黏膜屏障、功能低下有关。

（4）皮肤完整性受损　与皮肤硬肿、水肿有关。

（5）潜在并发症　肺出血、DIC。

【护理措施】

1. 复温　目的是在体内产热不足的情况下，通过减少散热或外加热方式，恢复和保持正常体温。

（1）若肛温＞30℃，腋温与肛温差值≥0℃时，提示体温虽低，但棕色脂肪产热较好，此时可通过减少散热使体温回升。将患儿置于已预热至30℃的暖箱中，一般在6~12h恢复正常体温。

（2）当肛温＜30℃时，无论腋温肛温差如何，均应将患儿置于箱温比肛温高1~2℃的暖箱中进行外加热。每小时提高箱温0.5~1℃，箱温不超过34℃，在12~24h内恢复正常体温。然后根据患儿体温调整暖箱温度。

（3）如无上述条件者，可采用温水浴、母亲怀抱、热水袋、电热毯等方式复温，但要防止烫伤。

直通护考

一新生儿为硬肿症患儿，肛温31℃，用暖箱复温，暖箱的起始温度应为

A. 26℃　　　　B. 28℃　　　　C. 30℃

D. 32℃　　　　E. 34℃

答案与解析：答案C。本题的考点是新生儿硬肿症时，若肛温＞30℃，应先置于预热至30℃的暖箱中，后逐步复温。

2. 合理喂养　能吸吮者可经口喂养；吸吮无力者用滴管、鼻饲或静脉营养保证能量供给。

3. 保证液体供给，严格控制补液速度　应用输液泵控制，根据病情调节每小时输入量及速度，防止输液速度过快引起心衰和肺出血。

4. 预防感染　做好消毒隔离，加强皮肤护理，经常更换体位，防止体位性水肿和坠积性肺炎，尽量减少肌内注射，防止皮肤破损引起感染。

5. 观察病情　注意体温、脉搏、呼吸、硬肿范围及程度、尿量、有无出血症状等，详细记录护理单，备好抢救药物和设备。

【健康指导】

介绍有关硬肿症的疾病知识，指导患儿家长加强护理，注意保暖，保持适宜的环境温度和湿度，鼓励母乳喂养，保证足够的热量。

第九节 新生儿败血症的护理

患儿，男，15天，患新生儿败血症入院。T 39℃，反应低下，精神萎靡，体重不增，吃奶量少，全身皮肤黏膜黄染，散在片状红斑。请问：

1. 该患儿存在哪些护理问题？

2. 应采取哪些护理措施？

【疾病概述】

新生儿败血症指细菌侵入血液循环并生长繁殖、产生毒素而造成的全身感染，是新生儿期重要感染性疾病之一，早产儿多见，其发病率及病死率较高。

> **考点提示**
>
> 新生儿败血症常见的病原菌。

新生儿期由于免疫系统功能尚不完善，细菌一旦侵入易致全身感染。我国以葡萄球菌、大肠埃希菌败血症常见。近年来由于新生儿重症监护室的发展和血管导管、气管插管技术的广泛应用，表皮葡萄球菌、克雷伯杆菌、铜绿假单胞菌等条件致病菌败血症增多。新生儿败血症感染途径分为产前、产时和产后，尤以产后感染最多见。近年来医源性感染有增多趋势。

> **直通护考**
>
> 新生儿败血症最常见的病原菌是
>
> A. 厌氧菌　　　　　B. 葡萄球菌　　　　　C. 大肠埃希菌
>
> D. 溶血性链球菌　　E. 肺炎球菌
>
> 答案与解析：答案B。我国新生儿败血症以葡萄球菌引起者常见。

【护理评估】

（一）健康史

评估母亲孕期是否有感染性疾病、羊膜早破或羊膜囊穿刺等创伤性操作。患儿出生时有无胎膜早破、产程延长及消毒不严等情况，出生后有无细菌感染史。

（二）身心状况

1. 身体状况　无特征性表现，仅表现为全身中毒症状并可累及多个系统。早期表现为反应差、食欲不佳、体重不增、哭声低弱、发热或体温不升等，而后发展为嗜睡、不吃、不哭、不动、体重明显下降等症状。出现黄疸、出血倾向、休克、胃肠道功能紊乱等表现常提示败血症的可能性。

2. 心理状态　由于患儿病情较重，疾病的发展和预后的不确定性，抗生素治疗过程长等因素，会使家长产生自责、焦虑。若为产时感染引起，还会对医护人员产生抱怨、不信任及不愿合作等。

（三）辅助检查

血常规、血培养、CRP和血沉检查等有助于明确诊断。其中血培养阳性可确诊，但阴性不能除外。

（四）治疗原则

1. 合理选用抗菌药物 早期、联合、足量、静脉应用抗生素，疗程一般为10~14天。病原菌已明确者可按药敏试验用药；病原菌尚未明确前，结合当地菌种流行病学特点和耐药菌株情况选择两种抗生素联合使用。

 知识链接

体外抗菌药物敏感性试验简称药敏试验，是指在体外测定药物抑菌或杀菌能力的试验。目前，临床微生物实验室进行药敏试验的方法主要有纸片扩散法、稀释法、抗生素浓度梯度法和自动化仪器等。长期以来，各种致病菌耐药性的产生使多种常用抗菌药物失去药效，临床医师不能很好地掌握药物对细菌的敏感度，所以一个正确的药敏试验结果，可供临床医师选用抗菌药物时参考，并提高疗效。

2. 对症、支持治疗 保暖、供氧、纠正酸中毒及电解质紊乱；及时处理脐炎、脓疱疮等局部病灶；保证能量及水的供给；必要时输注新鲜血、粒细胞、血小板，早产儿可静脉注射免疫球蛋白。

【护理问题】

（1）体温调节无效　与感染有关。

（2）皮肤完整性受损　与脐炎、脓疱疮等感染性病灶有关。

（3）营养失调——低于机体需要量　与吸吮无力、纳差及摄入不足有关。

【护理措施】

1. 维持体温稳定 患儿体温易波动，除感染因素外，还易受环境因素影响。当体温低或体温不升时，及时采取保暖措施；当体温过高时，用物理降温，如调节环境温度、多喂水、打开包被、温水擦浴等。一般不用药物降温，也不能用乙醇溶液擦浴。

2. 及时处理局部病灶 如脐炎、脓疱疮、皮肤破损等，促进皮肤早日愈合，防止感染继续蔓延扩散。

3. 用药护理 合理应用抗生素，注意药物毒副作用。

考点提示

1. 新生儿体温升高降温的方法。

2. 新生儿败血症常见的并发症。

4. 保证营养供给 除经口喂养外，结合病情考虑静脉营养。

5. 观察病情，加强巡视 如患儿出现面色青灰、呕吐、脑性尖叫、前囟饱满、两眼凝视，提示有脑膜炎的可能；如患儿面色青灰、皮肤发花、四肢厥冷、脉搏细弱、皮肤有出血点等，应考虑感染性休克或DIC，应立即联系医生，积极处理。必要时专人监护。

直通护考

新生儿败血症最易合并的疾病是

A. 化脓性脑膜炎　　　　B. 肺炎　　　　C. 皮肤硬肿

D. 骨髓炎　　　　　　　E. 深部组织脓肿

答案与解析：答案A。新生儿败血症最宜并发化脓性脑膜炎，护理时应加强病情观察。

【健康指导】

（1）讲解有关败血症知识，说明使用抗生素治疗时间长，树立家长对患儿康复的信心。做好患儿家长的心理护理。

（2）向家长介绍预防新生儿感染的方法，指导家长正确喂养和护理，保持皮肤的清洁，让家长了解当新生儿发生局部感染时，应及时彻底进行治疗，以防感染扩散引起败血症。

第十节　新生儿脐炎的护理

患儿，女，15天，患新生儿脐炎入院。T 38℃，反应可，吃奶量少，全身皮肤黏膜轻度黄染，脐轮红肿，有脓性分泌物，有臭味。请问：

1. 该患儿存在哪些护理问题？

2. 应采取哪些护理措施？

【疾病概述】

新生儿脐炎是指细菌侵入脐带残端并繁殖所引起的急性炎症，多因断脐时或生后处理不当而引起细菌感染，常见致疾菌金黄色葡萄球菌，其次为大肠埃希菌、铜绿假单胞菌、溶血性链球菌等。

考点提示

新生儿脐炎常见的病原体。

直通护考

新生儿脐炎最常见的病原体

A. 大肠埃希菌　　　B. 铜绿假单胞菌　　　C. 溶血性链球菌

D. 金黄色葡萄球菌　　E. 破伤风杆菌

答案与解析：答案D。新生儿脐炎多由金黄色葡萄球菌感染引起。

【护理评估】

（一）健康史

评估患儿是否院外分娩，有无断脐处理不当，有无洗湿脐部等情况。

（二）身心状况

1. 身体状况 轻者脐轮与脐部周围皮肤轻度发红，可有少量浆液；体温、食欲多正常。重者脐部及脐周皮肤红肿，有脓性分泌物，可向周围皮肤或组织扩散引起腹壁蜂窝织炎、腹膜炎、败血症等疾病；有发热、吃奶少等非特异性表现。

2. 心理状态 家长因对本病护理、预后等知识的缺乏，常出现内疚、焦虑和恐惧等心理反应。

（三）辅助检查

血常规检查、CRP、血培养检查等有助于明确诊断。

（四）治疗原则

（1）清除局部感染灶。

（2）抗感染治疗 合理应用抗生素，一般首选青霉素和第一、第二代头孢菌素。注意药物毒副作用。

（3）对症支持治疗 维持体温稳定，保证营养供给。

【护理措施】

1. 彻底清除脐部感染灶 从脐的根部由内向外环形彻底清洗消毒。轻者可用安尔碘或0.5%碘伏及75%乙醇，每日2~3次；重度感染者，遵医嘱应用抗生素。

> **考点提示**
>
> 新生儿患脐炎时脐部的消毒方法。

直通护考

新生儿脐炎时应选用哪种消毒液消毒脐部

A. 30%乙醇　　　　　B. 50%乙醇　　　　　C. 0.1%苯扎溴铵

D. 95%乙醇　　　　　E. 0.5%碘伏

答案与解析：答案E。新生儿脐炎时应先用0.5%碘伏消毒，再用75%乙醇消毒处理。

---

2. 保持脐部干燥 洗澡时注意不要清洗脐部；洗澡完毕，用消毒干棉签吸干脐窝内的水分，并用75%乙醇消毒，保持局部干燥。

3. 注意病情观察 观察脐部有无渗液及分泌物，炎症明显者可外敷抗生素软膏。注意患儿体温及吃奶情况，预防并发症发生。

【健康指导】

向家长介绍预防新生儿脐部感染的方法，保持脐部的清洁，告知家长当发现新生儿发生脐部感染时，应及时彻底进行治疗，以防感染扩散引起败血症。

第十一节 新生儿低血糖的护理

案例

患儿，男，3天，32周早产，小于胎龄儿，生后哭声异常，阵发性青紫，肢体抖动，查血糖1.6mmol/L，诊断为新生儿低血糖。请问：

1. 该患儿存在哪些护理问题？

2. 应采取哪些护理措施？

【疾病概述】

新生儿低血糖指全血血糖＜2.2mmol/L（40mg/dl）。其发病与下列因素有关：

（一）葡萄糖产生过少和需要量增加

（1）早产儿，主要与肝糖原贮存不足和糖原异生功能低下有关。

（2）败血症、寒冷损伤、先天性心脏病，主要由于能量摄入不足，代谢率高，而糖的需要量增加，糖原异生作用低下所致。

（3）先天性内分泌和代谢缺陷病常出现持续顽固的低血糖。

（二）葡萄糖消耗增加

多见于糖尿病母亲婴儿、Rh溶血症、窒息缺氧及婴儿胰岛细胞增生症等，均由高胰岛素血症所致。

【护理评估】

（一）健康史

评估患儿是否为早产儿、低出生体重儿，生后保暖及喂养情况，有无感染，有无先天性内分泌及免疫缺陷病。母亲是否有糖尿病。

（二）身心状况

1. 身体状况 多数患儿无症状或无特异性症状，表现为反应差或烦躁、喂养困难、哭声异常、肌张力低、激惹、惊厥、呼吸暂停等。经补充葡萄糖后症状消失、血糖恢复正常。

2. 心理状态 家长因对本病知识缺乏，常出现内疚、焦虑和恐惧等心理反应。

（三）辅助检查

（1）血糖测定 采静脉血测定血糖以明确诊断。对可能发生低血糖者可在生后进行持续血糖检测。

（2）对持续顽固性低血糖者，进一步做血胰岛素、胰高血糖素、生长激素等检查。

（四）治疗原则

无症状低血糖可进食葡萄糖水，如无效改为静脉输注葡萄糖。对有症状患儿都应静脉输注葡萄糖。对持续或反复低血糖者除静脉输注葡萄糖外，结合病情给予氢化可的松静脉滴注、胰高血糖素肌内注射或泼尼松口服。

【护理问题】

（1）营养失调——低于机体需要量 与摄入不足、消耗增加有关。

（2）潜在并发症 呼吸暂停。

【护理措施】

1. 尽早喂养 生后能进食者根据病情给予10%葡萄糖或吸吮母乳；早产儿或窒息儿尽快建立静脉通路，保证葡萄糖输入。

2. 定期监测血糖 静脉输注葡萄糖时及时调整输注量及速度［给予10%葡萄糖，足月适于胎龄儿以3~5mg/（kg·min）、早产适于胎龄儿以4~6mg/（kg·min）、小于胎龄儿以6~8mg/（kg·min）速率输注］，用输液泵控制并每小时观察记录1次。

3. 密切观察病情变化 注意有无震颤、多汗、呼吸暂停等，有呼吸暂停者及时处理。

> **考点提示**
>
> 静脉输注葡萄糖时应及时调整输注量及速度、定期监测血糖变化。

【健康指导】

向家长解释新生儿生后早期喂养的重要性，让家长了解低血糖发生时的表现，定期门诊复诊。

第十二节 新生儿低钙血症的护理

 案 例

患儿，男，10天，足月顺产，生后牛乳喂养，近日表现烦躁不安、惊跳，查血清总钙为1.2mmol/L，诊为新生儿低钙血症。请问：

1. 该患儿有哪些护理问题？

2. 应采取哪些护理措施？

【疾病概述】

血清总钙低于1.75mmol/L（7.0mg/dl）或游离钙低于0.9mmol/L（3.5mg/dl）即为低钙血症。

1. 早期低血钙 早期低血钙指出生72h内发生的低血钙，常见于低出生体重儿、颅内出血、窒息、败血症、低糖血症等患儿。

2. 晚期低血钙 晚期低血钙指出生72h后发生的低血钙，多为足月儿。主要发生于人工牛乳喂养儿。

3. 其他低血钙 常见于维生素D缺乏或先天性甲状旁腺功能低下的婴儿，低血钙持续时间长。

【护理评估】

（一）健康史

评估患儿母孕期情况，是否早产、难产；有无窒息、感染、低血糖症等；生后是否牛乳喂养等。

（二）身心状况

1. 身体状况 症状轻重不一。主要是神经、肌肉的兴奋性增高，呈现惊跳、手足搐搦、震颤、惊厥等，常伴有不同程度的呼吸改变、心率增快和发绀，严重时表现为喉痉挛和呼吸暂停。

2. 心理状态 家长因对本病知识缺乏，常出现焦虑和恐惧等心理反应。

（三）辅助检查

血清总钙<1.75mmol/L（7mg/dl）；血清游离钙<0.9mmol/L（3.5mg/dl）。必要时应检测母血钙、磷浓度。

考点提示

低钙惊厥时血清钙的浓度。

（四）治疗原则

1. 补充钙剂 出现惊厥或其他明显神经肌肉兴奋症状时，应经静脉补充钙剂；惊厥停止后改为口服钙维持。若症状在短期内不能缓解，应同时给予镇静剂。甲状旁腺功能不全患儿需长期口服钙剂治疗，同时用维生素D_2（每日10000~25000IU）。治疗过程中应定期监测血钙水平，调整维生素D的剂量。

2. 调节饮食 应强调母乳喂养或用钙磷比例适当的配方乳。晚期低钙血症患儿应改用人乳化牛乳。

【护理问题】

有窒息的危险，与血清钙降低、喉痉挛有关。

【护理措施】

1. 提高血清总钙水平，降低神经肌肉兴奋性 发生惊厥时，遵医嘱静脉应用钙剂（10%葡萄糖酸钙2ml/kg，以5%葡萄糖液稀释1倍缓慢静脉注射，速度1ml/min）。如心率<80次/min，应暂停注射。一旦发生药液外渗，应立即停止注射，给予25%~50%硫酸镁纱布湿敷。

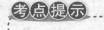

考点提示

钙剂应用的方法及注意事项。

2. 提倡母乳喂养 保持适宜的钙磷比例，防止低钙血症的发生。

3. 严密观察病情变化 备好抢救物品及器械，减少对患儿的刺激，防止惊厥和喉痉挛的发生。

【健康指导】

向家长解释病因与预后，让家长了解低血钙发生时的表现，强调母乳喂养的重要性，按医嘱服用钙剂，定期复诊。

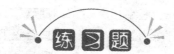

一、A$_1$型题

1. 我国规定围生期是指

   A. 自胎儿娩出、脐带结扎到生后满28天　　　　B. 出生后7天以内

   C. 妊娠28周至出生后7日　　　　D. 自出生到满1岁

   E. 自出生后到满3周岁

2. 下列哪项不是新生儿Apgar评分标准

   A. 体温　　　　B. 心率　　　　C. 呼吸

   D. 肌张力　　　　E. 皮肤颜色

3. 早产儿护理中哪项不妥

   A. 预防窒息　　　　B. 及早输液输血　　　　C. 预防感染

   D. 合理营养　　　　E. 注意保暖

4. 关于生理性黄疸描述错误的是

   A. 生后2~3天开始出现黄疸　　　　B. 表现为食欲下降、哭声低弱

   C. 一般7~14天自然消退　　　　D. 早产儿可延迟3周消退

   E. 血清胆红素浓度<221μmol/L

5. 新生儿寒冷损伤综合征硬肿最先出现在

   A. 小腿　　　　B. 大腿外侧　　　　C. 下肢

   D. 臀部　　　　E. 上肢

6. 对新生儿颅内出血的护理，下列哪项是错误的

   A. 保持安静，避免各种惊扰　　　　B. 头肩部抬高15°~30°，以减轻脑水肿

   C. 注意保暖，必要时给氧　　　　D. 经常翻身，防止肺部淤血

   E. 喂乳时应卧在床上，不要抱起患儿

7. 早产儿吸氧时常用氧气浓度为

   A. 20%~30%　　　　B. 30%~40%　　　　C. 40%~50%

   D. 50%~60%　　　　E. 60%~70%

8. 新生儿抢救过程中要注意保暖，肛温应该维持在

   A. 30~32℃　　　　B. 34~36℃　　　　C. 36~36.5℃

   D. 36.5~37℃　　　　E. 37~38℃

9. 胆红素脑病的早期征象不包括

   A. 喂养困难　　　　B. 肌张力减退　　　　C. 拥抱反射减退

   D. 惊厥　　　　E. 腹泻

二、A₂型题

1. 足月新生儿，出生后1min，心率70次/min，呼吸弱而不规则，全身皮肤青紫，四肢张力松弛，喉反射消失，Apgar评分为2分。对该患儿应首先采取的抢救措施是

    A. 给氧   B. 保暖

    C. 清理呼吸道   D. 人工呼吸

    E. 心外按摩

2. 女婴，生后第3天出现皮肤轻度黄染，一般情况良好，血清胆红素171μmol/L（10mg/dl），该女婴可能是

    A. 新生儿败血症   B. 新生儿溶血症

    C. 先天性胆道闭锁   D. 新生儿肝炎

    E. 生理性黄疸

3. 患儿，日龄5天。生后4h内出现黄疸，进行性加重。在蓝光疗法中，下列哪项措施是错误的

    A. 使用前调节好箱内的温、湿度

    B. 将患儿脱光衣服，系好尿布，戴好护眼罩置入箱中

    C. 保持箱内温湿度相对恒定，使体温稳定于36.5~37.5℃

    D. 进行过程中适当限制液体供给

    E. 严密观察病情，注意不良反应

4. 患儿，日龄4天，诊断为新生儿硬肿症，下列处理措施哪项不妥

    A. 供给足够液体和热量   B. 尽量减少肌内注射

    C. 应快速复温   D. 积极治疗原发病及并发症

    E. 注意有无出血倾向

5. 足月臀位产儿，生后即不安，前囟饱满，唇微发绀，双肺呼吸音清，心率128次/min，最可能的诊断是

    A. 维生素D缺乏性手足搐搦症   B. 化脓性脑膜炎

    C. 新生儿败血症   D. 新生儿颅内出血

    E. 感染性肺炎

三、A₃型题

（1~3题共用题干）

患儿，生后10天，精神萎靡，拒乳，测体温 38.6℃，心率154次/分，皮肤有脓疱疮，诊断为新生儿败血症。

1. 此患儿的感染因素最可能的是

    A. 助产过程中消毒不严格   B. 母孕期有菌血症

    C. 胎膜早破   D. 细菌经脐部侵入

    E. 细菌经皮肤侵入

2. 此患儿首先的护理问题为

A. 体温异常   B. 营养失调

C. 喂养困难   D. 皮肤完整性受损

E. 有窒息的危险

3. 护理措施不正确的是

A. 做好皮肤护理   B. 遵医嘱使用有效抗生素

C. 给予鼻饲喂养   D. 注意有无化脓性脑膜炎表现

E. 使用退热剂退热

四、A₄型题

（1~3题共用题干）

患儿，女，32周早产，小于胎龄儿。生后哭声异常，阵发性青紫，肢体抖动，实验室检查：血糖1.6mmol/L，诊断为新生儿低血糖。

1. 该疾病主要病因是

A. 足月儿   B. 巨大儿   C. 早产儿

D. 低体重儿   E. 过期产儿

2. 如果患儿不能经口进食，需静脉补充葡萄糖，其浓度是

A. 1~2mg/（kg·min）   B. 3~4mg/（kg·min）

C. 4~5mg/（kg·min）   D. 6~8mg/（kg·min）

E. 8~10mg/（kg·min）

3. 输注葡萄糖时，应重点注意

A. 给予高糖饮食   B. 给予高蛋白饮食

C. 监测血糖变化   D. 防止昏迷

E. 注意保暖

（王建磊）

营养缺乏性疾病患儿的护理

◎ **学习要点**

1. 掌握小儿营养不良、维生素D缺乏性佝偻病、维生素D缺乏性手足搐搦症的病因、身体状况、护理措施。

2. 掌握维生素D缺乏性佝偻病、维生素D缺乏性手足搐搦症的治疗要点。

3. 了解小儿营养不良的治疗要点。

◎ **技能要点**

能对小儿营养不良、维生素D缺乏性佝偻病、维生素D缺乏性手足搐搦症进行护理评估，提出护理问题，制定相应的护理措施，并对小儿及家庭进行健康指导。

第一节　营养不良患儿的护理

案例

患儿，女，8个月，生后母乳喂养至6个月，因母乳量不足，停喂母乳，改喂米糊。近来患儿不活泼，好哭，查体：体重6.3kg，身长68cm，腹壁皮下脂肪厚度0.5cm。请问：

1. 该患儿最可能的诊断是什么？

2. 导致该患儿出现上述症状的主要原因是什么？

3. 怎样指导家长护理患儿？

【疾病概述】

（一）概况

营养不良是由于能量和（或）蛋白质缺乏导致的一种慢性营养缺乏症。临床特点有体重下降、皮下脂肪减少，严重者可引起水肿，并伴有各系统功能紊乱。主要见于3岁以下的儿童。

考点提示

1. 营养不良的概念。

2. 营养不良的好发年龄。

营养不良按其性质可分为两类：热量营养不良（以能量缺乏为主）和蛋白质营养不良（以蛋白质缺乏为主）。我国目前常见的类型为热量营养不良。

（二）病因

1. 喂养不当 喂养不当是导致婴幼儿营养不良的主要因素。如家长缺乏喂养知识，母乳不足未及时补充乳品，人工喂养奶粉冲调浓度过低或量不足，或是在婴儿阶段以谷类为主食等，均可导致婴儿营养物质，尤其是蛋白质的摄入不足；年长儿长期偏食、挑食也可引起。

考点提示

营养不良的主要原因。

2. 疾病影响 急慢性疾病如腹泻、慢性肠炎等；消化系统的先天性疾病如唇裂、腭裂；各种感染性疾病如麻疹、肺炎、结核病等；糖尿病、甲状腺功能亢进、肿瘤、发热性疾病等，可导致摄入减少、吸收障碍、消耗增加，引起营养不良，尤其以迁延性和慢性腹泻最为突出。

3. 先天不足 如早产、双胎、多胎、低出生体重儿生后对营养物质的需要量相对大，易引起营养不良。

直通护考

婴儿营养不良最常见的病因是

A. 先天不足　　　B. 喂养不当　　　C. 缺乏锻炼

D. 疾病影响　　　E. 免疫缺陷

答案与解析：答案B。本题考点是婴幼儿营养不良的常见原因。

 知识链接

营养不良的病理生理改变有：①各组织器官功能低下：消化系统黏膜萎缩，各种酶活力低下，易导致腹泻；循环系统可见心肌收缩力减弱；肾脏见肾小管重吸收功能低下，尿相对密度下降；脑细胞数量减少，成分改变，可影响智力发育。②新陈代谢失调：营养不良患儿糖原不足或消耗过多，常有低血糖；血清胆固醇下降；血清总蛋白和白蛋白减少，严重时可发生水肿；水、电解质代谢失常，易出现低血钾、酸中毒。③免疫功能降低，易发生感染。

【护理评估】

（一）健康史

询问患儿的喂养史、饮食习惯，注意婴幼儿有无喂养不当、年长儿有无长期挑食或偏食等。有无消化系统急慢性疾病、传染病等。询问患儿的胎次、产次以及胎龄，是否为双胎、多胎、早产。

（二）身心状况

1. 身体状况

（1）体重改变　最早出现的症状是体重不增，继而体重减轻。病程久的患儿身高（身长）也低于正常。

直通护考

营养不良患儿最早出现的临床表现是

A. 身高不增　　　　　B. 体重下降　　　　　C. 体温降低

D. 体重不增　　　　　E. 腹部皮下脂肪减少

答案及解析：答案D。本题考点是营养不良患儿最早出现的症状。

（2）皮下脂肪减少　皮下脂肪减少最先开始于腹部，其次为躯干、臀部、四肢，最后是面颊。所以，在营养不良的早期，仅通过观察患儿的面部，而不做详细的全身检查，是不易发现患儿消瘦的。当患儿皮下脂肪大量消失时，皮肤变得苍白、干燥、松弛、多皱纹，失去弹性，甚至可见肠型。

考点提示

营养不良患儿皮下脂肪消退的顺序。

（3）其他　体温降低，心音低钝，血压偏低，运动功能发育迟缓，精神初期表现为多哭烦躁，继而表现为神情呆滞，或烦躁与抑郁交替出现，食欲下降，常有呕吐及腹泻等。严重蛋白质缺乏的患儿可出现水肿。

（4）并发症　最常见的是营养性贫血，患儿可有造血原料铁、维生素B_{12}缺乏，尤其以缺铁性贫血最常见；各种维生素和微量元素的缺乏，如维生素A、维生素B、维生素C，铁和锌的缺乏，其中维生素A缺乏最常见；易患各种感染，尤其以腹泻、肺炎最常见。其中腹泻可迁延不愈，更加重营养不良，而形成恶性循环。患儿还可并发自发性低血糖，表现为体温不升，神志不清，面色灰白，脉搏缓慢甚至呼吸暂停，如抢救不及时可致死亡。

考点提示

营养不良常见的并发症。

直通护考

营养不良小儿突然发生面色苍白、神志不清、脉搏减慢、呼吸暂停等，应首先考虑

A. 心力衰竭　　　　　B. 低钠血症　　　　　C. 低血糖症

D. 低钙血症　　　　　E. 呼吸衰竭

答案与解析：答案C。本题考点为营养不良的严重并发症。

（5）营养不良的分度和分型

①根据临床表现可将营养不良分为3度，分度标准见表8-1。

表8-1　营养不良的临床分度标准

	轻度	中度	重度
体重低于均值	15%~25%	25%~40%	>40%
腹壁皮脂厚度	0.8~0.4cm	<0.4cm	消失
身长/高	正常	稍低于正常	明显低于正常
肤色、弹性	正常或苍白	稍苍白、弹性差	多皱纹、弹性消失
肌张力、肌肉	基本正常	降低、松弛	明显降低、萎缩
精神状况	正常	烦躁不安	萎靡、反应低下、烦躁与抑制交替出现

②根据患儿身高、体重下降的情况，可以将营养不良分为3型。体重低下型：患儿体重低于同年龄、同性别参照人群均值减2个标准差以下。生长迟缓型：患儿身高（长）低于同年龄、同性别参照人群均值减2个标准差以下。消瘦型：患儿体重低于同性别、同身高（长）参照人群均值减2个标准差以下。

考点提示

营养不良分度的标准。

2. 心理状态　家长因不了解病情而产生担忧、焦虑，如因喂养知识缺乏、早产等引起营养不良，家长常有歉疚的心理。

（三）辅助检查

1. 血浆白蛋白浓度降低　为营养不良患儿特征性的改变。

2. 血浆胰岛素生长因子1（IGF-1）降低　营养不良患儿在身高体重发生改变前，IGF-1已下降，所以该项指标是早期诊断营养不良的可靠指标。

3. 其他　多种血清酶活性降低，血糖、血清锌、铁等降低。

考点提示

血浆白蛋白浓度降低是营养不良患儿特征性的改变。

（四）治疗要点

采用综合治疗，包括调整饮食，补充营养素，去除病因，改善消化功能，治疗并发症，精心护理。

【护理问题】

（1）营养失调——低于机体需要量　与能量、蛋白质的摄入不足有关。

（2）生长发育改变　体重下降，身高低于正常，各系统功能低下。

（3）潜在并发症　营养性贫血、维生素缺乏、感染、自发性低血糖。

（4）有感染的危险　与机体免疫功能降低有关。

（5）知识缺乏　家长缺乏小儿营养和喂养知识。

【护理措施】

（一）维持营养平衡

1. 调整饮食　根据营养不良程度、消化功能、对食物的耐受情况进行调整。调整原则是：由少到多、由稀到稠、由单一到多样，直到恢复正常饮食。

（1）能量和蛋白质的供给　轻度营养不良患儿热量250~330kJ/（kg·d）[60~80kcal/（kg·d）]，逐渐增加至585kJ/（kg·d）[140kcal/（kg·d）]；中度和重度营养不良患儿应从165~230kJ/（kg·d）[45~55kcal/（kg·d）]开始，逐渐增至502kJ/（kg·d）[120kcal/（kg·d）]，再到711kJ/（kg·d）[170kcal/（kg·d）]。蛋白质的供给从1.5g/（kg·d）开始，逐渐增加至3~4.5g/（kg·d）。过早给予高蛋白食品可引起肝大和腹胀。待体重达到正常后，再恢复至正常需要量。

（2）食物的选择　主要是补充能量和优质蛋白质，具体方法根据患儿病情轻重、消化功能情况而定。通常，婴儿继续母乳喂养，如已断奶应给予牛乳或其他乳制品。喂养时应遵循循序

考点提示

饮食调整的原则和方法。

渐进的原则，先给予少量多次的稀释奶，观察患儿消化吸收情况，再逐渐增加浓度和量，宜适当减少喂养次数。待消化功能基本恢复时，可给予高蛋白、高能量、高维生素食物，如全奶、蛋、鱼、肝末、肉末及少量植物油等。

2. 补充营养素　从治疗开始，就给予维生素和微量元素，特别是维生素A、叶酸、锌、铁等。病情严重者可酌情静脉营养。

3. 促进消化、改善代谢　给予各种消化酶和维生素，以帮助消化；用蛋白质同化激素如苯丙酸诺龙，每周肌内注射1~2次，连续2~3周，以促进蛋白质合成；给予胰岛素注射，改善患儿食欲；给予锌制剂，提高味觉敏感度、增加食欲。

（二）促进生长发育

为患儿提供舒适的环境，合理安排生活，保证充足的睡眠和适当的户外活动，促进生长发育。治疗期间患儿应每周测体重1次，每月测身高1次。

（三）密切观察病情，防治并发症

1. 纠正贫血　营养不良患儿常伴有不同程度的贫血，观察患儿有无贫血表现，可遵医嘱给予患儿口服铁剂、叶酸或维生素B$_{12}$，必要时可输注压积红细胞。

2. 防治自发性低血糖　在夜间或清晨应加强观察，此期间易发生低血糖。患儿表现为头晕、出冷汗、面色灰白、神志不清、体温不升、脉搏缓慢、呼吸暂停，应及时报告医生，准备25%~50%的葡萄糖溶液，配合医生抢救，抢救不及时可致死亡。

考点提示

自发性低血糖的评估和抢救措施。

3. 纠正维生素的缺乏　患儿易发生维生素A的缺乏，应及时补充。如维生素A缺乏

导致干眼症，应注意保护角膜。

（四）预防感染

营养不良患儿免疫功能低下，易发生感染。对患儿应实施保护性隔离，做好病室的清洁消毒，保持患儿皮肤、口腔的清洁。

【健康指导】

（一）康复指导

向患儿家长宣传营养不良的病因、表现、治疗和护理要点，指导家长协助医护人员完成饮食的调整，纠正营养的失调，协助观察病情变化。

（二）预防宣教

1. 做好孕期保健 加强孕妇的营养指导，可防止胎儿期营养不良。

2. 宣传婴幼儿营养保健知识 婴儿期提倡母乳喂养，合理添加辅食。幼儿饮食要做到营养丰富、均衡膳食，培养小儿不挑食、不偏食的良好进食习惯。

3. 监测婴幼儿生长发育情况 定期进行儿童保健，监测生长发育情况，及时发现生长发育的偏离，及时矫治。

4. 积极防治疾病 定期进行预防接种，矫治消化道的畸形，积极治疗消化道和呼吸道的感染性疾病等。

第二节 维生素D缺乏性佝偻病患儿的护理

患儿，男，11个月，因"未出牙"就诊，患儿平素汗多，夜惊，爱哭闹，查体：方颅，前囟2cm×2cm，见肋骨串珠。请问：

1. 该患儿可能的诊断是什么？还应该了解哪些健康史？进一步做何检查？

2. 医生经诊断，给患儿开了口服维生素D和钙剂，怎样指导家长给患儿服用？

3. 就此病，应向社区人群做哪些预防宣教？

【疾病概述】

维生素D缺乏性佝偻病指由于小儿体内维生素D不足，导致钙、磷代谢失常，使钙不能正常沉着在骨骼生长的部位，导致骨骼病变为特征的一种全身慢性营养性疾病。

多见于3个月至2岁的婴幼儿，北方发病率高于南方，是我国儿童保健工作重点防治的"四病"之一。近年，随着儿童保健工作的加强，发病率已有所下降。

（一）维生素D的来源

1. 内源性 皮肤内的7-脱氢胆固醇经日光中的紫外线照射，转化为胆骨化醇，即维生素D_3，是体内

考点提示

维生素D的主要来源。

维生素D的主要来源。

2. 外源性

（1）胎儿通过胎盘从母体获得。

（2）从食物中摄取　每日摄取的食物中维生素D的含量常不能满足人体的需要，除动物肝脏、鱼子、蛋黄含维生素D稍多外，乳类含量少，蔬菜、水果、谷类几乎不含。

直通护考

正常小儿体内维生素D主要来源于

A. 母体　　　　　B. 母乳　　　　　C. 牛乳

D. 日光照射合成　E. 鱼肝油

答案与解析：答案D。本题考点是维生素D的主要来源。

（二）维生素D的代谢

正常人体摄入的维生素D均没有生物活性，需要经过小肠吸收入血，转运至肝，进行第一次羟化，形成25-羟维生素D，再转运至肾脏，合成1,25-二羟维生素D，才能发挥其生物活性（图8-1）。

$$维生素D \to 小肠 \to 肝 \xrightarrow{25-羟化酶} 25-OHD \to 肾 \xrightarrow{1-\alpha 羟化酶} 1,25-(OH)_2D$$

　　　　　　无活性　　　　　　　　　　有一定活性　　　　　　　　　活性强

图8-1　维生素D的代谢

（三）维生素D的功能

（1）促进肠道对钙、磷的吸收。

（2）促进肾小管对钙、磷的重吸收。

（3）促进成骨细胞功能，使钙盐沉积在骨质生长部位。

（四）病因

1. 日光照射不足　日光照射不足是造成维生素D缺乏的主要原因。在北方，多雨地区，冬季，日照时间短；在多雾霾、空气污染重的地区，如工业化城市，紫外线穿透率低，人体接受紫外线少；缺少户外活动或衣着过多均可使接受的紫外线减少，从而影响内源性维生素D的合成。

> **考点提示**
>
> 维生素D缺乏的主要原因。

2. 维生素D摄入不足　婴儿主要以乳类喂养，不论母乳还是牛乳，维生素D含量均少，不能满足婴儿所需。常需添加维生素D制剂，否则，就可能导致缺乏。

3. 先天维生素D储备不足及生长速度过快　孕期母亲缺乏维生素D可造成胎儿储备不足，早产、双胎、多胎儿体内维生素D储备不足，易发生佝偻病；生长发育速度快，造成需要量增加，也易发生佝偻病。故北方、冬季出生的小儿，尤其以早产儿易患佝佝偻病。

4. 疾病和药物的影响　胃肠道疾病、肝肾功能不良，可使维生素D的吸收和代谢异常。治疗癫痫的药物如苯妥英钠、苯巴比妥等可使维生素D的分解加快，易引起佝偻病。

直通护考

造成小儿发生维生素D缺乏性佝偻病最主要的原因是

A. 食物中维生素D含量不足　　　　　B. 日光照射不足

C. 婴儿生长发育快，需要量多　　　　D. 食物中钙磷含量少

E. 疾病和药物的影响

答案与解析：答案B。本题考点是维生素D缺乏的主要原因。

（五）发病机制

维生素D缺乏，肠道吸收的钙、磷减少，血钙离子浓度降低，刺激甲状旁腺，如甲状旁腺功能亢进，使尿磷排出增加，旧骨脱钙，血钙、磷乘积降低，钙磷代谢异常，造成骨样组织堆积和骨质软化，引起佝偻病（图8-2）。如甲状旁腺反应迟钝，骨钙不能游离，则引发手足搐搦症。

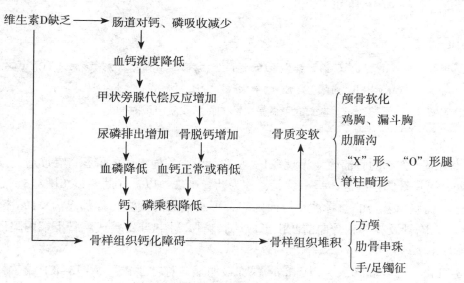

图8-2　维生素D缺乏性佝偻病的发病机制

【护理评估】

（一）健康史

了解患儿的生活环境和户外活动情况，喂养方法和辅食的添加情况，是否定时定量补充维生素D，有无肝肾疾病和应用抗癫痫药物，是否早产或多胎，母孕期有无维生素D的缺乏。

（二）身心状况

1. 身体状况 根据其病程，临床可分为初期、激期、恢复期、后遗症期4期。

（1）初期 多见于3个月以内的小儿，主要为神经精神症状，为非特异性症状，常有激惹、烦躁、睡眠不安、夜惊、多汗等。因汗液刺激头部，患儿常摇头擦枕致枕后脱发形成"枕秃"（图8-3）。

（2）激期 又称活动期。除了有上述神经精神症状外，主要是骨骼的改变。

考点提示

1. 初期的主要症状为神经精神症状。

2. 激期的主要表现是骨骼改变。

3. 头部的骨骼改变和出现时间。

4. 胸部骨骼的改变。

5. 患儿形成"O"形腿或"X"形腿的时间。

6. 后遗症期常见于2岁以上患儿。

1）骨骼病变 常发生在骨骼生长最快的部位。

①头部 在3~6个月的婴儿可见颅骨软化，在顶骨和枕骨的中央，以手指轻压有乒乓球样感觉。7～8个月的患儿在双侧额骨与顶骨可呈对称性的隆起，称方颅，严重的可呈马鞍状（图8-4）。患儿可有前囟过大或闭合延迟。乳牙萌出延迟、牙釉质缺乏，易发生龋齿。

直通护考

患儿，男，4个月，确诊为维生素D缺乏性佝偻病激期，下列哪项是该患儿的常见体征

A. 颅骨软化 B. 方颅 C. 肋骨串珠 D. 手镯征 E. "O"形腿

答案与解析：答案A。本题的考点是头部的骨骼改变出现时间。

---

②胸部 胸部的骨骼改变出现在1岁左右。由于骨样组织的堆积，在肋骨与肋软骨交界处，可见钝圆性隆起，呈串珠状，称为肋骨串珠，以7~10肋明显（图8-5）。因肋骨软化，膈肌附着处的肋骨被牵拉而内陷，形成横向的浅沟，称郝氏沟（Harrison's groove）。胸骨及相邻软骨向前凸出形成鸡胸畸形（图8-6），或胸骨下端内陷形成漏斗胸（图8-7）。

③四肢 各骨骺膨大，以腕部、踝部最明显，称"手镯"（图8-8）或"脚镯"征，多见于6个月以上的小儿。因骨质软化，1岁以后，患儿开始行走，下肢不能负重而出现弯曲，形成"O"形腿（图8-9）或"X"形腿（图8-10）。此期患儿可有肢体的疼痛，易发生骨折。

④脊柱和骨盆 脊柱后弯或侧弯（图8-11），可伴骨盆扁平畸形。

2）运动功能发育延迟 肌张力减低、韧带松弛，患儿开始坐、立、行走的时间延迟，可有异常步态。腹部膨隆，呈蛙腹（图8-12）。

3）其他 神经系统发育迟缓，可有语言发育迟缓、智力发育落后。免疫功能低

下，易患各种呼吸道、消化道感染。

（3）恢复期　经治疗，临床症状和体征逐渐减轻、消失，精神活泼，肌张力恢复正常，血生化改变逐渐恢复正常，X线可见新的不规则钙化线，干骺端有厚的骨化带。

（4）后遗症期　多见于2岁以上的患儿，临床症状消失，血生化和X线都恢复正常，只遗留不同程度的骨骼畸形。

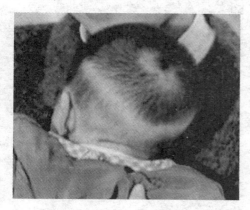

图8-3　枕秃

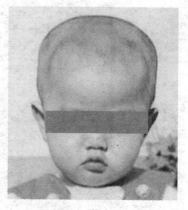

图8-4　方颅

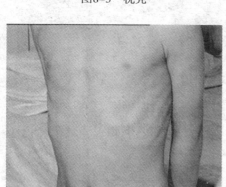

图8-5　肋骨串珠

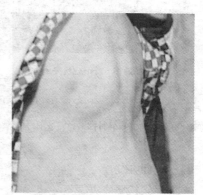

图8-6　鸡胸

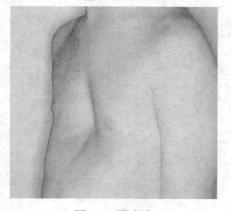

图8-7　漏斗胸

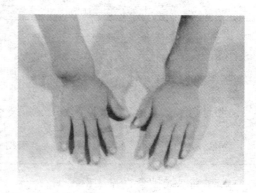

图8-8　手足征

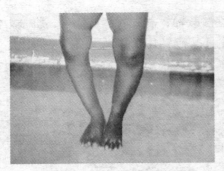

图8-9 "O"形腿

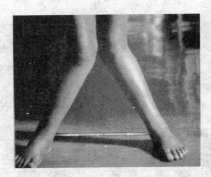

图8-10 "X"形腿

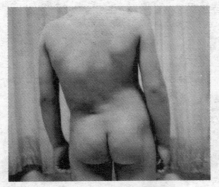

图8-11 脊柱侧突畸形

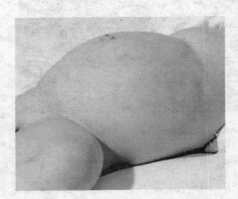

图8-12 "蛙"腹

2. 心理状况 家长常因为自己缺乏佝偻病预防知识而歉疚、自责，对患儿可能遗留骨骼畸形而出现担忧和焦虑。对遗留骨骼畸形的年长儿可带来自卑的心理改变。

（三）辅助检查

1. 血生化检查 见表8-2。

表8-2 各期维生素D缺乏性佝偻病的血生化改变

	初期	激期	恢复期	后遗症期
血钙	正常或稍低	降低	渐正常	正常
血磷	降低	明显降低	渐正常	正常
钙磷乘积	30~40	<30	渐正常	正常
碱性磷酸酶	正常或稍高	明显增高	1~2个月降至正常	正常

2. 骨骼X线检查 见表8-3。

表8-3　各期维生素D缺乏性佝偻病的X线表现

	初期	激期	恢复期	后遗症期
X线表现	无明显骨骼改变	长骨临时钙化带消失，干骺端呈毛刷样或杯口状改变，骨骺软骨带增宽，骨密度降低，骨皮质变薄。可有骨干弯曲畸形	出现不规则钙化线，骨骺软骨带逐渐恢复正常	仅见骨骼畸形表现

（四）治疗要点

重点在于补充维生素D制剂，增加日光照射，适当补充钙剂，加强护理，遗留骨骼畸形的患儿可行外科手术矫正。

> **考点提示**
>
> 维生素D缺乏性佝偻病患儿的治疗方案。

【护理问题】

（1）营养失调——低于机体需要量。

（2）有受伤的危险　佝偻病患儿有骨质软化。

（3）有感染的危险　与免疫功能降低有关。

（4）潜在并发症　骨骼畸形、维生素D中毒。

（5）知识缺乏　家长和社区人群缺乏佝偻病的护理和预防知识。

【护理措施】

（一）补充维生素D

1. 按医嘱给予维生素D制剂　以口服为主，治疗剂量为每日2000~4000IU，1个月后改为预防量，每天400IU。对因各种原因不能坚持每日口服和患胃肠、肝胆、胰腺等疾病影响吸收的患儿可采用突击疗法，肌内注射维生素$D_3$20万~30万IU，只用1次，治疗1个月后复查治疗效果，2~3个月后改为预防量。

> **考点提示**
>
> 1. 佝偻病患儿口服维生素D的剂量、疗程。
>
> 2. 口服维生素D的注意事项。

维生素D制剂使用注意事项：①常用鱼肝油滴剂口服，服用时应直接将鱼肝油滴于患儿口中，避免药量的损失。②大剂量使用时，应单用维生素D制剂，避免维生素A的中毒。③补充维生素D的同时服用钙剂，元素钙200mg/日；对新生儿、小婴儿有低钙惊厥史的患儿应在大剂量使用维生素D前口服钙剂3日，防止发生低钙抽搐。④肌内注射维生素D时，因维生素D是油剂，宜使用较粗的针头，深部肌内注射。

2. 增加户外活动，接受日光照射　根据地区、气候条件指导患儿适当日照。在室内要多开窗，每天户外活动保证1~2h，夏季要适当裸露皮肤，防止衣着过多，过分遮挡紫外线，阻碍紫外线的吸收，也应防止中暑和损伤皮肤，可在屋檐或树荫下接受日光。

3. 调整饮食 多补充维生素D、钙和蛋白质丰富的食物。

（二）预防外伤和骨折

患儿应衣着柔软，宽松；床铺应松软；护理操作时动作应轻柔，忌重压、强力牵拉，防止骨折。

（三）预防感染

保持室内温度适宜，阳光充足，空气清新，避免交叉感染。

（四）防止并发症

1. 防止骨骼畸形 忌过早、过久地坐、站、走，以防止骨骼畸形；对已有骨骼畸形的患儿可辅以理疗，如胸廓畸形患儿可做俯卧位抬头展胸运动，"O"形腿可按摩外侧肌群，"X"形腿可按摩内侧肌群，增加肌张力，矫正畸形。严重者予以骨科手术矫正。

> **考点提示**
>
> 佝偻病患儿不宜过久地坐、站、走。

2. 预防维生素D中毒 严格遵照医嘱服用维生素D制剂，防止摄入过量，造成维生素D的中毒。密切观察患儿病情，如出现全身乏力、食欲减退、口渴多饮、恶心呕吐、便秘或腹泻等应报告医生，了解既往维生素D的使用情况，予以相应的检查和治疗。

> **直通护考**
>
> 患儿，女，3个月，确诊为佝偻病初期，现遵医嘱服用维生素D治疗，疗程为
>
> A. 2周　　　B. 4周　　　C. 6周　　　D. 8周　　　E. 12周
>
> 答案及解析：答案B。本题考点是佝偻病患儿维生素D治疗的疗程。

【健康指导】

（一）康复指导

指导正确使用维生素D，增加日光照射，保证每日户外活动1~2h，补充钙剂，讲解护理患儿的注意事项，防止外伤和骨骼畸形；保护环境，减少污染，改善社区环境和居住条件，预防感染。

（二）预防宣教

1. 孕期 孕妇应多晒太阳，多食富含钙、磷、维生素D的食物。孕妇每日应补充维生素D 400~800IU，尤其以北方、冬季为重要。

2. 婴幼儿期

（1）适当日照是预防佝偻病最有效、方便、经济的方法。日照不仅能增加内源性维生素D的生成，也能提高小儿呼吸道和全身的抵抗力。每天户外活动1~2h，根据气候条件尽量多裸露皮肤，不可过分防护遮挡紫外线，根据

> **考点提示**
>
> 适当日照是预防佝偻病的最有效措施。

气候条件和小儿身体状况还可以适当进行日光浴、空气浴。在室内，应多开窗，因紫外线不能穿透玻璃，必须开窗才能接受到紫外线。

（2）婴儿期提倡母乳喂养、科学合理添加辅食。

（3）母乳喂养儿每日应补充维生素D，足月儿生后2周开始给予400IU/日至2岁；早产、双胎、低出生体重儿应提前到生后1周开始给予800IU/日，3个月后改为400IU/日。人工喂养儿食品应强化维生素D，家长应掌握婴儿维生素D的日需要量和所选用配方奶粉中维生素D的强化量，防止摄入过量（每日不应超过800IU）或摄入不足。

> **考点提示**
>
> 1. 预防佝偻病补充维生素D的时间。
> 2. 维生素D的预防剂量。

第三节 维生素D缺乏性手足搐搦症患儿的护理

案例

患儿，女，6个月，因"发生惊厥一次"于某年4月来院急诊。患儿为母乳喂养，未加辅食，平素好哭闹，无发热，不咳嗽，无呕吐，惊厥发生后患儿精神食欲如常。查体：T 36.8℃，前囟平软，2cm×2cm，布氏征（－），枕秃，枕部有乒乓感。请问：

1. 该患儿可能发生了什么？应进一步做哪些检查？
2. 应怎样指导家长处理惊厥和预防惊厥的发生？

【疾病概述】

（一）概念

维生素D缺乏性手足搐搦又称佝偻病性低钙惊厥，主要是由于小儿体内维生素D缺乏，血中钙离子浓度降低，导致神经、肌肉兴奋性增高，出现全身惊厥、手足搐搦和喉痉挛等症状。多见于婴儿时期，尤其是6个月以下小儿，北方冬春季发病率较高。近年因广泛应用维生素D预防，本病发病率已降低。

（二）病因

1. 主要病因 本病根本的病因是缺乏维生素D，直接病因是血钙降低，主要原因是甲状旁腺反应迟钝或功能低下。

2. 诱因 佝偻病患儿春季接受日光照射增加，体内维生素D的量骤然增加，或开始接受大剂量维生素D的治疗，使大量钙沉着于骨，血钙下降而发病。患儿在并发急性感染、发热、腹泻、饥饿时，常诱发本症。因此时组织细胞内的磷释放到细胞外液，血磷上升，血钙下降，从而诱发。在人工喂养的患儿，使用含磷过高的食品也可诱发。

（三）发病机制

手足搐搦症的直接原因是血清钙离子浓度降低。正常血清钙离子浓度为

2.25~2.27mmol/L，当血钙降低时，刺激甲状旁腺功能亢进，分泌甲状旁腺激素，使尿磷排出增加和旧骨脱钙，以补充血钙不足。但是，在甲状旁腺反应迟钝时，甲状旁腺素分泌不足，血钙就不能维持正常。当血清总钙低于1.75~1.88mmol/L（7~7.5mg/dl），或离子钙低于1mmol/L（4mg/dl），患儿就可以出现上述症状。

考点提示

佝偻病患儿发生惊厥的血钙离子浓度。

【护理评估】

（一）健康史

应评估患儿有无佝偻病的病史，近期是否有大量日光照射或接受大剂量维生素D治疗，是否有感染、发热、饥饿等情况。

（二）身心状况

1. 身体状况

（1）显性症状　患儿常有睡眠不安、多汗、易惊哭等非特异性神经精神症状。

①惊厥　是婴儿时期最常见的症状。惊厥常突然发生，表现为手足抽动、面肌痉挛，眼球上翻，大小便失禁，意识丧失，常不伴发热。发作持续时间为数秒至数分钟不等。患儿常有多次惊厥，每日可发作一次到数次。发作

考点提示

1. 维生素D缺乏性手足搐搦症的最常见症状是惊厥。

2. 惊厥的特点。

3. 维生素D缺乏性手足搐搦症患儿的最严重症状是喉痉挛。

停止后，意识恢复，神萎入睡，醒后患儿活泼如常，这是本病临床最大的特点。幼小婴儿惊厥常不典型，可仅有面肌抽动。

直通护考

小婴儿发生维生素D缺乏性手足搐搦症最常见的症状是

A. 喉痉挛　　　　B. 面神经征　　　　C. 手足搐搦

D. 无热惊厥　　　E. 陶瑟征

答案与解析：答案D。本题考点是维生素D缺乏性手足搐搦症的最常见症状。

②手足搐搦　为本病特有的症状，常见于6个月以上的婴儿和儿童。表现为腕部屈曲，手指伸直，大拇指贴近掌心（图8-13），即"助产式"的手。踝关节强直，足呈弓状，足趾强直，弯曲向下（图8-14），即"芭蕾舞"的足。

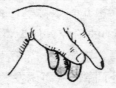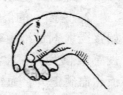

图8-13　维生素D缺乏性手足搐搦症的手痉挛

③喉痉挛　婴儿多见，是本病最严重的症状。喉痉挛造成呼吸困难，吸气延长，发生

哮鸣，可因窒息而猝死。

（2）隐性体征 常见的体征如下，可通过刺激神经肌肉引出。只有体征，而无上述症状时，称为隐性手足搐搦症。

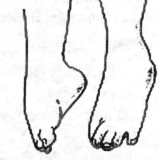

图8-14 维生素D缺乏性手足搐搦症的足痉挛

①面神经征（Chvostek'sign） 用手指尖或叩诊锤轻叩患儿颧弓与口角间的面颊部，刺激面神经，引起上唇或眼睑的收缩，为阳性。新生儿可有假阳性。

②陶瑟征（Trousseau'sign） 又称人工手痉挛征。用血压计的袖带包裹患儿上臂，打气，使压力维持在收缩压和舒张压之间，在5min内出现手的搐搦为阳性。

③腓反射征 用叩诊锤叩击患儿膝部外侧的腓神经，出现足部向外侧收缩为阳性。

2. 心理状况 缺乏疾病的相关知识，患儿发作时，家长常有惊慌、焦虑，担心惊厥可能对神经系统造成损伤。

（三）辅助检查

血清总钙＜1.75~1.88mmol/L 或血清离子钙＜1mmol/L。

（四）治疗要点

首先是急救处理，控制发作；其次是补充钙剂，提升血钙浓度；然后予维生素D治疗，恢复正常的钙磷代谢。

1. 急救处理 当患儿发生惊厥、喉痉挛、手足搐搦时，必须迅速遏止。急救时应保持呼吸道通畅，吸氧，同时遵医嘱立即肌内注射苯巴比妥钠8mg/kg，或地西泮0.1~0.3mg/kg静脉缓慢注射，或10%水合氯醛4~10ml保留灌肠。可同时对人中、合谷等穴位进行针刺疗法。

> **考点提示**
>
> 维生素D缺乏性手足搐搦症的治疗要点。

2. 补充钙剂 发作时迅速补充钙剂，以10%葡萄糖酸钙5~10ml加10%~25%葡萄糖溶液稀释 1~2倍，缓慢静脉注射，注射时间应大于10min，可重复 2~3 次。发作停止后，改为口服10%氯化钙，每日10ml左右，持续3~5 天，改服葡萄糖酸钙、乳酸钙（元素钙每日200mg）。

直通护考

维生素D缺乏性手足搐搦症的正确治疗步骤是

A. 维生素D→止惊→补钙　　　　B. 补钙→止惊→维生素D

C. 止惊→维生素D→补钙　　　　D. 补钙→维生素D→止惊

E. 止惊→补钙→维生素D

答案与解析：答案E。本题考点是维生素D缺乏性手足搐搦症的治疗措施。

3. 补充维生素D制剂 惊厥停止后，每日口服维生素D 2000~4000IU，1个月后改为预防量。同时患儿应增加日光照射。

【护理问题】

（1）有窒息的危险 惊厥持续时间长可导致患儿呼吸停止，喉痉挛更是如此，有导致猝死的可能。

（2）有受伤的危险 患儿惊厥或手足搐搦，可发生舌咬伤、碰伤、跌倒、坠床等。

（3）营养失调——维生素D缺乏、血钙离子浓度降低。

（4）知识缺乏 家长缺乏维生素D缺乏性手足搐搦症的治疗、护理和预防知识。

【护理措施】

（一）预防窒息

1. 惊厥 发作时，首先应就地抢救，保持呼吸道通畅，解开衣领，将患儿头偏向一侧，防止误吸。遵医嘱立即使用镇静止惊药物和钙剂。保持环境安静，减少刺激，避免过多摇晃、搬动患儿，防止加重患儿抽搐。

2. 喉痉挛 出现喉痉挛时应将患儿舌体拉出口外，保持呼吸道通畅，吸氧，备好抢救物品，必要时进行气管插管，人工通气呼吸。

（二）预防受伤

惊厥和手足搐搦发作时，应就地抢救，避免过多刺激患儿，应将患儿置于安全的环境，平卧在床上或地上，头下垫以柔软的物品，在上下牙齿间置放牙垫，防止舌咬伤，对患儿的肢体不能强行约束，防止发生骨折。如患儿牙关紧闭，不能强行撬开，防止损伤。

（三）遵医嘱补充钙剂和维生素D

（1）按医嘱迅速使用钙剂 首先是静脉补充钙剂，再是口服补充。静脉注射钙剂时，应选择较大的血管，防止钙剂外渗，注射速度不能太快。口服钙剂，应先选择10%氯化钙，口服时用3~5倍糖水稀释后服用，以减少对胃的刺激，与乳类分开服用，最好在两餐间服用，以免影响钙剂吸收。为避免引起高氯性酸中毒，服用3~5天后改服葡萄糖酸钙或乳酸钙。

（2）遵医嘱补充维生素D和增加户外活动，接受日光照射。

【健康指导】

1. 康复指导 向家长解释病因及预后，本病只要处理得当，一般不会遗留后遗症，缓解家长的焦虑。讲解抽搐时正确处理方法，指导患儿家长严格遵照医嘱正确补充维生素D和钙剂，强调口服钙剂的注意事项。

2. 预防宣教 与佝偻病的预防相同。小儿应多户外活动，增加日光照射，防止维生素D的缺乏，佝偻病患儿在大剂量使用维生素D前应补充钙剂。

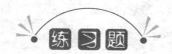

一、A₁型题

1.营养不良患儿皮下脂肪最早消减的部位是

    A. 面部   B. 腹部   C. 胸部

    D. 臀部   E. 下肢

2.婴儿手足搐搦症的主要死亡原因是

    A. 脑水肿   B. 吸入性肺炎   C. 呼吸衰竭

    D. 心力衰竭   E. 喉痉挛

3.中~重度营养不良小儿热量供应的原则是

    A. 由少迅速增至正常   B. 由少逐渐增至正常

    C. 由少迅速增至接近正常   D. 由少迅速增至超过正常

    E. 由少逐渐增至超过正常

4.佝偻病初期的表现是

    A. 易激惹、多汗等神经精神症状   B. 多种骨骼畸形

    C. 手镯征   D. 肌张力低下

    E. 出牙延迟

5.8个月佝偻病患儿多见的骨骼系统改变是

    A. 方颅   B. 手镯征   C. 肋膈沟

    D. 颅骨软化   E. 肋骨串珠

二、A₂型题

1.患儿，10个月，易激惹，夜间常哭闹、多汗、睡眠不安、方颅、肋骨串珠。下列护理措施错误的是

    A. 指导合理喂养   B. 操作轻柔以防骨折

    C. 多抱患儿到户外晒太阳   D. 添加含维生素D的食物

    E. 提倡进行站立锻炼

2.10个月患儿，诊断为佝偻病激期，用维生素D治疗已痊愈，改服预防量，其预防量每日应给维生素D

    A. 200 IU   B. 300 IU   C. 400 IU

    D. 500 IU   E. 600 IU

3.患儿，4岁，曾患佝偻病，查体见：鸡胸，严重的X形腿。该患儿的治疗原则是

    A. 多晒太阳   B. 多做户外活动   C. 给予预防量维生素D

    D. 给予治疗量维生素D   E. 可考虑矫形手术治疗

4. 婴儿，5个月，人工喂养。近1个月来易激惹，多汗，枕秃。今晨起突然出现两眼凝视，四肢抽搐，持续约1min入睡，醒后活泼如常。血钙：1.70mmol/L，应首先考虑

    A. 高热惊厥　　　　　　　　B. 中毒性脑病　　　　　　　C. 化脓性脑膜炎

    D. 维生素D缺乏性手足搐搦症　　　　　　E. 低镁血症

5. 8个月婴儿，体重5kg，腹壁皮下脂肪厚度0.2cm，精神较萎靡，食欲差，常患腹泻，面色苍白，考虑为

    A. 正常儿童　　　　　　　　B. 佝偻病　　　　　　　　　C. 营养不良Ⅰ度

    D. 营养不良Ⅱ度　　　　　　E. 营养不良Ⅲ度

6. 婴儿，3个月，冬季出生，人工喂养，近日来夜啼，睡眠不安，头部多汗，查体可见枕秃，未见骨骼畸形，X线检查无异常。该患儿诊断可能为

    A. 佝偻病初期　　　　　　　B. 佝偻病激期　　　　　　　C. 佝偻病恢复期

    D. 贫血　　　　　　　　　　E. 营养不良

7. 患儿，1岁，因食欲差，母乳少，以米糊、稀饭喂养，未添加其他辅食，诊断为营养不良Ⅰ度。最先出现的症状是

    A. 身长低于正常　　　　　　B. 体重不增　　　　　　　　C. 皮肤干燥

    D. 皮下脂肪减少　　　　　　E. 肌张力低下

8. 女孩，11个月，多汗，烦躁，睡眠不安，可见肋膈沟，下肢轻度"O"形腿，血清钙稍低，血磷降低，碱性磷酸酶增高，其佝偻病应处于

    A. 前驱期　　　　　　　　　B. 初期　　　　　　　　　　C. 激期

    D. 恢复期　　　　　　　　　E. 后遗症期

9. 6个月患儿，诊断为佝偻病初期，用维生素D治疗。该患儿若选用口服给药法，维生素D的治疗量应持续

    A. 5个月　　　　　　　　　　B. 4个月　　　　　　　　　　C. 3个月

    D. 2个月　　　　　　　　　　E. 1个月

三、A₃型题

（1~2题共用题干）

小儿，5个月，平时很少户外活动，未加辅食，今日晒太阳后，突然出现双目凝视、口吐白沫、四肢抽动，持续1min。体检：T 36℃，精神好，枕秃，前囟平，拟诊维生素D缺乏性佝偻病。

1. 对患儿进行护理评估时，你认为哪项辅助检查最有意义

    A. 血清磷　　　　　　　　　B. 血清钙　　　　　　　　　C. 碱性磷酸酶

    D. 骨骼X线检查　　　　　　E. 周围血常规

2. 上述患儿首优的护理问题为

    A. 营养不足：与晒太阳少、未添加辅食有关

    B. 知识缺乏：家长缺乏有关预防本病的知识

    C. 有窒息的危险：与惊厥有关

D. 潜在并发症：颅内高压

E. 潜在并发症：骨骼畸形

四、A₄型题

（1~2题共用题干）

患儿，男，6个月，平时多汗，易惊，烦躁，纯牛奶喂养。今日突然四肢抽搐1次，约数秒钟，停止后神志清醒，不伴发热和呕吐。查体：精神可，前囟平软，心肺无异常。

1. 该患儿首先考虑的诊断是

    A. 脑膜炎   B. 低镁血症   C. 癫痫

    D. 败血症   E. 维生素D缺乏性手足搐搦症

2. 该患儿发生抽搐时首先应采取的紧急处理措施是

    A. 止惊   B. 补充钙剂   C. 补充维生素D

    D. 补充镁   E. 控制感染

（胡志辉）

第一节　小儿消化系统解剖、生理特点

一、解剖生理特点

1. 口腔　正常新生儿出生时具有较好的吸吮、吞咽功能；口腔黏膜柔嫩，血管丰富，易受损伤和感染；新生儿时期唾液腺发育不成熟，唾液量分泌少，故口腔黏膜较干燥；3~4个月时唾液分泌开始增多，5~6个月后唾液腺发育完善，唾液量明显增加，而此时婴幼儿口腔浅，且不能及时吞咽分泌过多的唾液，因此常发生生理性流涎。

2. 食管　新生儿和婴幼儿的食管呈漏斗状，黏膜柔嫩，腺体、肌肉组织和弹力组织发育尚不完善，

考点提示

添加淀粉类食物的时间。

直通护考

涎腺发育，唾液分泌逐渐增多，能产生较多淀粉酶的时间是

A. 出生时　　B. 1个月　　C. 2个月

D. 3~4个月　　E. 5~6个月

答案与解析：答案D。本题的考点是添加淀粉类食物的时间。

食管下段括约肌发育不成熟，控制能力差，故常发生胃食管反流。婴儿吸奶时常吞咽过多空气，易发生溢乳。新生儿食管长约10cm，1岁时长约12cm，5岁时长约16cm，学龄儿童长20~25cm。

3. 胃 婴儿胃呈水平位，开始站立行走后，逐渐变为垂直位。婴儿贲门括约肌发育差，控制能力弱。幽门括约肌发育良好，但由于自主神经调节功能不成熟，常发生幽门紧张度增高，使幽门痉挛，导致溢乳和呕吐。小儿胃容量：新生儿约30~60ml，1~3个月约90~150ml，1岁时约250~300ml，故年龄越小每天喂养的次数越多。小儿胃排空时间与食物种类有关：水的排空时间为1.5~2h，母乳为2~3h，牛乳为3~4h。早产儿胃排空时间更长，易发生胃潴留。

> **考点提示**
>
> 婴儿容易发生溢乳的原因。

4. 肠 小儿肠管相对比成人长，消化道的面积相对较大，肠壁薄，黏膜含有丰富的血管，通透性高，有利于营养物质的吸收，但当消化道感染时，肠道内细菌、病毒或毒素也容易吸收入血引起全身感染。小儿肠系膜长而柔软，活动度大，易患肠套叠和肠扭转。小儿直肠相对较长，黏膜和黏膜下层固定差，肌层发育不完善，易发生脱肛。

> **考点提示**
>
> 小儿易患肠套叠和肠扭转的原因。

5. 肝 小儿年龄越小肝脏相对较大，在婴幼儿时期肝下缘在右锁骨中线肋缘下1~2cm。小儿肝脏血管丰富，肝细胞和肝小叶发育不完善，解毒功能差，对外来毒素反应较强。当患传染病、中毒、缺氧或血流障碍时，肝脏易肿大。婴儿肝脏结缔组织发育较差，肝细胞再生能力强，故小儿不易发生肝硬化。小儿期肝糖原贮存相对较少，易因饥饿而发生低血糖反应。婴儿期胆汁分泌较少，影响对脂肪的消化吸收。

二、婴幼儿粪便特点

婴幼儿粪便的量、次数和性状能反应胃肠的生理和病理状态。

1. 正常粪便

（1）胎粪 新生儿在生后12h内排出的粪便称为胎粪。胎粪黏稠，呈深绿或黑绿色糊状，无臭味，约2~3天后逐渐变成普通婴儿粪便。若24h内仍无排出，应考虑是否有消化道的畸形。

（2）人乳喂养儿粪便 呈黄色或金黄色，多为均匀膏状或带少许黄色粪便颗粒，有时微带绿色，呈酸性反应，无臭味，每日排便2~4次。

（3）人工喂养儿粪便 见于牛乳、羊乳喂养的婴儿，大便呈淡黄色或灰黄色，较干稠，呈中性或碱性反应。因牛乳含蛋白质较多，粪便有明显的蛋白质分解产物的臭味，常带奶瓣。每日排便1~2次。

（4）混合喂养儿粪便 人乳加牛乳喂养儿粪便视牛乳的添加量而定，如以牛乳为主、母乳较少则大便同人工喂养儿粪便，但较软、黄。添加各种辅食后，粪便形状接近成人。

2. 异常粪便 在食物的量及种类没有改变的情况下，大便次数突然增加、变稀或颜色改变，应视为异常。若平时大便一直保持4~5次，甚至更多，但小儿一般情况好，体重增长正常，称为"生理性腹泻"。异常粪便有以下几种。

考点提示

生理性腹泻的特点。

（1）消化不良粪便 呈黄色或黄绿色，稀薄含水分较多，或含有白色小凝块呈蛋花状，质不均匀，每日4~5次以上。

（2）细菌性肠炎粪便 轻者大便稀薄呈黄绿色，黏液较多，每日7~8次以上，有臭味。腹泻严重时，大便呈水样或蛋花汤样。志贺菌感染，大便量少，为黏液便或黏液脓血便，并有里急后重感。

（3）病毒性肠炎粪便 呈蛋花汤样或黄绿色水样便，有少量黏液，无臭味。

（4）出血性粪便 上消化道少量出血呈黑色，大量出血呈柏油样，小肠出血呈暗红色，升结肠出血呈紫红色，乙状结肠及肛门出血呈鲜红色，阿米巴痢疾及肠套叠大便呈果酱样。

（5）无胆汁性粪便 呈灰白色或陶土色，见于梗阻性黄疸。

（6）饥饿性粪便 由于长期喂养不足，大便中缺少食物残渣主要是肠道分泌物，呈暗褐色或暗绿色，次数较多，量少，有黏液。

直通护考

患儿，女，4个月，6kg，母乳喂养，未添加辅食，腹泻1个月，大便4~6次/日，黄色糊状样便，无黏液、脓血便。大便培养阴性。考虑该患儿为

A. 慢性腹泻　　　B. 生理性腹泻　　　C. 迁延性腹泻

D. 感染性腹泻　　　E. 消化不良

答案与解析：答案B。本题的考点是生理性腹泻的特点。

第二节　口腔炎患儿的护理

案例

11个月患儿，因拒食、流涎、哭闹3天就诊。查体：T 38.5℃，口腔唇内、颊黏膜上可见成簇水疱破裂后形成的小溃疡，表面覆盖黄白色纤维素样渗出物，颌下淋巴结肿大。

临床诊断：疱疹性口炎。请问：

1. 该患儿有哪些护理问题？

2. 应当给该患儿制定哪些护理措施？

【疾病概述】

口腔炎指口腔黏膜的炎症，多由病毒、细菌、真菌引起，在小儿时期较为多见，尤其是婴幼儿，若病变局限于舌、牙龈、口角又称舌炎、牙龈炎或口角炎。

鹅口疮由白色念珠菌引起；疱疹性口炎由单纯疱疹病毒感染所致；溃疡性口炎由链球菌、金黄色葡萄球菌、肺炎链球菌等革兰阳性菌感染引起。

> **直通护考**
>
> 小儿鹅口疮的病原体是
>
> A. 腺病毒　　　　　B. 单纯疱疹病毒
>
> C. 链球菌　　　　　D. 金黄色葡萄球菌
>
> E. 白色念珠菌
>
> 答案与解析：答案E。本题的考点是口腔炎的致病菌。

【护理评估】

（一）健康史

应询问患儿健康状况及用药史，尤其是有无长期应用广谱抗生素或糖皮质激素的病史；有无食具消毒不严、口腔不卫生的情况；有无急性感染、腹泻、营养不良、久病体弱或维生素B、维生素C缺乏等导致机体抵抗力下降的病史。

知识链接

☙ 白色念珠菌 ☙

白色念珠菌是真菌中的一种致病菌，往往寄居于正常人口腔、肠道、上呼吸道及阴道黏膜表面。有些患儿长期或大量使用广谱抗生素，抑制了口腔内正常存在的一些细菌，但不能抑制口腔内的白色念珠菌，因而白色念珠菌借机繁殖，另外有些拮抗念珠菌的细菌也被抗生素抑制了，口腔内的白色念珠菌就更容易繁殖而引起疾病。此外，长期大量使用激素，还可以抑制人体的免疫功能，使机体抗感染能力减低，导致白色念珠菌感染而致病。

（二）身心状况

1. 3类口腔炎的临床特征　见表9-1。

表9-1　3类口腔炎的临床特征

	鹅口疮	疱疹性口炎	溃疡性口炎
易感者	新生儿、营养不良腹泻、长期使用广谱抗生素或激素	1~3岁小儿多见可引起小流行	婴幼儿、机体抵抗力降低、口腔不洁
局部表现	口腔黏膜出现白色乳凝块样物，不宜擦去，不痛、不流涎	齿龈红肿、口腔黏膜散在的小水疱、破溃成溃疡，上面覆盖黄白色纤维素分泌物	口腔黏膜充血、水肿，继而形成浅溃疡，散在或融合成片，表面形成灰白色假膜，易拭去，但遗留溢血的创面

鹅口疮的临床表现是

A. 口腔黏膜弥散性充血　　　　　B. 溃疡表面有黄白色渗出物

C. 有发热等全身中毒症状　　　　D. 因疼痛出现拒乳和流涎

E. 口腔黏膜有乳凝块样物

答案与解析：答案E。本题的考点是口腔炎的临床特征。

2. 社会-心理状态　患儿由于发热、进食疼痛而烦躁不安、哭闹；家长因对疾病不了解而焦虑不安。

（三）辅助检查

查真菌的菌丝和孢子。血常规检查白细胞总数和中性粒细胞增多。

（四）治疗要点

1. 控制感染　严重细菌感染者可选用有效抗生素，但鹅口疮一般不需口服抗真菌药，可口服微生态制剂。

2. 对症治疗　以清洗口腔及局部用药为主，鹅口疮局部涂10万~20万U/ml制霉菌素鱼肝油混悬溶液；疱疹性口腔炎可用碘甘（疱疹净）或西瓜霜喷剂涂患处；溃疡性口腔炎患处涂5%金霉素鱼肝油、锡类散等。

3. 其他　注意水分及营养的补充。

【护理问题】

（1）口腔黏膜改变　与感染有关。

（2）疼痛　与口腔黏膜炎症和破损有关。

（3）体温过高　与感染有关。

【护理措施】

（一）促进口腔黏膜溃疡愈合

1. 清洗口腔　多饮水，溃疡性口腔炎用3%过氧化氢溶液清洗溃疡面，可减少继发感染，利于溃疡愈合；鹅口疮患儿在哺喂前后用2%碳酸氢钠溶液清洗。

> 考点提示
>
> 口腔炎的临床特征。

> 考点提示
>
> 口腔炎的首要护理问题。

> 考点提示
>
> 口腔炎的护理措施。

患儿，4个月，因鹅口疮入院，给该患儿清洁口腔用

A. 3%过氧化氢溶液　　　B. 0.1%雷凡奴尔溶液　　　C. 2%碳酸氢钠溶液

D. 0.9%氯化钠溶液　　　E. 10%氯化钾溶液

答案与解析：答案C。本题的考点是口腔炎的护理措施。

2. 局部涂药

（1）鹅口疮　局部涂制霉菌素溶液10万~20万U/ml。

（2）疱疹性口腔炎及溃疡性口腔炎　患处涂1%甲紫溶液或2.5%~5%金霉素鱼肝油，每天2~3次，疱疹性口腔炎也可用疱疹净或西瓜霜喷剂涂患处，疼痛明显、影响进食者可在进食前局部涂2%利多卡因止痛。

（3）不能进食者遵医嘱静脉补充足够的液体和能量。

（二）病情观察

注意监测体温，体温过高时，给予多饮水、松解衣服、冰袋等物理降温，必要时给予药物降温。

（三）生活护理

（1）接触患儿的奶具、食具、毛巾要及时消毒，食具专用。

（2）饮食应以高热量、高蛋白、富含维生素的温凉流质或半流质为宜，避免摄入刺激性食物。

（3）鼓励患儿多饮水，保证机体代谢，冲淡毒素，减少口腔细菌繁殖。

（4）对流涎者，及时清除流出物，保持皮肤干燥、清洁，避免引起皮肤湿疹及糜烂。

【健康指导】

（1）向家长讲解口腔炎发生的原因是由于口腔不洁或疾病等抵抗力降低所引起。做好奶瓶、乳头、玩具等的清洁消毒。鹅口疮患儿使用过的奶瓶、乳头，应放5%碳酸氢钠溶液中浸泡30min再煮沸消毒。

> **考点提示**
>
> 　鹅口疮患儿用过的奶瓶应怎样消毒。

（2）教育小儿养成良好的卫生习惯，纠正小儿吮指、不刷牙等不良习惯，保持口腔卫生；宣传均衡营养对提高机体抵抗力的重要性，避免偏食、挑食，培养良好的饮食习惯。

第三节　腹泻患儿的护理

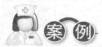 **案　例**

患儿，11个月，人工喂养。因呕吐腹泻4天，尿量极少1天就诊。4天来腹泻，排便15~20次/天，蛋花汤样大便，偶有呕吐，1天来明显少尿。查体：精神萎靡，口干，前囟及眼窝极度凹陷，皮肤弹性差，四肢凉，脉搏细数，血清钠测定：126mmol/L。请问：

1. 该患儿是轻型腹泻还是重型腹泻？

2. 还应询问哪些健康史？对其应该实施哪些护理措施？

3. 如何对其进行出院后健康指导？

【疾病概述】

小儿腹泻又称腹泻病，是一组由多病原、多因素引起的以大便次数增多和性状改变为特点的消化道综合征。是我国婴幼儿最常见的疾病之一，6个月至2岁婴幼儿发病率高，夏秋季发病率最高，是我国儿童重点防治的"四病"之一。以病毒和细菌感染多见，其中病毒以轮状病毒引起的最常见，细菌感染以致病性大肠埃希菌为主。

考点提示

小儿腹泻的好发年龄。

（一）分类

1. 病因分类　感染性腹泻、非感染性腹泻。

2. 病程分类　急性腹泻（2周之内）、迁延性腹泻（2周至2个月）、慢性腹泻（超过2个月）。

3. 病情分类　轻型腹泻、重型腹泻。

（二）病因

1. 内在因素

（1）婴幼儿消化系统发育尚未成熟　胃酸和消化酶分泌少，酶活力偏低，不能适应食物质和量的较大变化，容易发生消化功能紊乱。

（2）生长发育快　婴儿期生长发育迅速，所需营养物质相对较多，胃肠道负担重，因此易出现消化功能紊乱。

（3）机体防御功能差

1）婴儿胃酸偏低，胃排空较快，对进入胃内的细菌的杀灭能力较弱。

2）血清免疫球蛋白（尤其是IgM、IgA）和胃肠道分泌型IgA均较低，免疫功能较差。

（4）肠道菌群失调　正常肠道菌群对入侵的致病微生物有拮抗作用。新生儿生后尚未建立正常肠道菌群，改变饮食使肠道内环境改变或滥用广谱抗生素时，均可使肠道正常菌群的平衡失调，导致肠道感染。

（5）人工喂养　母乳中含有大量体液因子（SIgA、乳铁蛋白）、巨噬细胞和粒细胞、溶菌酶、溶菌体，有很强的抗肠道感染作用。动物乳类中虽有某些上述成分，但在加热过程中被破坏，而且人工喂养的食物和食具易受污染，所以人工喂养儿肠道感染发生率明显高于母乳喂养儿。

2. 感染因素

（1）肠道内感染　可由病毒、细菌、真菌及寄生虫引起，以前两者多见，尤其是病毒。

1）病毒　寒冷季节的婴幼儿腹泻80%由病毒感染引起。其中主要为轮状病毒，其次有埃可病毒、柯萨奇病毒、肠道腺病毒、冠状病毒、星状病毒及杯状病毒等。

考点提示

小儿腹泻的病原菌。

2）细菌（不包括法定传染病） 致腹泻大肠埃希菌：多发生于夏季，根据引起腹泻的发病机制和不同致病毒性可分为五大组。①致病性大肠埃希菌；②产毒性大肠埃希菌；③侵袭性大肠埃希菌：可直接侵入小肠黏膜引起炎症反应，也可黏附和侵入结肠黏膜，导致上皮细胞炎症和坏死，引起细菌性痢疾样腹泻；④出血性大肠埃希菌；⑤黏附-集聚性大肠埃希菌：以集聚方式黏附于下段小肠和结肠黏膜致病，不产生肠毒素，也不引起组织损伤。

直通护考

秋季腹泻最常见的病原体是

A. 柯萨奇病毒

B. 埃可病毒

C. 轮状病毒

D. 致病性大肠埃希

E. 金黄色葡萄球菌

答案与解析：答案C。本题的考点是腹泻病的病原体。

3）真菌 致腹泻的真菌有白色念珠菌、曲菌及毛霉菌，小儿以白色念珠菌多见。本病主要发生在长期滥用广谱抗生素和肾上腺皮质激素小儿。

4）寄生虫 常为蓝氏贾第鞭毛虫、阿米巴原虫和隐孢子虫等。

（2）肠道外感染 患中耳炎、上呼吸道感染、肺炎、泌尿道感染、皮肤感染及急性传染病时均可伴腹泻。发病机制为肠道外感染的病原同时感染肠道（主要是病毒），或由于发热及病原体的毒素作用使消化液分泌减少，引起消化功能紊乱所致。

3. 非感染因素

（1）饮食因素

1）喂养不当是引起轻型腹泻的常见原因，多见于人工喂养儿。

2）过敏性腹泻，多对蛋白类食物如牛奶、豆浆等过敏。

3）原发性或继发性双糖酶（主要为乳糖酶）缺乏或酶活性降低，肠道对糖的消化吸收不良而引起腹泻。

（2）气候因素 气候突然变化，腹部受凉使肠蠕动增加；天气过热消化液分泌减少或由于口渴饮水、饮奶过多等均可诱发消化功能紊乱而致腹泻。

（三）发病机制

1. 非感染性腹泻 主要由饮食不当引起，当进食过量或食物成分不恰当，气候影响或肠道外感染，可使正常消化过程发生障碍，食物不能充分消化吸收，所产生代谢不全产物刺激肠壁，使肠蠕动增强而引起腹泻。不能消化吸收的食物滞积于肠道上部，同时酸度降低，有利于肠道下部细菌的繁殖与上移，并分解食物产生发酵和腐败，使消化功能更为紊乱。食物分解不全所产生的有害物质（如乳酸、胺类等），使肠腔内渗透压升高而引起腹泻，进而发生脱水和电解质紊乱。

2. 感染性腹泻

（1）病毒性肠炎 病毒在小肠绒毛顶端的上皮细胞上复制使细胞变性和坏死，微绒毛变短、脱落，小肠黏膜吸收水分和电解质的能力受损（吸收面积减少），肠液在肠腔内大量集聚而引起腹泻。

（2）细菌性肠炎

1）细菌肠毒素作用　产毒性细菌在肠腔内释放两种肠毒素，即不耐热肠毒素和耐热肠毒素，激活腺苷酸环化酶、鸟苷酸环化酶，水、钠向肠腔内转移，排出大量水样便，严重者可导致脱水和电解质紊乱。

2）细菌侵袭肠黏膜的作用　由各种侵袭性细菌所致。如侵袭性大肠埃希菌、空肠弯曲菌、沙门菌属、耶尔森菌及金黄色葡萄球菌等。细菌直接侵袭小肠或结肠肠壁，黏膜充血、水肿、炎症细胞浸润、变性、坏死、脱落、溃疡（痢疾样）。

知识链接

◎ 腹泻的机制 ◎

　　导致腹泻的机制主要是肠腔内存在大量不能吸收的具有渗透活性的物质，这种属于"渗透性腹泻"；肠腔内电解质分泌过多，属于"分泌性腹泻"；炎症所致的液体大量渗出，属于"渗出性腹泻"；肠道运动功能异常，属于"肠道功能异常性腹泻"等。但临床上大多数腹泻并不是由某种单一机制引起，而是在多种机制共同作用下导致的。

【护理评估】

（一）健康史

询问有无感染史，有无不洁饮食或食具被污染史，有无长期使用抗生素，有无食物、药物过敏史，询问有无喂养不当的因素，有无腹部受凉史等。

（二）身心状况

1. 急性腹泻

（1）轻型　多为饮食因素或肠道外感染所致。起病可急可缓，以胃肠道症状为主。主要表现为食欲减退，偶有溢乳或呕吐；大便次数增多，每天多在10次以下，每次量不多，稀薄或带水，呈黄色或黄绿色，有酸味，常见白色或黄白色奶瓣和泡沫；无脱水及全身中毒症状，多在数日内痊愈。

考点提示

轻型腹泻与重型腹泻的区别。

直通护考

区别轻、重型婴儿腹泻的主要依据是

A. 病程长短　　B. 热度高低　　C. 大便次数　　D. 呕吐次数

E. 有无水电解质紊乱

答案与解析：答案E。本题的考点是轻型腹泻与重型腹泻的区别。

（2）重型　多为肠道内感染所致。常急性起病，也可由轻型逐渐加重转变而来，除有严重的胃肠道症状外，还有重度脱水、电解质紊乱及全身中毒症状。

1）胃肠道症状　食欲低下，常有呕吐，严重者可吐咖啡色样液体。大便频繁，每日10余次至数十次，多为黄色水样或蛋花汤样便，含有少量黏液，每次量多，向外溅射。少数患儿可有少量血便，可使肛周皮肤发红或糜烂。

2）全身中毒症状　多为低热，也可高热，体温可高达39~40℃，新生儿及小婴儿可体温不升。面色发灰，烦躁不安，病情进展时，精神萎靡、嗜睡，甚至昏迷或惊厥。

3）水、电解质及酸碱平衡紊乱症状

①脱水　根据失水量、精神状态、失水占体重比例、皮肤及黏膜、前囟及眼窝、眼泪、尿量、周围循环衰竭及酸中毒将脱水程度分为轻度、中度、重度（表9-2）；根据水与电解质丢失比例不同，将脱水性质分为等渗性、低渗性、高渗性（表9-3）。

考点提示
　脱水程度、脱水性质的判断。

表9-2　脱水程度判断

程度	轻度	中度	重度
失水占体重%	<5	5~10	>10
精神状态	稍差	烦躁或萎靡	嗜睡或昏迷
皮肤及黏膜	皮肤弹性正常或稍差，唇稍干燥	皮肤弹性明显差，唇明显干燥	皮肤弹性极差，唇极干燥
前囟及眼窝	稍凹陷	明显凹陷	极度凹陷
尿量	略少	明显减少	少尿或无尿
周围循环状况	尚好或苍白	皮肤苍白、四肢凉	皮肤苍灰，有花纹，四肢冰凉

表9-3　脱水性质判断

性质	低渗性	等渗性	高渗性
原因或诱因	以失钠为主补充电解质过少	水与电解质丢失大致相等	以失水为主，补充含钠溶液过多，高热、大汗，大量水样便
血钠浓度	<130mmol/L	130~150mmol/L	>150mmol/L
口渴	不明显	明显	极明显
皮肤弹性	极差	稍差	尚可
血压	很低	低	正常或稍低
神志	嗜睡或昏迷	精神萎靡	烦躁或惊厥

直通护考

　患儿，4岁，体温37.8℃，腹泻8次/天，口渴，烦躁不安，皮肤黏膜干燥，查血清钠140mmol/L，应考虑脱水性质是

A. 腹泻伴中度高渗性脱水　　B. 腹泻伴中度低渗性脱水

C. 腹泻伴中度等渗性脱水　　D. 腹泻轻型伴等渗性脱水

E. 腹泻轻型伴低渗性脱水

答案与解析：答案C。本题的考点是脱水程度、脱水性质的判断。

②代谢性酸中毒 主要因为腹泻丢失大量碱性肠液；进食少，肠道吸收不良使脂肪分解代谢增加，产生大量酮体；脱水时血容量减少，血液浓缩，血流缓慢，组织缺氧导致无氧代谢增加而使乳酸堆积；脱水时肾血液灌流不足，酸性物质排出减少，在体内堆积。不同程度代谢性酸中毒的特点见表9-4。

表9-4　不同程度代谢性酸中毒

	轻度	中度	重度
临床表现	呼吸稍快	呼吸深大、口唇樱桃红色、精神萎靡或烦躁不安	呼吸深快、节律不整、有烂苹果味，面色发绀，嗜睡甚至昏迷
HCO_3^-（mmol/L）	18～13	13～9	<9

③低钾血症 原因有胃肠液中含钾较多，吐泻丢失大量钾；进食少，钾的摄入不足；肾脏保钾的功能低于保钠的功能，缺钾时仍有一定量钾继续排出，所以腹泻患儿都有不同程度的缺钾。

考点提示

　　1. 不同程度酸中毒的临床特征。
　　2. 低钾血症、低钙血症的临床特征。

临床表现：血清钾低于3.5mmol/L；精神萎靡，反应低下，躯干和四肢肌肉无力；腱反射减弱；腹胀，便秘，肠鸣音减弱；心率增快，心音低钝，心脏扩大，心律不齐，甚至血压下降；心电图改变：T波增宽、低平或倒置，Q-T间期延长，S-T段下降，甚至出现病理性U波。严重者出现肠、膀胱麻痹，呼吸肌麻痹。

④低钙和低镁血症 低钙血症表现为抽搐或惊厥，多发生在脱水和酸中毒纠正后，离子钙减少，出现低钙血症。极少数患儿经补钙后症状仍不见好转，应考虑低镁血症，表现为手足震颤或惊厥。

直通护考

患儿，1岁半，呕吐、腹泻3天，经补液，脱水基本纠正，现出现腹胀，心音低钝，腱反射减弱，考虑为

A. 低钠血症　B. 低钾血症　C. 低钙血症　D. 低血糖症　E. 低镁血症

答案与解析：答案B。本题的考点是低钾血症的临床特征。

（3）几种常见类型肠炎的临床特点

1）轮状病毒性肠炎 也称秋季腹泻，是由轮状病毒感染引起的一种急性腹泻病。此病在秋冬季节流行，好发于6个月到2岁的小儿，常先有发热和上呼吸道感染症状。大便呈水样或蛋花汤样，含少量

考点提示

秋季腹泻的临床特点。

黏液，无腥臭味，可伴里急后重。本病为自限性疾病，病程较短，1周左右可痊愈。对于秋季腹泻的治疗目前尚无有效方法，主要是预防脱水。

2）致病性大肠埃希菌肠炎　多发生在高温季节，以5~8月多见；潜伏期为1~2天，起病较缓；大便次数增多，呈黄绿色蛋花汤样，有腥臭味和较多黏液，镜检有少量白细胞，常伴呕吐；严重时可出现水和电解质紊乱。可伴发热，病程1~2周。

3）产毒性大肠埃希菌肠炎　多发生在夏季，潜伏期1~2天，起病较急。轻症大便次数稍增加，重症腹泻频繁，量多，呈水样或蛋花汤样，混有黏液，镜检无白细胞。常发生脱水和酸碱平衡紊乱。一般病程5~10天。

4）侵袭性细菌性肠炎　病原菌有侵袭性大肠埃希菌、空肠弯曲菌、耶尔森菌、鼠伤寒杆菌等；全年均可发病，多见于夏季，潜伏期长短不一。常引起细菌性痢疾样病变。起病急，高热甚至可以发生高热惊厥。腹泻频繁，大便呈黏液状，带脓血，有腥臭味。常伴恶心、呕吐、腹痛和里急后重。可出现严重的中毒症状，如高热、意识改变甚至感染性休克。大便镜检有大量白细胞及数量不等的红细胞。需做大便培养加以鉴别。

5）出血性大肠埃希菌肠炎　大便次数增多，开始为黄色水样便，后转为血水便，有特殊臭味。可有腹痛，但体温多正常。大便镜检有大量红细胞，常无白细胞。

6）金黄色葡萄球菌肠炎　多继发于使用大量抗生素后。全身中毒症状重。典型大便为暗绿色，量多，带黏液，少数为血便。大便镜检有大量脓细胞和革兰阳性球菌，培养有金黄色葡萄球菌生长。

7）真菌性肠炎　多为白色念珠菌所致。2岁以下小儿多见，常并发于其他感染或肠道菌群失调。病程迁延，常伴鹅口疮。大便次数增多，为黄色稀便，泡沫较多带黏液，有时可见豆腐渣样细块（菌落）。大便镜检有真菌孢子和假菌丝。

直通护考

下列说法中，不是轮状病毒肠炎特点的是

A. 多见于6个月至2岁小儿　　B. 多见于秋季　　C. 常伴有上呼吸道感染

D. 全身中毒症状不明显　　E. 大便有腥臭味

答案与解析：答案E。本题的考点是秋季腹泻的临床特点。

---

2. 迁延性、慢性腹泻

（1）腹泻迁延不愈，病情反复，腹泻次数和形状常不稳定。

（2）吐泻频繁时可出现水、电解质紊乱。

（3）由于胃肠长期消化吸收障碍、营养消耗，多呈慢性营养紊乱，精神萎靡，食欲低下，消瘦、贫血，多种维生素缺乏，并易发生呼吸道、中耳、泌尿道及皮肤等的继发感染。

（三）辅助检查

1. 大便常规检查　可见大量脂肪球、白细胞及有不同数量的红细胞。有条件应做大便细菌培养。

2. 血生化检查　血清钾及血清钙下降，二氧化碳结合力降低，血钠浓度随脱水性质不同而异。

（四）治疗要点

调整饮食；预防和纠正脱水；合理用药，加强护理，预防并发症。不同时期的腹泻治疗重点各有侧重，急性腹泻多注意维持水、电解质平衡及抗感染；迁延性及慢性腹泻则应注意肠道菌群失调问题及饮食疗法。

【护理问题】

（1）腹泻　与感染、喂养不当所致的消化道功能紊乱有关。

（2）体液不足　与呕吐、腹泻所致的体液丢失及摄入不足有关。

（3）体温过高　与肠道感染有关。

（4）皮肤完整性受损　与腹泻次数增多及大便刺激臀部皮肤有关。

（5）知识缺乏　家长及患儿缺乏营养知识和本病的防护知识。

【护理措施】

（一）饮食护理

适当调整饮食。对轻型者继续其日常饮食，暂停辅食；重型腹泻伴严重呕吐者按医嘱暂时禁食4~6h（不禁水），病情好转后继续喂食，母乳喂养者继续哺母乳，

考点提示

严重呕吐的腹泻患儿禁食的时间。

缩短每次哺乳时间，少量多次喂哺，暂停辅食；人工喂养者可酌情给稀释牛乳或米汤、脱脂乳等，暂停其他食物，待消化功能恢复正常后恢复其正常饮食。若病毒感染引起的腹泻，应暂停乳类食品，改为米汤、豆浆、去乳糖配方乳等，以减轻腹泻，缩短病程。

（二）预防或纠正体液不足

1. 口服补液

（1）适用范围　用于预防腹泻脱水以及轻、中度脱水而无呕吐、腹胀的患儿，可用口服盐溶液进行口服补液。

（2）用量　轻度脱水50ml/kg，中度脱水80~100ml/kg，在8~12h内可分次喂服，从而补充累积损失量，在补充累积损失期间可适当调节饮食、饮水，以后根据情况适当补充继续损失量和生理需要量。

（3）禁忌证　新生儿、频繁呕吐、严重腹胀、休克、心肾功能不全及严重并发症患儿。

2. 静脉补液　基本原则：“三定”，即定量、定性、定速；“三先”，即先快后慢、先盐后糖，先浓后淡；“两见”，即见尿补钾、见惊补钙。

第一天静脉补液如下。

（1）定补液总量　24h内，不进食、不进水的补液总量是：轻度脱水90~120ml/kg，中度脱水120~150ml/kg，重度脱水150~180ml/kg。

（2）分步（定量、定性、定速）

1）重度脱水

①第一步　扩容阶段。

定量：20ml/kg，总量不超过300ml；定性：2∶1等张含钠液；定速：30~60min内快速静脉滴注或推注。

②第二步　补充累积损失量。

定量：1/2总量−扩容量；定性：低张性脱水补给等张液或2/3张液；等张性脱水补1/2张液或2/3张液；高张性脱水补1/3~1/5张液；定速：8~12h补完，滴速约为8~10ml/（kg·h）。

③第三步　补充继续损失量和生理需要量。

定量：1/2总量；定性：根据第二步性质来定，只要比第二步张力低即可；定速：12~16h内滴完，滴速约为5ml/（kg·h）。

2）中度脱水

①第一步　补充累积损失量。

定量：1/2总量；定性：根据脱水性质决定，同上；定速：8~12h补完。

②第二步　补充继续损失量和生理需要量。

定量：1/2总量；定性：据第二步性质来定，只要比第二步张力低即可；定速：12~16h内滴入。

（3）其他有关问题

1）纠正代谢性酸中毒　轻、中度酸中毒经以上补液即可纠正，不必单独用碱性溶液，重度酸中毒需要单独用碱性液体来纠正。

2）纠正低血钾　见尿补钾；量不宜过，10%氯化钾2~3ml/（kg·d）；浓度必须低于0.3%；速度不宜过快，1天不少于6~8h滴入。

3）补充钙剂　佝偻病、营养不良患儿常规补钙，其余患儿见惊补钙。用10%葡萄糖酸钙5~10ml加入10%葡萄糖20~40ml中或加入所输液体中滴入。注意事项：不能漏出，否则会导致组织坏死；静脉推注时速度要慢，同时监测心率，若心率<80次/min，立即停止。

4）补镁　惊厥患儿补钙无效时需要补镁；用25%硫酸镁0.2ml/kg，深部肌内注射，每天2次，连续用2~3天。

5）补热量　一般患儿用50%葡萄糖补充热量，但需稀释为浓度<15%，否则会导致渗透性利尿；病程长和营养不良患儿，除了补充葡萄糖外，还需要输入含蛋白的物质（白蛋白、水解蛋白、氨基酸、全血及血浆等）。

（4）密切观察病情变化，必要时调整输液方案。

正确方案的指征：输液3~4h有尿，呼吸平稳，皮肤弹性好转；24h脱水、酸中毒纠正，尿量正常，尿比重正常。

第2天以后输液：因水、电解质及酸碱平衡紊乱已基本纠正，故第2天以后的输液，应根据腹泻、呕吐等情况重新评估。一般口服补液，注意钾、钙和热量的补充。

（三）维持皮肤完整性

保持臀部及会阴部皮肤的清洁、干爽。腹泻患儿，因大便性质的改变，对皮肤的刺激性较强，因此患儿每次大便后都要用温水清洗臀部。清洗臀部时，应用手蘸水进行清洗，避免用毛巾直接擦洗，洗后用柔软的毛巾或干纸巾轻轻吸干。清洗后，

可涂护臀膏等，以预防臀红发生。目前大多数使用纸尿裤，如使用尿布，应选择柔软、吸水性好的棉织品，勤更换，避免使用不透气的塑料布或橡胶布。

（四）严密观察病情

观察排便情况，监测生命体征，观察有无全身中毒症状，有无水、电解质和酸碱平衡紊乱的表现。

（五）对症处理

1. 眼部护理 可用生理盐水浸润角膜、涂眼药膏，眼罩覆盖。

2. 发热护理 给予物理或药物降温，及时擦干汗液，更换衣被，多饮水，做好口腔护理及皮肤护理。

3. 腹痛护理 按摩腹部，做好腹部保暖或热敷，严重者可遵医嘱应用解痉、镇痛药物。

【健康指导】

（1）宣传母乳喂养的优点，避免在夏季断奶。按时添加辅食，切忌几种辅食同时添加，防止过食、偏食及饮食结构突然变动。

（2）注意饮食卫生，培养良好的卫生习惯。

（3）注意气候变化，防止受凉或过热，冬天要注意保暖，夏季要多喝水。

（4）指导家长在服用微生态制剂时应与抗生素使用间隔至少2h以上；告诉家长消化道黏膜保护剂不能和其他药物同时服用，应在两次奶或两餐中间服用。

第四节　小儿液体疗法

一、小儿体液的特点

1. 体液总量及分布特点 体液分布在血浆、间质和细胞内，分布在血浆、间质内的体液称为细胞外液，分布在细胞内的称为细胞内液。小儿血浆液和细胞内液占体液总量的比例是比较固定的，与成人相近。年龄越小，体液总量占体重的比例相对越高；间质液占的比例相对越大。

2. 体液的电解质组成 细胞内液和细胞外液的电解质组成有很大的差异。细胞内以K^+、Mg^{2+}及蛋白为主，K^+起维持细胞内液渗透压的作用；细胞外以Na^+、Cl^-及HCO_3^-为主，其中Na^+含量占阳离子总量的90%以上，是维持血浆渗透压的主要离子。临床上常以测定血钠的浓度来反映体液的渗透压。

3. 水的摄入与排出的特点

（1）水的需要量较多 小儿时期，由于生长发育迅速、新陈代谢旺盛及体表面积相对较大等特点，每日需水量相对较多。按体重计算，年龄越小，每日需水量相对越多。

（2）水的交换率高 年龄愈小，水的进出量愈多，交换量愈大。婴儿每日水的交换量是细胞外液量的1/2，而成人仅为1/7，婴儿水的交换率比成人快3~4倍。因此，小儿对缺水的耐受力比成人差，当水摄入不足或丢失过多时，比成人更容易脱水。

4. 小儿体液调节的特点 体液的调节主要受肾、肺、血浆中的缓冲系统及神经内分泌功能的影响。由于小儿体液的调节功能不成熟、每日水的摄入量相对较多、交换率高及不显性失水较多，故易引起脱水和电解质紊乱。

考点提示

小儿体液的特点。

二、常用溶液种类、成分及其配制

（一）非电解质溶液

常用5%葡萄糖和10%葡萄糖溶液。5%葡萄糖溶液为等渗液，10%葡萄糖溶液为高渗液。但葡萄糖输入体内后，很快分解代谢，在产生能量的同时分解成二氧化碳和水，或转变成糖原储存在体内，不能维持血浆渗透压，所以，在临床使用时将其视为无张力的溶液。葡萄糖溶液的作用是供给水分和热量，或纠正体液的高渗状态。

考点提示

常见的非电解质、电解质溶液组成、张力。

（二）电解质溶液

主要用于补充体液，纠正体液的离子浓度、酸碱平衡紊乱及补充所需要的电解质。常用的电解质溶液如下。

1. 0.9%氯化钠溶液（即生理盐水） 每升含Na^+和Cl^-各为154 mmol，与血浆晶体渗透压相近似故为等张液。但因其Na^+、Cl^-的比例为1∶1，与血浆钠和氯的比例不同，即氯的含量比血浆高，若长期或大量补给，可致血氯增高，导致高氯性酸中毒。

2. 碱性溶液 常用于纠正代谢性酸中毒。可将其加入其他溶液中输入。必要时，亦可单独输入。常用的碱性溶液如下。

（1）1.4%碳酸氢钠溶液 为等张含钠碱性溶液。市售成品为5%，加入5%或10%葡萄糖溶液稀释3.5倍后，即为1.4%碳酸氢钠溶液。在紧急抢救严重酸中毒时，可用5%的碳酸氢钠溶液直接静脉注入，但量不宜过大，避免导致体液的高渗状态。因作用原理是与血浆中的H^+结合，产生二氧化碳和水，从而改变体液的pH，故有呼吸衰竭和二氧化碳潴留者慎用。

（2）1.87%乳酸钠溶液 为等张含钠碱性溶液。市售成品为11.2%，加入5%或10%葡萄糖溶液稀释6倍后，即为1.87%乳酸钠溶液。乳酸钠需要在有氧环境中，经肝脏代谢分解产生HCO_3^-而发挥作用，显效较缓慢。因此，有肝功能不足、新生儿期、缺氧、休克及乳酸性酸中毒时，不宜选用。

3. 10%或15%氯化钾溶液 用于纠正低钾血症，静脉输入时，应配制成 0.2%~0.3%浓度，即100ml溶液中可加10%氯化钾最多2~3ml。千万不可直接推注，否则 有引起心肌抑制，心跳骤停的危险。并应注意肾功能和排尿情况。

直通护考

下列液体，哪种是等渗电解质溶液

A. 5%葡萄糖溶液　　　　B. 5%碳酸氢钠溶液　　　　C. 0.9%氯化钠溶液

D. 10%氯化钾溶液　　　　E. 11.2%乳酸钠溶液

答案与解析：答案C。本题的考点是常见的非电解质、电解质溶液组成、张力。

（三）混合溶液

一般将溶液中电解质所具有的渗透压看作 溶液的张力。混合溶液的张力可根据下列公式 进行计算：混合溶液的张力=（等渗盐+等渗 碱）÷液体的总量，即混合溶液的张力等于等张的盐与等张的碱占液体总量的比例。 几种常用混合溶液的简便配制方法见表9-5。

考点提示

混合溶液组成、张力和作用。

表9-5　几种常用混合液组成

混合溶液	生理盐水	5%~10% 葡萄糖	1.4%碳酸氢钠	张力	应用
1:1	1	1	—	1/2	轻、中度等渗脱水
2:1	2	—	1	等张	低渗或重度脱水
2:3:1	2	3	1	1/2	轻、中度等渗脱水
4:3:2	4	3	2	2/3	中度、低渗脱水
1:2	1	2	—	1/3	高渗性脱失
1:4	1	4	—	1/5	生理需要

直通护考

常用4：3：2溶液的张力为

A. 1/2张　　　B. 1/3张　　　C. 1/4张　　　D. 2/3张　　　E. 等张

答案与解析：答案D。本题的考点是混合溶液组成、张力。

（四）口服补液盐（简称ORS溶液）

口服补液盐是世界卫生组织推荐使用的，特别在缺医少药的贫困山区，是挽救 小儿生命的重要措施。用于婴儿腹泻伴轻度或中度脱水无严重呕吐的患儿；严重腹 胀、休克、心肾功能不全、新生儿、频繁呕吐及有严重并发症的患儿不能使用口服补液盐。

口服补液盐溶液的配制：用氯化钠3.5g、碳酸氢钠2.5g、氯化钾1.5g、葡萄糖20g，加温开水1000ml溶解而成，张力约为2/3张。（新配方为低渗透压配方：用氯化钠12.6g、枸橼酸钠2.9g、氯化钾1.5g、葡萄糖13.5g，加温开水1000ml溶解而成，总渗透压245mOsm/L，张力约为1/2张。）

考点提示

口服补液盐溶液的组成、张力、作用。

三、液体疗法

液体疗法的目的是纠正水、电解质和酸碱平衡紊乱，以恢复机体的生理功能。要求补其所失，供其所需，纠其所偏。其基本方法，首先应该是定量、定性、定速，即"三定"；然后再考虑其他，如酸碱平衡、钾、钙、热量等问题。

考点提示

液体疗法的定量、定性、定速。

（一）定量

补液的总量包括累积损失量、继续损失量、生理需要量3个方面。一般来说，累积损失量必须补充，继续损失量要根据在治疗过程中有无继续损失来决定，生理需要量则根据小儿能否进食、进水来定。这3个部分可独立地进行计算和补充。具体应用时，还要根据患儿的年龄、心肾功能、有无营养不良等因素综合分析，灵活掌握。

1. 累积损失量 轻度脱水约50ml/（kg·d），中度脱水50~100ml/（kg·d），重度脱水100~120ml/（kg·d）。

2. 继续损失量 应根据症状、实际的损失量来估计。如腹泻、呕吐、高热、出汗、呼吸增快等。原则是丢多少补多少。一般在禁食时，每日约损失10~30ml/kg。

3. 生理需要量 按维持基础代谢所需要的水分来估计，一般每日的需水量为50~60ml/kg。

以上3方面合计，在24h内，不进食、不进水的补液总量为：轻度脱水90~120ml/（kg·d），中度脱水120~150ml/（kg·d），重度脱水150~180ml/（kg·d），计算时以低限计算，液体量不足可追加。

（二）定性

定性即决定补多少张力的溶液。

1. 累积损失 根据脱水性质来定，低渗性脱水，应补充含电解质较多（张力较高）的溶液；高渗性脱水则补含电解质较少（张力较低）的溶液；等渗性脱水补充液体的张力在两者之间（原则上补1/2张的溶液）。

（1）低渗性脱水 应补给等张液或2/3张液。

（2）等渗性脱水 应补给1/2张液或2/3张液。

（3）高渗性脱水 应补给1/3张~1/5张液。

2. 继续损失 一般补给 1/2张~1/3张液。

3. 生理需要 应补给1/3张~1/5张液。

（三）定速

液体疗法经静脉输液的速度十分关键。速度过快可导致急性左心衰竭（肺水肿），过慢则延误救治的时间。因此，输液的速度要根据脱水的程度与性质决定，总的原则是先快后慢。一般应首先考虑恢复血容量以纠正休克，在此阶段，速度可较快；补充累积损失量时，速度稍微减慢；补充继续损失量和生理需要量时更慢。扩容阶段：30~60min；补充累积损失量阶段：8~12h；补充继续损失量和生理需要量阶段：12~16h。

直通护考

10个月婴儿，呕吐、腹泻4天，近11个小时无尿，体检发现：精神委靡，意识模糊，呼吸深快，面色苍白，前囟、眼窝明显凹陷，哭时无泪，皮肤弹性极差，脉细弱，四肢厥冷。首先应给的治疗为

A. 4：2：3液50ml/kg静脉滴注

B. 1.4%碳酸氢钠40ml/kg静脉推注

C. 2：1等张含钠液20ml/kg快速静脉滴注

D. 3：2：1液40ml/kg静脉滴注

E. 4：3：2液180ml/kg静脉滴注

答案与解析：答案C。本题的考点是液体疗法的定量、定性、定速。

（四）其他有关问题

1. 纠正代谢性酸中毒

（1）轻、中度酸中毒 在补充累积损失量时，一般用的都是混合溶液、含有碱性溶液，在血循环改善、肾功能较好的情况下，轻、中度的酸中毒即可纠正，不必单独输入碱性溶液。

（2）重度酸中毒 严重酸中毒则应单独补充碱性溶液。无条件测量二氧化碳结合力，用5%碳酸氢钠5ml/kg或11.2%乳酸钠3ml/kg，均约可提高血浆二氧化碳结合力5mmol/L，然后再根据具体情况给予。

2. 纠正低血钾 当血清钾浓度低于3.5mmol/L时称为低钾血症。纠正低血钾常用两种方法，静脉补钾与口服补钾。

（1）静脉补钾 较常用，但有一定的危险性。注意事项：①见尿补钾，一般腹泻的小儿，由于呕吐和腹泻，在丢失体液的同时也丢失钾，加上肾脏保钾的能力不如保钠的能力，应该补充。但是，在脱水严重、无尿的情况下，常伴有代谢性酸中毒，酸中毒时，由于H^+-K^+交换，细胞内的K^+转移到细胞外，所以血K^+并不低，此时补钾可导致高钾血症。输液过程中，输入的液体对血钾起到稀释的作用；脱水好转后，尿量增加，钾排出增加；酸中毒纠正，K^+内流回到细胞内；输入的葡萄糖合成糖原要消耗K^+，以上种种因素导致有尿时，血钾降低，所以应该见尿补钾；②补钾的量不宜过

多，一般每天可补钾3~4mmol/kg，严重低钾者可补4~6mmol/kg。③浓度不宜过高，必须低于0.3%。④补钾速度不宜过快，应小于每小时0.3mmol/kg，一天中静脉补钾的时间一般不少于6~8h。⑤一般补钾需4~6天。

（2）口服补钾　口服补钾缓慢，安全性更高。

3. 纠正低血钙和低血镁　低血钙时可用10%葡萄糖酸钙5~10ml加5%或10%葡萄糖20~30ml稀释后，缓慢静脉推注或静脉滴注，避免药液外渗；低镁血症时用25%硫酸镁，按每次0.1mg/kg，深部肌内注射。

四、静脉输液的注意事项

（1）静脉输液，应首先进行定量、定性、定速，制订输液方案，但不能机械进行，应随时注意观察病情变化，必要时进行调整。

（2）严格掌握输液速度，过快易引起心功能衰竭和肺水肿；过慢，脱水得不到纠正。同时要注意保证输液通畅，观察局部有无肿胀。

（3）严格遵循补钾的原则。

（4）输液过程中，注意观察输液反应，如出现寒战、发热、荨麻疹等反应，应立即停止输液。

五、小儿液体疗法的护理

1. 补液前的准备阶段　了解小儿病情；熟悉常用溶液的种类、成分及配制方法；向家长及患儿解释治疗目的，以利配合。

2. 补液阶段

（1）按医嘱分批输入，原则：先快后慢、先浓后淡、先盐后糖、见尿补钾。

（2）严格掌握输液速度，明确每小时输入量，计算每分钟输液滴数。

（3）密切观察病情，观察生命体征、脱水情况、酸中毒表现、低血钾表现。

（4）计算24h液体出入量，液体出入量包括口服液体和胃肠道外补液量，液体出量包括尿、大便和不显性失水。

第五节　肠套叠患儿的护理

患儿，男，8个月，因"阵发性哭闹4h，果酱样大便1次"入院。查体：一般情况尚好，右上腹触及腊肠样包块。初步考虑为肠套叠。请问：

1. 患儿首先需要做什么检查？

2. 通过评估，该患儿存在哪些护理问题？

【疾病概述】

肠套叠是指一段肠管及其肠系膜套入与其相邻的肠腔内所致的绞窄性肠梗阻，临床上以阵发性腹痛、呕吐、便血、腊肠样包块为特征。是婴幼儿时期常见的急腹症之一，好发于4~10个月婴儿，2岁以后随年龄增长发病逐年减少。该病一年四季均可发生，以春秋季节发病多见。临床上常见的是急性肠套叠（占95%），慢性肠套叠一般为继发性（占5%，多见于年长儿）。男女之比为（2~3）：1。

急性肠套叠病因尚不清楚，可能与下列因素有关。

1. 饮食改变　婴儿生后4~10个月，正是添加辅食及增加乳量的时期，也是肠套叠发病高峰期。由于肠道不能立即适应所改变食物的刺激，导致肠道功能紊乱，引起肠套叠。

2. 回盲部解剖因素　婴儿期回盲部活动度大，小肠系膜相对较长，加上该区淋巴组织丰富，受炎症或食物刺激后易引起充血、水肿、肥厚，肠蠕动易将回盲瓣向前推移，并牵拉肠管形成肠套叠。

3. 病毒感染　有研究表明，急性肠套叠与肠道内腺病毒、轮状病毒感染有关。

4. 肠痉挛及自主神经失调　由于各种食物、炎症、腹泻、细菌毒素等刺激肠道产生痉挛，使肠蠕动功能节律紊乱或逆蠕动而引起肠套叠。由于婴幼儿交感神经发育迟缓，自主神经系统活动失调引起肠套叠。

 知识链接

肠套叠的病理类型

肠套叠多为顺行性套叠，与肠蠕动方向一致，根据套入部位不同，将肠套叠分为以下类型：

1. 回盲型　以回盲瓣为起套点，牵拉回肠末端进入升结肠，此型最常见，约占50%~60%。

2. 回结型　以回肠末端为起套点，阑尾不套入鞘内，穿过回盲瓣进入结肠。此型约占30%。

3. 复杂型或复套型　常见为回回结型，回肠先套入远端回肠内，然后整体再套入结肠内，约占10%。

4. 小肠型　包括空肠套入空肠型、回肠套入回肠型和空肠套入回肠型。此型少见。

5. 结肠型　结肠套入结肠，此型少见。

6. 多发型　在肠管不同区域内有两个以上的不同形式的肠套叠存在。

【护理评估】

（一）健康史

详细询问患儿辅食添加情况，有无突然改变饮食、感染史等。

（二）身心状况

1. 身体状况 该病多为突然发作，以4~10个月的健康婴儿多见。主要表现如下。

（1）腹痛 常见既往健康肥胖的婴儿，突然出现阵发性有规律的哭闹，持续约10~20min，伴有手足乱动、面色苍白、拒食、异常痛苦表现，然后有5~10min或更长时间的暂时安静，如此反复发作。肠套叠晚期合并肠坏死和腹膜炎后，患儿表现萎靡不振，反应低下，一部分体质较弱，或并发肠炎、痢疾等疾病时，哭闹不明显，而表现为烦躁不安。

（2）呕吐 初为乳汁及乳块或其他食物，以后转为胆汁样物，晚期转为带粪臭味的肠内容物，提示病情严重。

（3）腹部包块 可在右上腹肝下触及腊肠样、稍活动并有轻压痛的包块，右下腹一般有空虚感，肿块可沿结肠移动，严重者可在肛门指诊时在直肠内触到子宫颈样肿物，即为套叠头部。

（4）血便 婴儿肠套叠发生血便者达80%以上。多数以血便为首要症状，在发病后6~12h排血便，早者在发病后3~4h即可出现，为稀薄黏液或胶冻样果酱色血便，数小时后可重复排出。

（5）全身状况 早期除面色苍白、烦躁不安外，营养状况良好。晚期患儿可有脱水，电解质紊乱，精神萎靡不振、嗜睡、反应迟钝。发生肠坏死时，有腹膜炎表现，可出现中毒性休克等症状。

2. 心理状态 婴儿因病情较重产生焦虑、抑郁或对抗等心理反应；了解患儿及家长对本病的病因和防护知识的认识程度。

直通护考

患儿，女，10个月，阵发性哭闹1天半，解果酱样大便2次入院，该患儿可能的诊断是

A. 急性阑尾炎　B. 肠蛔虫症　C. 肠套叠　D. 肠扭转　E. 肠道畸形

答案与考点解析：答案C。本题的考点是肠套叠的临床特征。

（三）辅助检查

1. 腹部超声 可以通过肠套叠的特征性影像协助临床确定诊断。在肠套叠横断面上显示为"同心圆"或"靶环"征，纵切面上，呈"套筒"征。

2. 空气灌肠 在空气灌肠前先做腹部正侧位全面透视检查，观察肠内充气及分布情况。诊断的同时也可进行复位治疗。

（四）治疗要点

小儿急性肠套叠的治疗分非手术疗法和手术疗法两种。在非手术疗法中有空气灌肠、钡灌肠和B超下水压灌肠复位，其中空气灌肠复位已被长期广泛应用，也是首选的

检查治疗方法。

1. 非手术疗法

（1）适应证与禁忌证

1）适应证　病程不超过48h，全身情况良好，无明显脱水及电解质紊乱，无明显腹胀和腹膜炎表现者，均可采用空气灌肠复位，复位压力一般控制在60~100mmHg，3个月以下婴儿肠套叠和诊断性灌肠压力一般不超过80mmHg。

2）禁忌证　①病程超过2天以上，全身情况差，如严重脱水、精神萎靡、高热或休克等症状者；②高度腹胀，腹部有明显压痛，肌紧张，疑有腹膜炎时；③反复套叠，高度怀疑或已确诊为继发性肠套叠；④小肠型肠套叠。

（2）空气灌肠复位并发症　严重并发症为结肠穿孔，透视下出现腹腔"闪光"现象，即空气突然充满整个腹腔，立位见膈下游离气体。拔出肛管无气体自肛门排出。患儿呼吸困难，心跳加快，面色苍白，病情突然恶化。应立即用消毒针在剑突和脐中间刺入排出腹腔内气体。

2. 手术疗法

（1）手术适应证　①非手术疗法禁忌证的病例；②应用非手术疗法复位失败的病例；③肠套叠超过48~72h；④继发性肠套叠；⑤小肠套叠。

 知识链接

☞ 空 气 灌 肠 复 位 肠 套 叠 ☜

采用自动控制压力的结肠注气机，肛门插入Foley管，此法由小儿外科与放射科医师密切合作完成。肛门注入气体后即见肠套叠肿块各种影像，逐渐向回盲部退缩，直至完全消失，此时可闻及气过水声，腹部中央突然隆起，可见网状或圆形充气回肠，说明肠套已复位。空气灌肠复位率可达95%以上。

灌肠证实肠套叠已完全复位后，还需做如下观察：①拔出气囊肛管后排出大量带有臭味的黏液血便和黄色粪水；②患儿很快入睡，无阵发哭闹及呕吐；③腹部平软，已触不到原有肿块；④口服活性炭0.5~1g，6~8h由肛门排出黑色炭末。

（2）肠套叠手术复位术　手术前应纠正脱水和电解质紊乱，禁食水，胃肠减压，必要时采用退热、吸氧、备血等措施。麻醉多采用全麻气管插管。较小婴儿可采用上腹部横切口，若经过灌肠已知肠套叠达到回盲部，也可采用麦氏切口。如无肠坏死，用压挤法沿结肠框进行肠套叠整复。如复位困难时，可用温盐水纱布热敷后，再做复位。肠套叠复位后要仔细检查肠管有无坏死，肠壁有无破裂，肠管本身有无器质性病变等，如无上述征象，切除阑尾，将肠管纳入腹腔，按层缝合腹壁。对不能复位及肠坏死的病例，应行坏死肠段切除吻合术。

（3）注意事项 无论是空气灌肠复位还是手术复位，近期都有肠套叠复发可能，因此家长如发现孩子又出现阵发性哭吵、呕吐、烦躁不安等症状，应及时带患儿到医院就诊。

【护理问题】

（1）疼痛 与手术创伤有关。

（2）有感染的危险 与伤口的切口有关。

（3）潜在并发症 肠穿孔、腹膜炎、败血症等。

（4）舒适的改变 与术后卧床有关。

（5）焦虑 与患儿及家属不了解术后的护理有关。

（6）知识缺乏 患儿家长缺乏疾病相关的防治知识。

【护理措施】

（1）疼痛的护理 患儿疼痛时使用止痛泵，告知家长使用的方法；安抚患儿；必要时使用镇静止痛药。

（2）护理时注意遵守无菌操作的原则，观察伤口渗血渗液的情况，保持伤口辅料的清洁干燥。术后留置引流管者，注意观察引流液性质并记录引流量，注意保持引流管通畅，防止扭曲、受压、脱出。

（3）密切观察患儿腹痛、呕吐、腹部包块情况。若患儿经空气（或钡剂）灌肠复位治疗后，症状缓解，常表现为：安静入睡，不再哭闹，停止呕吐；腹部肿块消失；拔出肛管后排出大量臭味的黏液血便，继而变为黄色粪水；口服药用炭0.5~1g，6~8h后大便内可见炭末排出；如患儿仍然烦躁不安，阵发性哭闹，腹部包块仍存，应怀疑是否套叠还未复位或又重新发生套叠，应立即通知医师做进一步处理。

（4）密切观察生命体征、意识状态，特别注意有无水、电解质紊乱、出血及腹膜炎等征象，做好手术前准备。

（5）对于手术后患儿，注意维持胃肠减压功能，保持胃肠道通畅，预防感染及吻合口瘘。患儿排气、排便，证明胃肠功能恢复，恢复正常后开始由口进食，饮食调整视手术是否切除肠管而定。

【健康指导】

（1）鼓励家长探视患儿，在手术复位后抱起小儿。

（2）因起病突然，向家长说明选择治疗方法的目的，解除家长心理负担，争取对治疗和护理的支持与配合，并鼓励家长参与护理。

（3）出院指导 告知患儿家长术后1个月内避免较剧烈的活动，防止伤口裂开。保持伤口敷料干燥清洁，必要时回医院换药。加强营养，食用富含蛋白、粗纤维、易消化的食物，适当限制盐的摄入，少食多餐。术后2周复查，如有异常及时随诊。

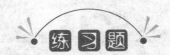

一、A₁型题

1. 牛、羊乳喂养小儿的粪便颜色是

    A. 金黄色   B. 浅黄色   C. 深绿色

    D. 浅绿色   E. 黄色

2. 肠套叠患儿大便性状为

    A. 脓血便   B. 蛋花样   C. 柏油样

    D. 果酱样   E. 黏液便

3. 正常新生儿胃容量为

    A. 10~20ml   B. 20~30ml   C. 30~60ml

    D. 50~70ml   E. 80~100ml

4. 判断脱水性质最有效的辅助检查是

    A. 测量体重   B. 尿量   C. 血钠浓度

    D. 血钾浓度   E. 二氧化碳结合力

二、A₂型题

1. 患儿，1岁，发热2天后口角、舌面及齿龈处出现成簇小水疱，部分破溃成溃疡，颌下淋巴结肿大，咽充血，心、肺正常。护士考虑该患儿疾病是

    A. 鹅口疮   B. 疱疹性口腔炎   C. 溃疡性口腔炎

    D. 疱疹性咽峡炎   E. 咽结膜热

2. 需配置1：1溶液200ml，其配制方法为5%葡萄糖液100ml中加入生理盐水多少毫升

    A. 50ml   B. 100ml   C. 150ml

    D. 200ml   E. 250ml

3. 患儿，10个月，因腹泻1天入院，该患儿呕吐较频繁，腹胀明显，需要禁食，一般不应超过

    A. 24h   B. 12h   C. 10h

    D. 8h   E. 6h

4. 患儿，8个月，呕吐腹泻3天入院，烦躁、口渴，前囟明显凹陷，口唇黏膜干燥，皮肤弹性较差，尿量明显减少，血钠135mmol/L，第1天补液宜用

    A. 2：1等渗溶液   B. 2：3：1溶液   C. 4：3：2溶液

D. 口服补液盐溶液　　　　E. 生理盐水

5. 患儿，女，9个月，因腹泻3天入院，输液时累计损失量应于多少小时内补完

A. 3~4h　　　　　　　　B. 4~6h　　　　　　　　C. 6~8h

D. 8~12h　　　　　　　　E. 12~16h

6. 患儿，1岁，因腹泻伴中度脱水入院，但目前脱水性质不明，请问补液可选用

A. 1/4张　　　　　　　　B. 1/3张　　　　　　　　C. 1/2张

D. 2/3张　　　　　　　　E. 等张

7. 8个月男婴，腹泻2天，大便每日12~15次，蛋花汤样，精神萎靡，眼泪少，尿少，呼吸快，唇红，血钠138mmol/L，皮肤弹性差。诊断为

A. 轻度等渗脱水，酸中毒　　　　　　　B. 中度低渗脱水，酸中毒

C. 重度低渗脱水，酸中毒　　　　　　　D. 中度等渗脱水，酸中毒

E. 重度等渗脱水，酸中毒

8. 10个月小儿，呕吐、腹泻伴脱水入院，经输液脱水症状好转，开始排尿，但表现嗜睡、腹胀，应采取下列哪项措施

A. 检查血钾　　　　　　　B. 检查血钠　　　　　　　C. 外科会诊

D. 准备补充钙剂　　　　　E. 腹部热敷

9. 患儿，男，9月，阵发性哭闹一天，解果酱样大便一次入院，分诊护士考虑该患儿可能的诊断是

A. 急性阑尾炎　　　　　　B. 肠蛔虫症　　　　　　　C. 肠套叠

D. 肠扭转　　　　　　　　E. 肠道畸形

10. 患儿，5个月，因疱疹性口炎入院，该病的病原体是

A. 白色念珠菌　　　　　　B. 埃可病毒　　　　　　　C. 柯萨奇病毒

D. 金黄色葡萄球菌　　　　E. 单纯疱疹病毒

11. 5个月婴儿，体重7kg，有湿疹，生后不久即开始腹泻，5~7次/日，进乳良好，精神良好，大便检查未见异常，应考虑为

A. 婴儿腹泻（轻型）　　　B. 迁延性腹泻　　　　　　C. 生理性腹泻

D. 病毒性肠炎　　　　　　E. 真菌性肠炎

12. 8个月男婴，腹泻、发热2天，大便每日10次以上，为黄色稀水便，量较多，偶有呕吐，尿量较少。查体：T 39℃，烦躁，哭无泪，皮肤弹性差，应做哪些检查

A. 大便常规+血常规+血电解质测定

B. 大便常规+血气分析+血电解质测定

C. 大便常规+血常规+大便病毒分析

D. 大便常规+血常规+大便培养

E. 大便常规+血培养+血电解质测定

13. 8个月患儿，因腹泻伴脱水入院，当补液纠正脱水和酸中毒时，患儿突然发生惊厥，应首先考虑

A. 低血钾　　　　　　　　B. 低血钠　　　　　　　　C. 低血钙

D. 低血镁　　　　　　　E. 低血糖

14. 患儿，8个月，因腹泻1天入院。经补液治疗后已排尿，按医嘱继续输液400ml，需加入10%氯化钾最多不应超过

　　A. 6ml　　　　　　　　B. 8ml　　　　　　　C. 10ml

　　D. 12ml　　　　　　　E. 14ml

三、A₃型题

（1~3题共用题干）

患儿，男，6个月。11月中旬来诊。1天前突然发热，咳嗽，随后呕吐3次，粪便稀，每天10余次，呈黄色水样，黏液少，无腥臭味。查体：T 39℃，精神萎靡，皮肤弹性略差，前囟及眼窝稍凹陷，哭泪少，咽稍充血，心肺检查无异常。粪便有少量脂肪球。

1. 引起腹泻的病原体最可能是

　　A. 轮状病毒　　　　　　B. 铜绿假单胞菌　　　C. 白色念珠菌

　　D. 金黄色葡萄球菌　　　E. 致病性大肠埃希菌

2. 估计其脱水程度为

　　A. 无脱水　　　　　　　B. 轻度脱水　　　　　C. 中度脱水

　　D. 重度脱水　　　　　　E. 中度脱水伴休克

3. 对该患儿的饮食护理，正确的是

　　A. 禁食12h　　　　　　B. 暂停母乳喂养，改为豆浆　　　C. 继续添加辅助食品

　　D. 静脉补充营养、水分　E. 如呕吐明显可鼻饲牛乳

（4~5题共用题干）

患儿，女，8个月，阵发性哭闹、呕吐6h，解果酱样大便3次，查体：一般情况尚好，腹触及腊肠样包块。考虑为急性肠套叠。

4. 该患儿首选的检查治疗是

　　A. 腹部CT　　　　　　　B. 空气灌肠　　　　　C. 钡剂灌肠

　　D. 结肠镜检查　　　　　E. 直肠活检

5. 该患儿复位后，护士重点观察的内容下列哪项不正确

　　A. 肢体活动　　　　　　B. 排便情况　　　　　C. 腹部包块

　　D. 肛门排气情况　　　　E. 患儿是否哭闹

四、A₄型题

（1~5题共用题干）

患儿，8个月，呕吐、腹泻3天来院，初步诊断为婴儿腹泻伴重度等渗性脱水。

1. 该患儿累积损失量的补充应选择下列哪种液体

　　A. 等张含钠液　　　　　B. 1/2张含钠液　　　C. 1/5张含钠液

　　D. 1/3张含钠液　　　　　E. 1/4张含钠液

2. 该患儿第一个24h补液总量应为

A. 60~80ml/kg   B. 81~90ml/kg   C. 90~120ml/kg

D. 120~l50ml/kg   E. 150~180ml/kg

3. 若补液5h后尿量增多，精神好转，说明

A. 不能补含钾液体   B. 血容量已恢复   C. 脱水已纠正

D. 输入液体中电解质液过少   E. 输入液体中电解质液过多

4. 患儿补液7h后，脱水情况好转，开始排尿，但精神萎靡，心音低钝，腹胀，肠鸣音减弱，肌张力下降，此时首先考虑

A. 低镁血症   B. 低钠血症   C. 低钾血症

D. 中毒性肠麻痹   E. 酸中毒未纠正

5. 给患儿补钾时，应把氯化钾稀释至哪种浓度后缓慢静脉滴注

A. 0.3%~0.4%   B. 0.2%~0.3%   C. 0.4%~0.5%

D. 0.5%~0.6%   E. 0.8%~0.9%

（匡 萍）

要点导航

◎ **学习要点**

　　1. 了解小儿呼吸系统解剖生理特点及临床意义。

　　2. 掌握不同年龄小儿呼吸频率的正常值。

　　3. 掌握急性上呼吸道感染、急性感染性喉炎、急性支气管炎、肺炎、小儿气管异物的概念、病因。

◎ **技能要点**

　　能对急性上呼吸道感染、急性感染性喉炎、急性支气管炎、肺炎、小儿气管异物患儿进行护理评估、提出护理问题、制定相应的护理措施，并对小儿及家庭进行健康指导。

第一节　小儿呼吸系统解剖、生理特点

一、解剖特点

　　呼吸系统以环状软骨为界分为上、下呼吸道。上呼吸道包括鼻、鼻窦、咽、咽鼓管、会厌及喉，气管、支气管、毛细支气管及肺泡构成下呼吸道。小儿呼吸系统解剖特点及临床意义见表10-1。

考点提示

　　咽鼓管的特点。

直通护考

婴幼儿上呼吸道感染时容易并发中耳炎的原因是

A. 咽鼓管短、宽、粗，呈水平位　　　　　B. 缺乏免疫球蛋白

C. 咽部狭窄、垂直　　D. 鼻窦口相对较大　　E. 扁桃体炎症扩散

答案与解析：答案A。本题的考点是咽鼓管的特点。

表10-1　小儿呼吸系统解剖特点及临床意义

部位	特点	临床意义
鼻	鼻腔短小、无鼻毛，后鼻道狭窄，黏膜嫩，血管丰富	易感染，并易引起鼻塞而致呼吸困难，影响吸吮
鼻窦	鼻窦口相对较大，鼻窦黏膜与鼻腔黏膜直接相连	鼻腔炎症时易致鼻窦炎，上颌窦和筛窦最易感染
鼻泪管	较短，开口处瓣膜发育不全	鼻腔炎症易引起结膜炎
咽	狭窄、垂直。腭扁桃体在1岁内发育差，4～10岁时发育达高峰，14～15岁后逐渐退化	扁桃体炎多见于年长儿，1岁内少见
咽鼓管	宽、短、直，呈水平位	咽炎时易致中耳炎
喉	呈漏斗状，相对狭窄，黏膜嫩且富有血管和淋巴组织	炎症时局部充血、水肿，易致呼吸困难和声音嘶哑
气管、支气管	管腔相对狭窄，黏膜嫩且血管丰富，软骨柔软，缺乏弹力组织；黏液腺分泌不足；纤毛运动差。右支气管粗短，为气管的直接延伸	易感染，并易引起气道阻塞，且感染后痰液黏稠不易咳出；气管异物易进入右侧支气管，引起肺不张和肺炎
肺	弹力纤维发育差，血管丰富，淋巴间隙较成人宽，间质发育旺盛；肺泡小、数量少，使其含血量多	易感染，并易引起间质性肺炎、坠积性肺炎、肺不张或肺气肿
胸廓、纵隔	呈桶状，肋骨呈水平位，膈肌位置高；胸腔容积小，呼吸肌发育差；纵隔相对大，周围组织软	肺的扩张受到限制，不能充分通气、换气，患病时易发生缺氧发绀；胸腔积液或积气时易致纵隔移位

二、生理特点

（一）呼吸频率和节律

小儿新陈代谢旺盛，需氧量高，但其解剖特点使肺的扩张受到一定限制，肺活量小，只能通过加快呼吸频率来满足生理需要，故年龄越小呼吸频率越快（表10-2）。小儿呼吸中枢发育不完善，易出现呼吸节律不齐。

考点提示

不同年龄小儿的呼吸频率。

表10-2　各年龄小儿呼吸和脉搏频率比较

年龄	呼吸（次/min）	脉搏（次/min）	呼吸:脉搏
新生儿	40～45	120～140	1:3
1岁以下	30～40	110～130	1:（3～4）
2～3岁	25～30	100～120	1:（3～4）
4～7岁	20～25	80～100	1:4
8～14岁	18～20	70～90	1:4

（二）呼吸类型

婴幼儿呼吸肌发育差，呼吸时胸廓的活动范围小而膈肌活动明显，呈腹式呼吸。随着年龄的增长，呼吸肌发育渐趋完善，膈肌下降，肋骨由水平位逐渐变为斜位，胸廓前后径和横径增大，逐渐出现胸腹式呼吸。

（三）呼吸功能

小儿肺活量、潮气量、每分通气量和气体弥散量均较成人小。肺活量约为50 ~ 70ml/kg，为成人肺活量的1/3。在安静状态下，年长儿仅用肺活量的12.5%来呼吸，而婴幼儿则需用30%左右，说明婴幼儿呼吸储备能力低；年龄越小潮气量越小，而且小儿气道管径细小，呼吸道阻力较成人大。随着年龄增长，气道管径渐大，从而阻力递减。因此，当小儿患呼吸系统疾病时，易发生呼吸功能不全。

三、免疫特点

小儿呼吸道非特异性免疫及特异性免疫功能均较差，如咳嗽反射及纤毛运动差，不能有效清除吸入的尘埃和异物颗粒。婴幼儿体内免疫球蛋白含量低，尤以分泌型IgA低；肺泡巨噬细胞功能不足，乳铁蛋白、溶菌酶、干扰素、补体等数量和活性低，故易发生呼吸系统感染。

第二节　急性上呼吸道感染患儿的护理

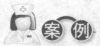

患儿，女，10个月，因发热、流涕2天来院就诊。体检：T 38.8℃，P 140次/min，R 36次/min。发育正常，营养中等。神志清，精神略差，面色潮红。咽充血，双扁桃体不大。两肺呼吸音稍粗，未闻及干、湿啰音。心脏检查未见异常。请问：

1. 初步考虑什么病？并找出诊断依据。

2. 该患儿存在哪些护理问题？

3. 你能够为该患儿制定出护理措施吗？

4. 应如何指导家长预防小儿呼吸道感染？

【疾病概述】

急性上呼吸道感染是由各种病原体引起的上呼吸道急性感染，简称上感，俗称"感冒"，是小儿最常见的疾病。一年四季均可发生，以冬春季和气候骤变时居多，多为散发，偶见流行，主要通过空气飞沫传播。多种病毒和细菌均可引起，但90%以上为病毒，主要有鼻病毒、呼吸道合胞病毒、流感病毒、副流感病毒、腺病毒等。病毒感染后可继发细菌感染，常见溶血性链球菌，其次为肺炎链球菌和流感嗜血杆菌等。肺炎衣原体也可引起上呼吸道感染。婴幼儿由于上呼吸道的解剖和免疫特点而易患本病，若患有维生素D缺乏性佝偻病、营养不良、先天性心脏病、贫血等或气候骤变、环境不良、护理不当则会导致本病反复发生。

考点提示

急性上呼吸道感染的常见病原体。

【护理评估】

（一）健康史

询问患儿有无因护理不当而"受凉"的病史；有无居住拥挤、通风不良、空气污浊的情况；是否患过营养缺乏性疾病、先天性心脏病、贫血等；有无发热、喷嚏、流涕、咽痛、咳嗽等。

（二）身体状况

1. 一般上感

（1）症状

①局部症状　主要为鼻咽部的症状，如喷嚏、鼻塞、流涕、干咳、咽部不适和咽痛等。新生儿和小婴儿常可因鼻塞而出现张口呼吸或拒乳。

②全身症状　发热、烦躁不安或精神不振、头痛、全身不适、乏力等。部分患儿可出现食欲减退、恶心、呕吐、腹痛、腹泻等消化道症状。腹痛多为脐周阵发性疼痛，可能系肠痉挛所致，如腹痛持续存在，多为并发急性肠系膜淋巴结炎。

婴幼儿起病较急，以全身症状为主，多有发热，体温可高达39～40℃，甚至可因高热引起惊厥。年长儿则以局部症状为主，全身症状较轻。

（2）体征　体检可见咽部充血，扁桃体肿大（图10-1），有时可见下颌和颈部淋巴结肿大、触痛。肺部听诊正常。肠道病毒感染时可出现不同形态的皮疹。

2. 两种特殊类型上感

（1）疱疹性咽峡炎　病原体为柯萨奇A组病毒，好发于夏秋季，1～7岁小儿多见。表现为急起高热、咽痛、流涎、厌食、呕吐等。体检可见咽部明显充血，咽峡部（即咽腭弓、悬雍垂、软腭等）黏膜上有几个至十几个2

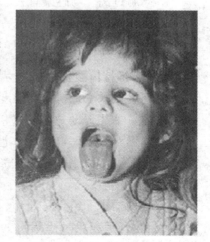

图10-1　扁桃体肥大

~ 4mm大小灰白色疱疹，周绕红晕，1 ~ 2日后破溃形成小溃疡。病程1周左右。

（2）**咽结合膜热** 病原体为腺病毒3、7型，好发于春夏季，多见于1 ~ 2岁婴幼儿，散发或小流行。以发热、咽炎、结膜炎为特征，表现为高热、咽痛、眼部刺痛、畏光、流泪。体检可见咽部充血、一侧或两侧眼结膜充血明显，但分泌物不多。颈及耳后淋巴结增大。病程1 ~ 2周。

3. 并发症 婴幼儿多见，病变向邻近器官组织蔓延可引起鼻窦炎、咽后壁脓肿、扁桃体周围脓肿、中耳炎、颈淋巴结炎；向下蔓延可引起喉炎、气管支气管炎及肺炎等。年长儿链球菌感染可引起急性肾炎、风湿热等。病毒引起的上感还可引起心肌炎、脑炎等。

（三）辅助检查

病毒感染者白细胞计数正常或偏低，淋巴细胞计数相对增高。细菌感染者白细胞计数增高，中性粒细胞增高。

（四）治疗要点

治疗原则以支持疗法及对症治疗为主，注意防治并发症。

1. 支持疗法 保持良好的环境，注意休息，多饮水，补充维生素C。

2. 抗感染治疗 抗病毒药物常选用利巴韦林，继发细菌感染或发生并发症者可选用抗生素，常用青霉素类、头孢菌素类及大环内酯类。确定为链球菌感染或既往有风湿热、肾炎病史者，用青霉素10 ~ 14天。

【**护理问题**】

1. 体温过高 与感染有关。

2. 潜在并发症 高热惊厥、中耳炎、肺炎等。

【**护理措施**】

（一）维持体温正常

1. 环境要求 保持室内温度18 ~ 22℃，相对湿度50% ~ 60%，空气新鲜，每日至少通风2次。衣被厚薄适度，以利于散热。出汗后及时更换衣服，避免受凉。

2. 体温观察 每4h测量体温1次，并准确记录，如体温过高或有高热惊厥史者须1 ~ 2h测体温1次。当体温超过38.5℃时给予物理降温，如温水擦浴或头部、腋下置冰袋冷敷等。

3. 饮食要求 给予易消化、富含维生素的清淡饮食，保证营养和水分的摄入，特别是大量出汗后应及时补足水分。

4. 按医嘱用药 按医嘱给予退热剂，如口服对乙酰氨基酚。按医嘱使用抗病毒药物，如有细菌感染，则选用抗生素。

（二）密切观察病情，预防高热惊厥

密切监测体温，超过38.5℃要及时给予降温处理，尤其是既往有高热惊厥史的患儿，更要注意及时降温，必要时可按医嘱预防性应用镇静剂。当高热患儿出现惊跳等惊厥先兆时，立即通知医生。发生惊厥时就地抢救，保持安静，按惊厥护理。

【健康指导】

1. 指导家庭护理

（1）居室注意通风，保持适宜的温、湿度。

（2）多饮水，给予清淡、富营养、易消化的流质、半流质饮食。

（3）注意休息，减少能量消耗，发热时应卧床休息。

（4）及时清除鼻腔内分泌物，保持呼吸道通畅，但应避免捏着鼻孔用力擤鼻涕，以防引起鼻窦炎、中耳炎。鼻塞严重时，在喂乳或临睡前10～15min，可用0.5%麻黄碱溶液滴鼻，1～2滴/次。

（5）向家长介绍如何观察病情，及早发现并发症，如高热持续不退或退而复升、咳嗽加重、呼吸困难等，应及时与医护人员联系。

2. 预防宣教 保持房间空气新鲜，温度、湿度适宜；提倡母乳喂养，及时添加辅食；加强体格锻炼，增强抗病能力；加强护理，根据气候变化及时增减衣服；在上呼吸道感染多发季节避免带小儿到人多拥挤的公共场所；防治佝偻病、营养不良、贫血等。

> **考点提示**
> 婴儿鼻塞滴麻黄碱的时间。

第三节 急性感染性喉炎患儿的护理

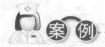

患儿，女，10个月，因发热、流涕2日，伴吸气性喉鸣半日来院就诊。体检：T 38.5℃，P 140次/min，R 36次/min。发育正常，营养中等。神志清，精神差，面色潮红。咽充血，双扁桃体不大。两肺呼吸音稍粗，可闻及喉传导音。心脏检查未见异常。请问：

1. 初步考虑什么病？并找出诊断依据。

2. 该患儿存在哪些护理问题？

3. 你能够为该患儿制定出护理措施吗？

【疾病概述】

急性感染性喉炎是喉部黏膜急性弥漫性炎症，以声音嘶哑、犬吠样咳嗽、喉鸣和吸气性呼吸困难为特征。一年四季均可发生，冬春季多见，常见于婴幼儿。由病毒或细菌感染引起，也可并发于麻疹、百日咳、流行性感冒等急性传染病。常见病毒为副流感病毒、流感病毒、腺病毒；常见细菌为金黄色葡萄球菌、溶血性链球菌、肺炎链球菌。如处理不当，可造成死亡。

【护理评估】

（一）健康史

询问患儿有无因护理不当而"受凉"的病史；有无居住拥挤、通风不良、空气污浊的情况；是否患过营养缺乏性疾病、先天性心脏病、贫血等；是否患过麻疹、百日咳等传染病；有无发热、喷嚏、声音嘶哑、犬吠样咳嗽等。

（二）身体状况

1. 症状 起病急，有不同程度发热、声音嘶哑、犬吠样咳嗽、吸气性喉鸣。一般白天症状轻，夜间入睡后加重。

2. 体征 体检可见咽部充血，间接喉镜检查可见喉部、声带不同程度充血、水肿。重者可出现烦躁不安、吸气性呼吸困难、青紫、心率加快、三凹征等缺氧表现。

临床上根据吸气性呼吸困难的轻重，将喉梗阻分为4度（表10-3）。

> **考点提示**
>
> 喉梗阻的分度。

表10-3 喉梗阻分度

分度	临床表现	体征
Ⅰ度	仅活动后出现吸气性喉鸣和呼吸困难	呼吸音及心率无改变
Ⅱ度	安静时有吸气性喉鸣和呼吸困难	可闻及喉传导音或管状呼吸音，心率加快（120～140次/min）
Ⅲ度	吸气性喉鸣和呼吸困难，烦躁不安，口唇及指趾发绀，双眼圆睁，惊恐万状，头面出汗，呼吸音几乎消失，仅有气管传导音	呼吸音明显减弱，心音低钝，心率快（140～160次/min）
Ⅳ度	渐显衰竭，昏睡或昏迷、抽搐，由于无力呼吸，三凹征可不明显，面色苍白发灰	心音低钝，心律不齐

（三）辅助检查

1. 血常规检查 病毒感染者白细胞计数正常或偏低，淋巴细胞计数相对增高。细菌感染者白细胞计数增高，中性粒细胞增高。

2. 血氧饱和度测定 可明确是否缺氧。

3. X线摄片 颈部后前位及侧位X线摄片以除外会厌炎及气管异物。

（四）治疗要点

1. 保持呼吸道通畅 用肾上腺皮质激素或1%～3%麻黄碱雾化吸入，促进黏膜水肿消退。

2. 控制感染 细菌感染者选择敏感抗生素及时静脉输入，常用青霉素类、头孢菌素类及大环内酯类。病毒感染者可选用利巴韦林、阿昔洛韦等。

3. 糖皮质激素 有抗炎和抑制变态反应作用，可及时减轻喉头水肿，缓解喉梗阻。病情轻者口服泼尼松，Ⅱ度以上喉梗阻患儿给予地塞米松、氢化可的松或甲泼尼龙静脉点滴。

4. 对症治疗 缺氧者给予吸氧；烦躁不安给予异丙嗪，除镇静外尚有减轻喉头水肿的作用；痰多者给以祛痰剂；不宜用氯丙嗪和吗啡。

5. 气管切开 经上述处理后仍有严重缺氧征象或Ⅲ度以上喉梗阻者，及时行气管切开术。

> **考点提示**
>
> 急性喉炎患儿应首选的镇静剂。

【护理问题】

（1）低效性呼吸型态 与喉头水肿有关。

（2）有窒息的危险 与喉梗阻有关。

（3）体温过高 与感染有关。

【护理措施】

（一）改善呼吸功能，防止窒息发生

（1）保持室内空气清新，温、湿度适宜；血氧饱和度<92%时遵医嘱及时给予吸氧，可采用面罩或氧气帐吸入湿化的氧气；用肾上腺皮质激素或1%～3%麻黄碱雾化吸入，以迅速消除喉头水肿，恢复呼吸道通畅。

（2）遵医嘱给予抗生素、肾上腺皮质激素及镇静剂，注意观察药物疗效和不良反应。

（3）密切观察病情变化，根据喉鸣、青紫、烦躁、三凹征等表现，判断缺氧程度，随时做好气管切开的准备，以免因吸气性呼吸困难而窒息致死。

（二）维持体温正常

（1）密切监测体温变化，超过38.5℃要及时给予物理或药物降温。

（2）供给充足的水分和营养，哺喂时避免呛咳，必要时静脉补液。

【健康指导】

（1）告知家长要保持房间空气新鲜，温度、湿度适宜；夜间入睡后病情可突然加重，注意密切观察患儿病情，及时就诊。

（2）向家长介绍预防呼吸道感染的方法。详见本单元第二节急性上呼吸道感染患儿的护理。

第四节　急性支气管炎患儿的护理

案例

　　患儿，女，3岁，因发热、咳嗽3日来院就诊。查体：T 37.5℃，P 120 次/min，R 28次/min。发育正常，营养中等。神志清，精神可，呼吸平稳。咽充血，双扁桃体I度肿大、充血。两肺呼吸音粗，可闻及不固定的干、湿啰音。心脏检查未见异常。请问：

　　1. 初步考虑什么病？并找出诊断依据。

　　2. 该患儿存在哪些护理问题？

　　3. 你能够为该患儿制定出护理措施吗？

【疾病概述】

　　急性支气管炎是指由各种致病原引起的支气管黏膜急性炎症，气管常同时受累，故又称为急性气管支气管炎。常继发于上呼吸道感染之后，或为某些急性传染病早期的一种临床表现。凡能引起上呼吸道感染的病原体均可引起支气管炎。免疫功能低下、特异性体质、营养缺乏性疾病、支气管局部结构异常等均为本病的危险因素；气候变化、空气污染、化学因素的刺激为本病的诱发因素。婴幼儿多见。

【护理评估】

（一）健康史

　　询问患儿有无上呼吸道感染病史，有无本病反复发作史、湿疹或其他过敏史，是否为特异性体质，是否患过营养缺乏性疾病、先天性心脏病、贫血等。

（二）身心状况

1. 身体状况

　　（1）一般支气管炎　一般先有上呼吸道感染症状，随后出现刺激性干咳，以后有痰。婴幼儿症状较重，常有发热、食欲下降、乏力、呕吐、腹泻等。体检双肺呼吸音粗糙，可闻及不固定的散在的干、湿啰音。常在体位改变或咳嗽后啰音减少甚至消失。一般无气促和发绀。

　　（2）哮喘性支气管炎　多发生于婴幼儿的一种特殊类型的支气管炎，也称喘息性支气管炎，指婴幼儿时期以喘息为突出表现的支气管炎，除上述表现外，其特点为：①多见于3岁以下、有湿疹或其他过敏史的患儿；②有类似哮喘的表现，如呼气性呼吸困难，肺部叩诊呈鼓音，听诊两肺满布哮鸣音及少量粗中湿啰音；③有反复发作倾向，多与感染有关；④预后大多良好，3~4岁后发作次数减少，大多在6岁前自愈，但少数可发展为支气管哮喘。

2. 心理状态 哮喘性支气管炎易反复发作，患儿常因呼吸困难而烦躁不安，住院患儿因环境陌生以及与父母分离而出现焦虑、恐惧。家长因缺乏对发病原因和预防知识的了解，担心患儿会发展成为支气管哮喘而产生恐惧与担忧。

（三）辅助检查

1. 胸部X线检查 可无异常改变，或有肺纹理增粗，肺门阴影增浓。

2. 血常规检查 病毒感染者白细胞计数正常或偏低，淋巴细胞计数相对增高。细菌感染者白细胞计数增高，中性粒细胞增高。

（四）治疗要点

主要是控制感染和对症治疗，如止咳、化痰、平喘等。一般不用镇咳剂或镇静剂，以免抑制咳嗽反射，影响痰液排出。

> **考点提示**
>
> 急性支气管炎不能使用镇咳剂或镇静剂。

【护理问题】

（1）清理呼吸道无效　与分泌物过多、痰液黏稠不易咳出有关。

（2）体温过高　与感染有关。

【护理措施】

（一）保持呼吸道通畅

（1）保持室内空气清新，温度18～22℃左右，相对湿度50%～60%左右。减少活动，注意休息，避免剧烈的活动和游戏，防止咳嗽加重。

> **考点提示**
>
> 保持呼吸道通畅的护理措施。

（2）保证充足的水分及营养的供给，多饮水，采用超声雾化吸入，每天1～2次，每次20min，以湿化呼吸道，稀释痰液，促进排痰。

（3）卧位时可抬高头胸部，经常变换体位，教会并鼓励患儿有效咳嗽，定时为患儿拍背以利痰液排出。

（4）按医嘱使用抗生素、止咳化痰及平喘药物，并注意观察药物反应。

（5）哮喘性支气管炎的患儿，注意有无缺氧症状，必要时吸氧。

（二）维持体温正常

密切观察体温变化，超过38.5℃时给予物理降温或按医嘱给予药物降温，以免发生惊厥。

> **直通护考**
>
> 患儿，5岁，发热、咳嗽、咳痰3天，痰液黏稠，不易咳出。查体：体温37.5℃，呼吸24次/min，肺部听诊有少量痰鸣音。以下哪项护理措施最恰当
>
> A. 立即物理降温
>
> B. 给予镇咳药
>
> C. 面罩吸氧
>
> D. 对患儿及家长进行健康指导
>
> E. 超声雾化吸入，保持呼吸道通畅
>
> 答案与解析：答案E。本题的考点是保持呼吸道通畅的护理措施。

【健康指导】

（1）介绍急性支气管炎的病因、治疗和护理要点，向家长说明哮喘性支气管炎多数是可以痊愈的，消除家长的恐惧与担忧。

（2）阐明预防本病的关键是预防上呼吸道感染，积极治疗上呼吸道感染，防止炎症蔓延到气管、支气管；积极预防营养缺乏性疾病和传染病，按时进行预防接种；加强营养，增强体质，适当进行户外活动；居室要经常通风，保持空气新鲜，维持适宜的温湿度；避免吸入刺激性气体和有害粉尘等。

第五节　肺炎患儿的护理

患儿，女，2岁，因发热、咳嗽、气促5天来院就诊。查体：T 37.8℃，P 140次/min，R 35次/min。发育正常，营养中等。神志清，精神不振，呼吸稍促。咽充血，双扁桃体Ⅰ度肿大、充血。两肺呼吸音粗糙，可闻及细湿啰音。心脏检查未见明显异常。请问：

1. 初步考虑什么病？并找出诊断依据。

2. 该患儿存在哪些护理问题？

3. 入院后3h，突然出现烦躁不安，口周发绀。查体：呼吸62次/min，心率184次/min，心音低钝，双肺密集细湿啰音，肝肋下3cm，可能发生了什么？

4. 你能为该患儿制定出护理措施吗？

【疾病概述】

肺炎指不同病原体或其他因素所致的肺部炎症。以发热、咳嗽、气促、呼吸困难和肺部固定中细湿啰音为临床特征，是婴幼儿时期的常见病，为我国5岁以下小儿死亡的第一位原因，列为我国儿童保健重点防治的"四病"之一。一年四季均可发生，以冬春季节及气候骤变时多见。

（一）分类

1. 按病理分类　支气管肺炎、大叶性肺炎、间质性肺炎。

2. 按病因分类

（1）感染性肺炎

1）病毒性肺炎　呼吸道合胞病毒最常见，其次为腺病毒、流感病毒、副流感病毒、巨细胞病毒和肠道病毒等。

2）细菌性肺炎　肺炎链球菌、金黄色葡萄球菌、肺炎杆菌、流感嗜血杆菌、军团菌等。

3）支原体肺炎　由肺炎支原体所致。

4）衣原体肺炎　由沙眼衣原体、肺炎衣原体、鹦鹉热衣原体引起。

5）真菌性肺炎 由白色念珠菌、肺曲菌、组织胞质菌、毛霉菌等引起。

6）原虫性肺炎 如卡氏肺囊虫肺炎。

（2）非感染性肺炎 如吸入性肺炎、坠积性肺炎、过敏性肺炎等。

3. 按病程分类 急性肺炎（病程＜1个月）、迁延性肺炎（病程1～3个月）、慢性肺炎（病程＞3个月）。

4. 按病情分类 分为轻症肺炎（主要为呼吸系统的表现，其他系统仅轻微受累）、重症肺炎（累及循环、消化、神经等其他系统）。

5. 按临床表现分类 按临床表现典型与否分为典型性肺炎和非典型性肺炎。

（二）病因

常见病原体多为细菌和病毒，也可为病毒、细菌的混合感染。发达国家小儿肺炎病原以病毒为主，呼吸道合胞病毒最常见，其次为腺病毒、流感病毒等。发展中国家以细菌为主，肺炎链球菌最常见。近年来肺炎支原体、衣原体和流感嗜血杆菌感染有增加趋势。营养不良、维生素D缺乏症、先天性心脏病、免疫缺陷等小儿易患本病，且病情严重，迁延不愈。

（三）发病机制

小儿以支气管肺炎最常见，在此重点介绍支气管肺炎。

病原体常经上呼吸道入侵，少数经血行入肺，引起支气管、肺泡、肺间质的炎症。支气管黏膜充血水肿致管腔变窄，通气功能障碍，二氧化碳潴留，引起高碳酸血症；肺泡壁因充血水肿而增厚，肺泡腔内充满炎性渗出物，影响换气功能，导致低氧血症。由于缺氧，患儿呼吸与心率加快，出现鼻翼煽动和三凹征。由于病原体毒素吸收入血引起毒血症，患儿常伴有不同程度的感染中毒症状。缺氧、二氧化碳潴留及毒血症可引起循环系统、消化系统、神经系统的一系列症状及水、电解质、酸碱平衡紊乱，严重时可发生呼吸衰竭（图10-2）。

知识链接

传染性非典型肺炎

2002年冬至2003年春季在我国发生流行的传染性非典型肺炎，已认定为新型冠状病毒引起，世界卫生组织（WHO）将其命名为严重急性呼吸道综合征（severe acute respiratory syndrome，简称SARS），以肺间质病变为主，传染性强，病死率较高（儿童患者临床表现较成人轻，病死率也较低）。属于非典型性肺炎的一种。

考点提示

我国小儿肺炎最常见的病原体。

考点提示

小儿以支气管肺炎最常见。

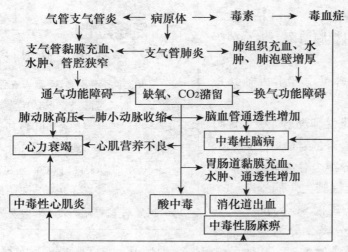

图10-2　肺炎发病机制示意图

【护理评估】

（一）健康史

询问患儿有无上呼吸道感染或支气管炎病史，有无麻疹、百日咳等急性传染病病史，有无发热、咳嗽、气促、发绀等症状，有无营养不良、维生素D缺乏性佝偻病、先天性心脏病等。

（二）身心状况

1. 身体状况

（1）支气管肺炎

1）轻症　以呼吸系统症状为主，大多起病较急，主要表现如下。①发热：热型不定，多为不规则热，但重度营养不良的患儿可不发热，甚至体温不升。②咳嗽：较频繁，初为刺激性干咳，后有痰。③气促：多出现在发热、咳嗽后，呼吸达40～80次/min，鼻翼扇动、唇周发绀、三凹征。④发绀：口周、指趾端发绀，病情轻者可无发绀。⑤肺部啰音：早期不明显，以后可闻及固定的中、细湿啰音，以背部两侧下方和脊柱旁较多，吸气末较为明显。病灶融合时可出现肺实变体征（叩诊呈浊音，听诊呼吸音降低，可闻及管状呼吸音）。⑥其他：可有精神不振、烦躁不安、食欲减退、轻度腹泻或呕吐。

2）重症　由于严重缺氧及毒血症，除呼吸系统表现和全身中毒症状加重外，可发生循环、神经、消化系统功能障碍。

①循环系统　常见心肌炎和心力衰竭，重者可发生休克及DIC。心肌炎表现为面色苍白、心动过速、心音低钝、心律不齐，心电图出现S-T段下移和T波低平、双向、倒置。心力衰竭的表现有：呼吸突然加快，安静时＞60次/min；心率突然增快，安静时婴儿＞180次/min，幼儿＞160次/min；短时间内肝迅速增大，婴幼儿肝脏在右肋下

考点提示

肺炎并发心力衰竭的表现。

≥3cm，儿童＞1cm；心音低钝、奔马律；尿少或无尿；颜面或下肢水肿。具备以上5项即应考虑。

直通护考

某肺炎患儿，入院后2h突然烦躁不安，呼吸困难，口周发绀。查体：呼吸62次/min，心率184次/min，双肺密集细湿啰音，肝肋下3.5cm，可能发生了

A. 力衰竭　　　　B. 脓气胸　　　　C. 肺不张

D. 肺大泡　　　　E. 脓胸

答案与解析：答案A。本题的考点是肺炎并发心力衰竭的表现。

---

②神经系统　轻度缺氧表现为烦躁或嗜睡，并发中毒性脑病时出现不同程度的意识障碍、惊厥、昏迷、瞳孔对光反射迟钝或消失、呼吸节律不齐甚至停止、前囟隆起、脑膜刺激征等。脑脊液压力增高，其余正常。

③消化系统　表现为食欲减退、呕吐和腹泻。发生中毒性肠麻痹时表现为严重腹胀、肠鸣音消失；消化道出血时可吐咖啡样物、便血或大便潜血试验阳性。

考点提示

肺炎并发中毒性脑病和中毒性肠麻痹的表现。

④其他　若就诊不及时或病原体致病力强，可引起脓胸、脓气胸、肺大泡等并发症，多表现为体温持续不退或退而复升，呼吸困难和咳嗽突然加重。

（2）几种不同病原体所致肺炎特点（表10-4）

表10-4　几种不同病原体所致肺炎特点

	呼吸道合胞病毒肺炎	腺病毒肺炎	金黄色葡萄球菌肺炎	支原体肺炎
好发年龄	2岁以下，尤其2～6个月	6个月至2岁	新生儿及婴幼儿	婴幼儿及年长儿
临床特点	喘憋为突出表现。分毛细支气管炎和间质性肺炎，前者全身中毒症状轻，后者全身中毒症状重。抗生素治疗无效	骤起稽留高热，中毒症状重，咳嗽剧烈，出现喘憋、发绀。抗生素治疗无效	起病急、病情重、进展快。中毒症状重，多呈弛张热或稽留热，可有一过性皮疹，易出现脓胸、肺脓肿等并发症。抗生素疗程较长	刺激性咳嗽突出，有的酷似百日咳，咳黏痰，可带血丝。常有发热，热程1～3周。可全身多系统受累。大环内酯类药物有效
肺部体征	满布哮鸣音，喘憋缓解时可闻及细湿啰音	出现晚，发热4～5天才出现湿啰音	出现早，可闻及中细湿啰音	不明显。少数可闻及干湿啰音或肺实变体征

续表

	呼吸道合胞病毒肺炎	腺病毒肺炎	金黄色葡萄球菌肺炎	支原体肺炎
X线检查	肺气肿和支气管周围炎影像；线条状阴影增多或网状阴影	片状阴影，可融合，肺气肿多见泡	小片状浸润影，很快形成多发性肺脓肿、脓胸、脓气胸、肺段的实变影	肺门阴影增浓；支气管肺炎改变；间质性肺炎改变；均一的实变影
白细胞数	正常或降低	正常或降低	明显增高，核左移	正常或增高
病程	<1周	3～4周或更长	数周至数月	2～4周

2. 心理状态　患儿因发热、咳嗽、害怕打针以及住院环境的陌生等产生焦虑、易怒、恐惧及不合作等。家长因患儿住院，家庭的正常生活秩序被打乱，同时缺乏肺炎的预防、护理知识等，可产生焦虑、自责、忧虑、抱怨等心理反应。

（三）辅助检查

1. 胸部X线检查　早期肺纹理增粗，肺门阴影增浓，后渐出现大小不等的斑片状阴影，可融合成片。可伴有肺气肿或肺不张（图10-3）。若并发脓胸，早期肋膈角变钝，积液多时肋间隙增宽，患侧可呈反抛物线状阴影，纵隔向健侧移位。并发脓气胸时，患侧可见液平面。

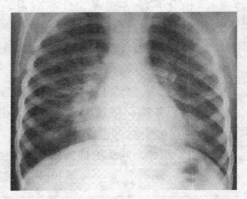

图10-3　支气管肺炎胸部正位片

2. 外周血检查　细菌感染者白细胞计数增高，中性粒细胞增高，重者可见核左移，胞质中可见中毒颗粒；病毒感染者白细胞计数正常或偏低，淋巴细胞计数相对增高。细菌感染时CRP常增高。

3. 病原学检查　鼻咽拭子或气管分泌物做病毒分离；取气管分泌物、胸腔积液及血液等做细菌培养或免疫学方法进行细菌抗原检测可以明确致病菌；支原体抗体IgM检测有助于支原体肺炎的早期诊断。

（四）治疗要点

主要为控制感染、改善肺的通气功能、对症治疗、防治并发症。

1. 控制感染

（1）抗生素治疗　根据不同病原体选用敏感抗生素，使用原则为早期、联合、足量、足疗程、静脉给药。一般用至体温正常后5～7天、临床症状基本消失后3天。肺炎链球菌性肺炎首选青霉素或羟氨苄青霉素，青霉素过敏者选用大环内酯类抗生素；金黄

考点提示

肺炎患儿抗生素的选用和疗程。

色葡萄球菌肺炎首选苯唑西林或氯唑西林钠，耐药者选用万古霉素或联用利福平，体温正常后2～3周可停药，总疗程≥6周；肺炎支原体肺炎首选大环内酯类抗生素，疗程至少2～3周。

（2）抗病毒治疗　可选用利巴韦林、α干扰素、聚肌胞等药物。

2. 对症治疗　止咳、平喘、降温等，必要时可给予吸氧。及时纠正水、电解质、酸碱平衡失调。

3. 肾上腺皮质激素　严重憋喘、呼吸衰竭、全身中毒症状重、脑水肿者，可短期使用肾上腺糖皮质激素，常用地塞米松静脉滴注，疗程3～5日。

4. 并发症的治疗　中毒性肠麻痹者，应禁食、胃肠减压、注射新斯的明等。若出现心力衰竭，应保持安静，给予吸氧、强心、利尿、血管活性药物等。脓胸和脓气胸者及时进行穿刺引流，若脓液黏稠、经反复穿刺抽脓不畅或发生张力性气胸，行胸腔闭式引流。

【护理问题】

（1）气体交换受损　与肺部炎症有关。

（2）清理呼吸道无效　与呼吸道分泌物过多、黏稠不易排出有关。

（3）体温过高　与肺部感染或毒血症有关。

（4）营养失调——低于机体需要量　与摄入不足、消耗增加有关。

（5）潜在并发症　心力衰竭、中毒性脑病、中毒性肠麻痹、肺脓肿、脓胸、脓气胸、肺大泡。

【护理措施】

1. 改善呼吸功能

（1）环境　保持室内空气新鲜，定期紫外线消毒，室温维持在18～22℃，相对湿度在50%～60%。不同病原体肺炎患儿分室居住，以防交叉感染。

（2）休息　保证患儿安静休息，采取半卧位或床头抬高30°～60°，帮助患儿经常翻身、更换体位或抱起患儿以利于分泌物排出。各种操作应集中进行。

（3）氧疗　凡有呼吸困难、喘憋、口唇发绀等缺氧表现者应立即给氧。一般采用鼻导管吸氧，氧流量0.5～1L/min（即滤过瓶中每分钟出现100～200个气泡），氧浓度不超过40%。新生儿或婴幼儿可用鼻塞、面罩、头罩或氧帐给氧，面罩给氧流量为2～4L/min，氧浓度为50%～60%。若出现呼吸衰竭，则使用机械通气正压给氧。

> **考点提示**
> 不同给氧方式的氧流量和氧浓度。

（4）遵医嘱用药　按医嘱正确使用抗生素及抗病毒药物，以消除肺部炎症，促进气体交换。注意观察药物疗效及不良反应。

2. 保持呼吸道通畅

（1）及时清除患儿口鼻腔内分泌物，协助患儿更换体位，一般每2h1次，并轻拍背部，指导患儿有效咳嗽，病情允许时可行体位引流，促使痰液排出。

（2）痰液黏稠不易咳出者，可按医嘱给予超声雾化吸入，以稀释痰液，易于咳出。雾化吸入器中可加入庆大霉素、利巴韦林、地塞米松、α–糜蛋白酶等药物，每日2次，每次20min，以消除炎症、分解痰液。

（3）必要时给予吸痰，注意勿损伤黏膜。吸痰不宜在哺乳后1h内进行，以免引起呕吐。吸痰时患儿多因刺激而咳嗽、烦躁，吸痰后酌情吸氧。

（4）按医嘱给予解痉、祛痰等药物。

3. 维持体温正常 保证患儿摄入充足水分，密切观察体温变化，若体温超过38.5℃时应采取物理降温或按医嘱给予退热剂。详见本单元第二节急性上呼吸道感染患儿的护理。

4. 保证营养和水分的供给

（1）鼓励患儿多饮水，给予营养丰富、易消化的流质、半流质饮食，少量多餐，防止过饱影响呼吸。

（2）耐心哺喂，每次喂食时将患儿头部抬高或抱起，避免呛入气管发生窒息。重症患儿不能进食时，采取静脉营养。

5. 密切观察病情，防治并发症

（1）密切观察有无心力衰竭的表现 如患儿出现烦躁不安、面色苍白、呼吸增快、心率增快、肝在短时间内迅速增大等心力衰竭的表现，立即报告医生，给予氧气吸入，同时减慢输液速度，控制在每小时5ml/kg，并遵医嘱给予强心、利尿、镇静等药物。若患儿咳粉红色泡沫样痰为肺水肿的表现，立即嘱患儿坐位，双腿下垂，给患儿间歇吸入20%～30%乙醇湿化的氧气，每次吸入时间不宜超过20min。

考点提示

> 肺炎并发心力衰竭的护理措施。

直通护考

> 患儿，8个月，因肺炎入院，现突然烦躁不安，发绀，且进行性加重，查体：R 60次/min，P 170次/min，心音低钝，两肺布满细湿啰音，此时诊断为肺炎合并心力衰竭，请问：对该患儿首先采取的护理措施是
>
> A. 设法让患儿安静　　B. 清理患儿呼吸道　　C. 观察病情变化
>
> D. 患儿取右侧卧位　　E. 限制钠水入量
>
> 答案与解析：答案A。本题的考点是肺炎并发心力衰竭的护理措施。

（2）密切观察有无中毒性脑病的表现 如患儿出现烦躁或嗜睡、惊厥、昏迷、呼吸不规则等颅内压增高表现，提示可能发生了中毒性脑病，立即报告医生，配合抢救。

（3）密切观察有无中毒性肠麻痹及消化道出血 若患儿出现严重腹胀、肠鸣音减弱或消失、呕吐、便血等，提示发生了中毒性肠麻痹及消化道出血。中毒性肠麻痹者给予腹部热敷、禁食、肛管排气、胃肠减压，按医嘱给予新斯的明皮下注射，每次

0.04mg/kg。

（4）密切观察有无脓胸、脓气胸 若患儿病情突然加重，出现烦躁不安、剧烈咳嗽、呼吸困难加重、胸痛、发绀、患侧呼吸运动受限，提示并发了脓胸或脓气胸，立即报告医生，积极配合医生进行胸腔穿刺术或胸腔闭式引流，并做好术后护理。

考点提示

肺炎并发脓胸的表现。

直通护考

患儿，3个月，急性支气管肺炎。1周来高热持续不退，咳嗽加重，呼吸困难伴口唇发绀。左侧肋间隙饱满，呼吸运动减弱，叩诊呈浊音，听诊呼吸音减弱。该患儿可能并发了

A. 心力衰竭　　B. 呼吸衰竭　　　C. 脓胸　　　D. 气胸　　　E. 肺大泡

答案与解析：答案C。本题的考点是肺炎并发脓胸的表现。

【健康指导】

（1）向家长介绍肺炎治疗、护理要点，如使患儿保持安静的重要性、经常更换体位，教会家长轻拍背部协助排痰的方法；喂养宜少食多餐，避免呛咳。对年长儿应说明住院和积极治疗对疾病痊愈的重要性，鼓励患儿与医护人员合作。

（2）指导家长正确用药，介绍所用药物的名称、剂量、用法及副作用，说明用药的注意事项。

（3）向家长强调预防本病的关键是合理营养，加强体格锻炼；在寒冷季节或气候骤变时注意保暖，避免着凉；按时预防接种和进行健康检查；教育患儿咳嗽时用手帕或纸捂嘴，不随地吐痰，以免病原菌污染空气而传染他人；积极防治营养不良、佝偻病、贫血、先天性心脏病和各种急性传染病等，减少肺炎的发生。

第六节　气管异物患儿的护理

案例

患儿，男，2岁6个月，因进食时哭闹出现呛咳10min就诊。查体：T 36.5℃，P 102次/min，R 25次/min。发育正常，营养中等。无口唇发绀。神志清，烦躁哭闹。咽无充血，双扁桃体I度肿大。左肺呼吸音稍粗，右肺呼吸音减低，可闻及少许喘鸣音。心脏检查未见异常。请问：

1. 初步考虑什么病？找出诊断依据。
2. 该患儿存在哪些护理问题？
3. 你能为该患儿制定出护理措施吗？

【疾病概述】

小儿气管异物是异物误吸入气管或支气管，产生以咳嗽和呼吸困难为主要表现的临床急症。分为内源性和外源性两类。前者为呼吸道内假膜、干痂、血凝块及干酪样物等引起；后者为外界物质误入气管、支气管内所致。多见于5岁以下儿童，尤其3岁以下。

（一）病因

（1）婴幼儿牙齿和喉反射功能发育不全，进食时不能将硬食物嚼碎，易吸入气道，为最常见原因。

（2）口含物品玩耍或做作业，尤其仰头时，可将异物吸入气管、支气管。用力吸食滑湿的食物（如果冻、海螺）也可将食物吸入气道。

> **考点提示**
>
> 小儿气管异物最常见的原因。

（3）全身麻醉或昏迷患儿吞咽功能不全，易致误吸。

（4）鼻腔异物钳取不当将异物推入气管，咽、喉滴药时注射针头脱落。

【护理评估】

（一）健康史

询问患儿有无在进食或口含物品时说话、哭、笑、跌倒，有无全麻时呕吐，是否曾行鼻腔异物取出术等。

> **考点提示**
>
> 1. 小儿气管异物的典型表现。
> 2. 诊断非金属异物的最可靠方法。
> 3. 小儿气管异物的治疗方法。

（二）身心状况

1. 身体状况

（1）症状　主要为剧烈呛咳、憋气和不同程度的吸气性呼吸困难。之后逐渐变为阵发性咳嗽、咳痰，继发感染可伴发热。

（2）体征　气管异物未固定时，可随呼吸或咳嗽在气管内上下活动，在颈下段或胸骨上段正中位置闻及"拍击音"。当异物导致气管腔部分阻塞时，气流通过变窄的气道可产生哮鸣音。异物进入支气管后，因异物相对固定，听诊患侧呼吸音减低或消失，并发肺炎时则可闻及干、湿啰音。一侧异物多无明显呼吸困难，双侧异物则可出现呼吸困难，重者出现三凹征。

（3）并发症　肺不张、肺气肿、肺炎、心力衰竭、气胸等。

2. 心理-社会状况　患儿及家长因缺乏对小儿气管异物及内镜检查取异物的了解，或担心异物取出困难需做气管切开术，易产生紧张、恐惧心理。

（三）辅助检查

1. X线检查　对于金属等不透光的异物，X线可以确定异物位置、大小及形状。可透光异物可出现间接征象。

2. CT检查　确定有无异物及其部位。

3. 支气管镜检查　支气管镜检查是诊断非金属异物的最可靠方法，多能直接发现管腔内异物，同时可取出异物。

（四）治疗要点

及时取出异物是唯一的治疗方法。并发感染者应控制感染，保持呼吸道通畅。

【护理问题】

（1）有窒息的危险　与异物阻塞有关。

（2）清理呼吸道无效　与异物阻塞气管、支气管有关。

（3）恐惧　与呼吸不畅及担心疾病预后有关。

（4）潜在并发症　肺炎、肺不张、肺气肿、气胸、心力衰竭等。

（5）知识缺乏　缺乏小儿气管异物的防治知识，对其危害性认识不足。

【护理措施】

（一）保持安静，防止窒息

保持病室安静，禁食，取卧位或半坐卧位休息，减少活动量，婴幼儿避免哭闹，未手术之前，避免任何不良刺激，以免异物移位发生急性喉梗阻，出现窒息。

（二）保持呼吸道通畅

严密观察患儿呼吸情况，如有呼吸困难，及时处理。

1. 术前准备　做好内镜检查取异物术的术前准备，全身麻醉患儿禁食禁水6～8h，婴儿禁奶4h。必要时准备好气管切开包、吸引器、氧气等急救物品及急救药品，做好气管切开准备。如病情紧急，直接手术抢救。

2. 术中配合

（1）配合医生在支气管镜下取出异物，告知患儿及家长在配合治疗和护理方面的注意事项和要求。取异物过程中密切观察患儿呼吸、心率、脉搏和血压。

（2）呼吸困难严重或经口腔进镜取异物不成功者，协助医生及时行气管切开术。

3. 术后护理

（1）严密观察呼吸情况　监测血氧饱和度，若再次发生明显呼吸困难则提示喉头水肿发生，根据医嘱及时使用地塞米松，严重者行气管切开术。

（2）休息　手术当天卧床休息，少讲话，避免患儿哭闹，防止并发症。

（3）用药护理　遵医嘱使用抗生素和激素，控制感染，防止喉头水肿。

（4）饮食　全身麻醉术后4h方可进流质或半流质饮食，不可过烫。

（三）心理护理

讲解本病有关的治疗方法、预后情况，给予患儿及家长适当的安慰，缓解其紧张、恐惧心理。

（四）加强病情观察

密切观察患儿生命体征，尤其注意呼吸，如呼吸困难突然加重，及时报告医生。注意有无早期感染征象，如发热、咳嗽频繁、多痰，听诊闻及两肺呼吸音不均或湿啰音等。

【健康指导】

（1）向患儿和家长介绍小儿气管异物的预防知识，如纠正小儿进食时的各种不良习惯，成人不要在小儿进食时对其责备、挑逗、追逐，防止哭、笑、跌倒导致误吸。

（2）3岁以下婴幼儿不进食花生、瓜子、豆类等带壳食物，不要口含物品玩耍。

（3）对昏迷、全身麻醉及重症患儿，应拔除松动牙，随时吸出口腔内分泌物，加强看护。

（4）疑似小儿气管异物的患儿应及时做相关检查，以免漏诊。

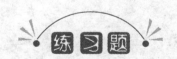

练习题

一、A₁型题

1. 小儿急性上呼吸道感染最常见的病原体是

　　A. 病毒　　　　　　　　B. 细菌　　　　　　　　C. 支原体

　　D. 衣原体　　　　　　　E. 真菌

2. 急性上呼吸道感染患儿鼻塞影响喂乳和睡眠时滴鼻用

　　A. 0.1%麻黄碱溶液　　　B. 0.2%麻黄碱溶液　　　C. 0.3%麻黄碱溶液

　　D. 0.4%麻黄碱溶液　　　E. 0.5%麻黄碱溶液

3. 支气管肺炎与支气管炎主要鉴别点是

　　A. 发热的高低　　　　　B. 咳嗽的轻重　　　　　C. 痰液的多少

D.肺部是否有固定的中小水泡音　　　　　E.血白细胞的高低

4.疱疹性咽峡炎的病原体是

　　A.腺病毒　　　　　　　　B.白色念珠菌　　　　　C.柯萨奇A组病毒

　　D.肺炎链球菌　　　　　　E.金黄色葡萄球菌

5.小儿重症肺炎，最常见的酸碱平衡紊乱是

　　A.代谢性酸中毒　　　　　B.呼吸性酸中毒　　　　C.代谢性碱中毒

　　D.呼吸性碱中毒　　　　　E.混合性酸中毒

6.引起婴幼儿肺炎最常见的病原菌是

　　A.肺炎链球菌　　　　　　B.溶血性链球菌A组　　C.溶血性链球菌B组

　　D.大肠埃希菌　　　　　　E.金黄色葡萄球菌

7.预防患儿呼吸道感染并发惊厥的主要措施是

　　A.按医嘱应用镇静药　　　B.积极控制体温　　　　C.保持安静减少刺激

　　D.按医嘱应用抗生素　　　E.保证足够的营养摄入

8.能提示气管异物的症状，不包括

　　A.咳嗽、憋气、窒息　　　B.刺激性咳嗽　　　　　C.声音嘶哑

　　D.喉鸣音　　　　　　　　E.两侧肺呼吸音不一致

二、A₂型题

1.7个月支气管肺炎患儿，突然烦躁、喘憋、口周发绀。查体：R 68次/min，P 180次/min，心音低钝，两肺细湿啰音增多，肝肋下3.5cm，可能发生的是

　　A.急性心力衰竭　　　　　B.脓胸　　　　　　　　C.脓气胸

　　D.肺大泡　　　　　　　　E.肺不张

2.4个月，小儿咳嗽2天，发热1天，气促明显，口周发绀，三凹征明显，两肺有固定的细湿啰音，最可能的诊断

　　A.上呼吸道感染　　　　　B.支气管炎　　　　　　C.支气管肺炎

　　D.支气管扩张　　　　　　E.支气管哮喘

3.患儿，6个月，因肺炎入院，现突然烦躁不安，发绀。查体：R 65次/min，P 180/min，心音低钝，两肺布满细湿啰音，诊断为肺炎合并心力衰竭，此时给予的护理操作哪项不妥

　　A.监测患儿生命体征　　　B.减慢输液速度　　　　C.及时给氧气吸入

　　D.给患儿做体位引流以帮助排痰　　　　　　　E.按医嘱给强心苷药物

4.10个月婴儿，发热伴咳嗽3天，听诊肺部闻及细湿啰音，诊断为支气管肺炎，此时患儿宜采取的体位是

　　A.头高位或半卧位　　　　B.头侧平卧位　　　　　C.去枕平卧位

　　D.右侧卧位　　　　　　　E.左侧卧位

5.患儿，男，3天，发热，鼻塞，T 39.8℃，咽充血，诊断"上感"。对该患儿的护理措施应首选

　　A.口服退热药　　　　　　B.应用退热栓　　　　　C.解开过厚衣被散热

D. 用0.5%麻黄碱滴鼻 　　　 E. 用50%乙醇擦浴

6. 患儿，男，7个月，患有支气管肺炎，入院第2日出现严重腹胀，肠鸣音消失，最可能的原因是

　　A. 消化功能紊乱 　　　 B. 中毒性肠麻痹 　　　 C. 中毒性脑病

　　D. 低钠血症 　　　 E. 低钾血症

7. 患儿，女，1岁，患有肺炎，今日突然出现烦躁不安，呼吸困难，发绀，R 65次/min，P 150次/min，右肺叩诊鼓音，听诊呼吸音减低，肝肋下2.5cm，X线示纵隔向左移位，护士判断该患儿最可能发生了

　　A. 脓胸 　　　 B. 肺不张 　　　 C. 心力衰竭

　　D. 张力性气胸 　　　 E. 支气管异物

8. 6月男孩突然起病，稽留高热4天，咳嗽频繁，喘憋，听诊右下肺呼吸音减低，叩诊浊音，WBC 4.5×10^9/L，L 90%，可见异型淋巴细胞，X线显示右下肺小片状影，最可能的诊断是

　　A. 吸入性肺炎 　　　 B. 支气管肺炎 　　　 C. 腺病毒性肺炎

　　D. 支原体肺炎 　　　 E. 呼吸道合胞病毒肺炎

9. 患儿，女，10个月，1天前出现发热，T 38.8℃，犬吠样咳嗽、声音嘶哑、烦躁不安、安静时有吸气性喉鸣和三凹征，听诊双肺可闻及喉传导音，心率加快，此患儿被诊断为急性感染性喉炎，其喉梗阻程度为

　　A. I度 　　　 B. Ⅱ度 　　　 C. Ⅲ度

　　D. Ⅳ度 　　　 E. Ⅴ度

10. 患儿，女，1岁，3天前因受凉出现发热，咳嗽，轻度喘憋，食欲减退，查体：T 37.5℃，P 140次/分，R 58次/min，口周发绀，鼻翼煽动，肺部听诊有中量湿啰音，护士为患儿鼻导管吸氧，氧流量是

　　A. 0.5 ~ 1.0L/min 　　　 B. 1.5 ~ 2.0L/min 　　　 C. 2.0 ~ 3.0L/min

　　D. 3.0 ~ 4.0L/min 　　　 E. 4.0L/min以上

11. 患儿，3岁，含糖玩耍呛入气管。查体：患儿神志不清，呛咳，呼吸困难，面色发绀。急诊护士应采取的措施是

　　A. 使患儿平卧，头偏向一侧 　　　　　　 B. 清理口腔、呼吸道分泌物

　　C. 给氧吸入 　　　　　　 D. 口对口人工呼吸

　　E. 做好协助气管取异物的准备

三、A₃型题

（1 ~ 3题共用题干）

5个月小儿，入院时体温39.5℃，咳嗽、呼吸急促，呛奶，口周发绀，两肺有固定细湿啰音。住院1日后出现两眼上翻，惊厥，昏迷，前囟紧张，脑脊液检查未见异常，体温升至40℃。

1. 该患儿入院初诊断为

　　A. 急性上呼吸道感染 　　　 B. 支气管炎 　　　 C. 支气管肺炎

D. 肺不张　　　　　　　　E. 气胸

2. 住院1日后该患儿病情提示合并

　　A. 心力衰竭　　　　　　B. 低血糖　　　　　　C. 中毒性脑病

　　D. 高热惊厥　　　　　　E. 婴儿手足抽搐症

3. 针对该患儿的病情，下列治疗措施，哪项是错误的

　　A. 控制感染　　　　　　B. 对症治疗　　　　　　C. 积极防治合并症

　　D. 保持呼吸道通畅　　　E. 快速、大量静脉输液

（4～5题共用题干）

患儿，女，4岁，进食花生米后呛咳1h，哭闹时可闻及吸气性喉鸣，胸骨上窝、肋间隙及锁骨上窝出现凹陷

4. 首选的检查方法是

　　A. 胸透或胸部正侧位片　　B. CT　　　　　　C. 气管镜检查

　　D. 纤维喉镜检查　　　　　　E. PET

5. 首选的治疗方案是

　　A. 取异物　　　　　　B. 吸氧　　　　　　C. 抗生素治疗

　　D. 人工辅助呼吸　　　E. 环甲膜穿刺

四、A₄型题

（1～5题共用题干）

患儿，女，5个月。因咳嗽、发热2日，气促1日就诊。开始为干咳，后有痰。查体：T 39℃，P 140次/min，R 36次/min，体重6kg，面色潮红，精神不振，两肺闻及细湿啰音。

1. 该患儿目前首要的护理问题是

　　A. 体温过高　　　　　　B. 气体交换受损　　　　C. 清理呼吸道无效

　　D. 营养失调　　　　　　E. 焦虑

2. 对该患儿的输液速度应控制在每小时

　　A. 1ml/kg　　　　　　B. 2.5ml/kg　　　　　　C. 5ml/kg

　　D. 7.5ml/kg　　　　　E. 10ml/kg

3. 入院第2天出现呼吸困难，心率增快至180次/min，肝在肋下3cm，考虑并发了心力衰竭，此时首选的药物是

　　A. 地高辛口服　　　　　　B. 洋地黄肌内注射　　　C. 硝普钠静脉点滴

　　D. 毒毛花苷K缓慢静脉注射　　　　　　E. 酚妥拉明静脉点滴

4. 若患儿出现咳粉红色泡沫痰，护士应给患儿采取的卧位是

　　A. 平卧　　　　　　B. 俯卧　　　　　　C. 半卧位

　　D. 仰卧屈膝位　　　E. 坐位，双腿下垂

5. 护士应立即给予患儿的治疗是

　　A. 间歇吸入20%～30%乙醇湿化的氧气

　　B. 持续吸入20%～30%乙醇湿化的氧气

C. 间歇吸入5%～10%乙醇湿化的氧气

D. 持续吸入5%～10%乙醇湿化的氧气

E. 持续吸入50%乙醇湿化的氧气

（冷丽梅）

循环系统疾病患儿的护理 /// 第十一单元

要点导航

◎ **学习要点**

　　1. 了解胎儿血液循环的特点及出生后的改变。

　　2. 掌握不同年龄小儿心率、血压的正常值。

　　3. 了解先天性心脏病、病毒性心肌炎、充血性心力衰竭、小儿心跳呼吸骤停的概念、治疗原则。

　　4. 掌握先天性心脏病、病毒性心肌炎、充血性心力衰竭、小儿心跳呼吸骤停的护理评估、护理问题及健康指导。

◎ **技能要点**

　　能对先天性心脏病、病毒性心肌炎、充血性心力衰竭和心跳呼吸骤停进行护理评估、提出护理问题、制定相应的护理措施，并对小儿及家庭进行健康指导。

第一节　小儿循环系统解剖、生理特点

一、胎儿血液循环及出生后的改变

（一）正常胎儿血液循环

　　胎儿的营养和氧气是经脐血管在胎盘与母体之间通过弥散方式来进行交换的。来自胎盘的含氧量较为丰富的动脉血经脐静脉进入胎儿体内，在肝脏下缘分为两支：一支经静脉导管进入下腔静脉；另一支进入肝脏与门静脉汇合，再经肝静脉进入下腔静脉。下腔静脉的血液回流入右心房时，由于下腔静脉的导流作用，约1/3的血液经卵圆孔进入左心房，与肺静脉流入的血液混合，再经左心室流入主动脉，主要供应心脏、脑及上肢；其余的流入右心室。来自上半身的静脉血经上腔静脉回流入右心房后，绝大部分流入右心室，与来自下腔静脉的血液一起进入肺动脉。由于胎儿的肺处于压缩状态，肺动脉的压力又高于主动脉，故经肺动脉的血液只有不足15%流入肺，再经肺静脉流入左心房；而大部分的血液通过动脉导管进入降主动脉，与来自升主动脉的血液汇合后，供应腹腔器官及下肢，然后经过脐动脉回流至

163

胎盘，从而实现胎儿与母体之间的营养及气体交换。如图11-1所示。

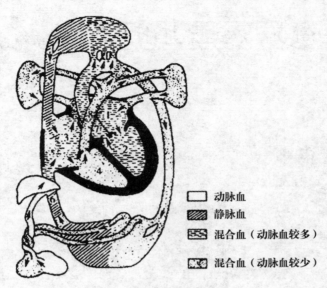

动脉血
静脉血
混合血（动脉血较多）
混合血（动脉血较少）

图11-1 正常胎儿血液循环图

综上所述，胎儿正常血液循环具有如下特点。

（1）胎儿的营养与气体交换是通过胎盘与脐血管来完成的。

（2）只有体循环，几乎无肺循环。

（3）胎儿体内绝大部分是混合血。

（4）静脉导管、卵圆孔和动脉导管是胎儿血液循环中的特殊通道。

（5）胎儿时期血氧含量最高的器官是肝脏，心、脑、上肢次之，腹腔脏器和下半身的含氧量最低。

（二）出生后血液循环的改变

1. 静脉导管和脐血管关闭 出生脐带结扎后静脉导管和脐血管内因血流停止而废用，脐静脉形成肝圆韧带，脐动脉形成膀胱脐韧带。

2. 卵圆孔 由于呼吸建立、肺扩张，肺循环压力降低，从右心室流入肺的血增多，而肺静脉流入左心房的血亦增多，左心房压力增高，当超过右心房时，即卵圆孔在功能上关闭，至生后5～7个月解剖上关闭，形成卵圆窝。

3. 动脉导管 出生后由于肺循环压力降低和体循环压力升高，流经动脉导管的血液逐渐减少，最后停止，形成功能上关闭。另外，因血氧增高或缓激肽的释放使动脉导管平滑肌收缩，导管逐渐闭塞。80%的婴儿于生后3个月内、95%于生后1年内在解剖上关闭，形成动脉韧带，若1岁后仍未关闭，则为先天性心脏病动脉导管未闭。

二、正常各年龄小儿心脏、心率、血压的特点

（一）心脏

2岁以下婴幼儿心脏位置较高，多呈横位，心尖搏动在第4肋间锁骨中线外0.5～1cm。

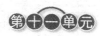

2岁以后由于重力的作用心脏由横位逐渐转成斜位，心尖搏动位置也逐渐下移至第5肋间隙。2~5岁时左心界位于第4肋间左锁骨中线外1cm处，5~12岁在锁骨中线上，12岁以后在第5肋间锁骨中线内0.5~1cm。

（二）心率

小儿的心率相对较快，主要是由于新陈代谢旺盛，身体组织需要更多的血液供给，而心搏量有限，只有增加心脏的搏动次数，才能满足身体生长发育的需要。同时，婴幼儿迷走神经兴奋性较低，交感神经占优势，心脏搏动较易加速。随年龄的增长，心

考点提示

不同年龄小儿心率的正常值。

率逐渐减慢。小儿的脉搏次数极不稳定，易受多种因素影响，如进食、活动、哭闹、发热等均可使心率加快。一般体温每升高1℃，心率每分钟约增快10~15次。入睡时心率每分钟约减少10~12次。每次测心率应测1min，并正确记录速率、节律、强度及测量时的状态，如安静、睡觉或哭闹等。小儿心率的正常值见表11-1。

表11-1　不同年龄小儿心率的正常值

年龄	新生儿	<1岁	2~3岁	4~7岁
正常值（次/min）	120~140	110~130	100~120	80~100

直通护考

下列关于婴儿心率的范围，正确的描述是

A. 120~140次/min　　B. 110~130次/min　　C. 100~110次/min

D. 90~100次/min　　E. 70~90次/min

答案与解析：答案B。考点是：不同年龄小儿心率的正常值。

（三）血压

婴儿由于心搏量较少，血管管径较粗，动脉壁柔软，故动脉血压偏低。随着小儿年龄增长血压逐渐增高。1岁以内的小儿收缩压为70~80mmHg（9.33~10.67kPa），2岁以后的血压可用下列公式推算：

考点提示

1. 血压的计算公式。

2. 测量小儿血压的注意事项。

收缩压=（年龄×2+80）mmHg

舒张压=收缩压×2/3

收缩压高于/低于此标准20mmHg为高血压/低血压。

测血压时血压计袖带的宽度应为上臂长度的2/3，袖带过窄，测得的血压会偏高；袖带过宽，测得的血压会偏低。一般情况下，下肢血压比上肢血压高20mmHg。若小儿兴奋、哭闹或精神紧张时测量血压，收缩压会明显升高，故应在绝对安静时测量血压。

第二节　先天性心脏病患儿的护理

案 例

　　4岁小儿，心前区隆起，胸骨左缘第3～4肋间可闻及Ⅲ～Ⅳ级全收缩期杂音伴震颤，肺动脉瓣区第二心音（P_2）亢进。X线检查示肺动脉段突出，左、右心室均大。经超声心动图诊断为先天性心脏病（室间隔缺损）。请问：

　　该患儿护理评估应收集哪些资料？

【疾病概述】

　　先天性心脏病简称先心病，是胎儿时期心脏及大血管发育异常而导致的畸形，是小儿时期最常见的心脏病，其发病率为活产婴儿的7‰～8‰。

　　（一）病因

　　1. 遗传因素　主要包括染色体异位与畸变、单一基因突变、多基因突变和先天性代谢紊乱。

　　2. 环境因素　最常见的是母亲怀孕3个月内宫内病毒感染（如风疹、腮腺炎、流行性感冒、柯萨奇病毒等），容易发生先天性心脏畸形。孕母接触大剂量的放射线、叶酸缺乏、抗癌药的应用以及引起子宫内缺氧的慢性疾病等亦可能与发病有关。

> **考点提示**
>
> 　　怀孕3个月内宫内病毒感染是发生先天性心脏病最常见的原因。

　　（二）分类

　　根据血流动力学改变，即在左、右心腔或大血管之间是否存在异常通道和血液分流方向，可将先天性心脏病分为3类。

　　1. 左向右分流型（潜伏青紫型）　在左、右心之间或与肺动脉之间具有异常通路，正常情况下，体循环的压力高于肺循环的压力，左心压力高于右心压力，血液从左向右侧分流，故平时不出现青紫。当剧烈哭闹或任何原因使肺动脉或右心室压力增高并超过左心室时，血液自右向左分流，可出现暂时性青紫。常见的有房间隔缺损、室间隔缺损和动脉导管未闭。

　　2. 右向左分流型（青紫型）　为先天性心脏病中最严重的类型，因心脏结构的异常，静脉血流入右心后不能全部流入肺循环达到氧合作用，有一部分或大部分自右心或肺动脉流入左心或主动脉，直接进入体循环，出现持续性青紫。常见的有法洛四联症、大动脉错位等。

　　3. 无分流型（无青紫型）　心脏左、右两侧或动、静脉之间无异常通路或分流。通常无青紫，只有在心力衰竭时才发生。常见的有主动脉缩窄和肺动脉狭窄等。

> **考点提示**
>
> 　　先天性心脏病的分类。

【临床常见的先天性心脏病】

小儿先天性心脏病中常见的是室间隔缺损、房间隔缺损、动脉导管未闭、法洛四联症等。

（一）室间隔缺损

室间隔缺损是先天性心脏病中最常见的类型，在我国约占小儿先天性心脏病的一半。

1. 血流动力学改变　室间隔缺损主要是左、右心室之间有一条异常通路。由于左心室压力高于右心室，室间隔缺损所引起的分流是自左向右，所以一般无青紫。分流致肺循环血量增加，使左心房和左心室的负荷加重。随着病情的发展或分流量大时，可产生肺动脉高压。此时自左向右分流量减少，最后出现双向分流或反向分流而呈现青紫。当肺动脉高压显著，产生自右向左的分流时，临床上出现持久性青紫，即称艾森曼格综合征（图11-2）。

> **考点提示**
>
> 室间隔缺损是先天性心脏病中最常见的类型。

2. 临床表现　临床表现取决于缺损的大小，小型缺损患儿无明显症状，多在体检时意外发现。中型缺损，体循环流量减少，影响生长发育，消瘦、乏力、气短，易患肺部感染。体检心界扩大，胸骨左缘第3～4肋间可闻及Ⅲ～Ⅳ级粗糙的全收缩期杂音并可触及收缩期震颤。大型缺损伴有肺动脉高压者，除杂音外，还有肺动脉第二音亢进。出现右向左分流时，患儿呈现青紫，此时肺动脉第二音显著亢进。室间隔缺损易并发支气管肺炎、充血性心力衰竭、肺水肿和亚急性细菌性心内膜炎。

3. 辅助检查

（1）X线检查　缺损小者可无明显改变。缺损较大时左心室增大，左心房也常增大，晚期出现右心室增大。肺动脉段突出，肺门血管影增粗，搏动增强，可有"肺门舞蹈"，肺野充血，主动脉影较小。

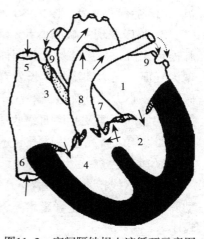

图11-2　室间隔缺损血液循环示意图

1.左心房；2.左心室；3.右心房；4.右心室；5.上腔静脉；6.下腔静脉；7.主动脉；8.肺动脉；9.肺静脉；10.动脉导管

（2）超声心动图　可显示缺损的部位、大小及分流量，了解肺动脉压。

（3）心电图检查　小型缺损心电图正常或有轻度左心室肥大，中大型缺损者表现为左心室肥大或伴有右心室肥大。

（4）心导管检查　右心室血氧含量明显高于右心房，右心室和肺动脉压力升高。有时心导管可通过缺损进入左心室。

4. 治疗原则　缺损小者有自然闭合的可能，不主张手术治疗，也不限制体力活动，为预防亚急性细菌性心内膜炎，应在拔牙、做扁桃体或其他手术时预防性使用抗生素，并定期随访。中型缺损，临床上有症状者，宜于学龄前期在体外循环心内直视下做修补术。大型缺损，在生后6个月以内发生难以控制的充血性心力衰竭和反复罹患肺部感染、生长缓慢者应手术治疗。6个月至2岁的婴儿，虽然心力衰竭能控制，但肺动脉压力持续升高，大于体循环的1/2，或2岁以后肺循环血量与体循环血量之比>2:1，也应该手术修补缺损。

（二）房间隔缺损

房间隔缺损约占先天性心脏病发病总数的20%～30%。

1. 血流动力学改变　出生后随着肺循环血量的增加，左心房压力超过右心房压力，分流自左向右，分流量的大小取决于缺损的大小和两侧心室顺应性。分流造成右心房和右心室负荷过重而产生右心房和右心室增大，肺循环血量增多和体循环血量减少。分流量大时可产生肺动脉压力升高。晚期当右心房压力大于左心房压力时，则可产生右向左分流，出现持续性青紫（图11-3）。

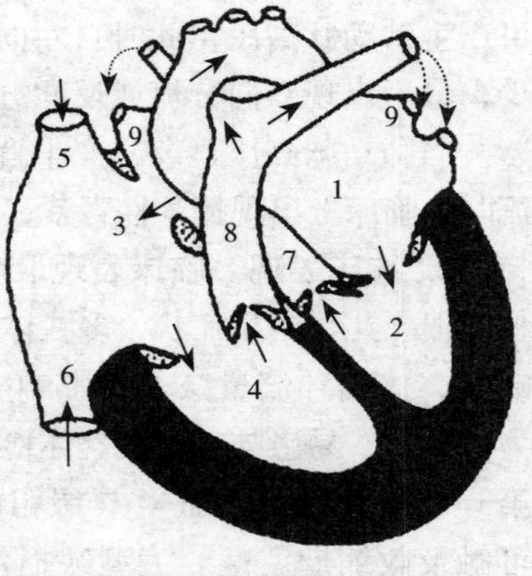

2. 临床表现　缺损小者无症状。缺损大者由于肺循环充血，易患肺炎，并因体循环血量减少而表现为气促、乏力和影响生长发育。查体：可见心前区隆起，心尖搏动弥散，心浊音界扩大，胸骨左缘第2～3肋间可闻及Ⅱ～Ⅲ级收缩期喷射性杂音，肺动脉瓣区第二音亢进并呈固定分裂。

3. 辅助检查

（1）X线检查　可见右心房、右心室增大，肺动脉段突出，肺门血管影增粗，搏动增强，可有"肺门舞蹈"，肺野充血，主动脉影较小。

图11-3　房间隔缺损血液循环示意图

1. 左心房；2. 左心室；3. 右心房；4.右心室；5. 上腔静脉；6. 下腔静脉；7. 主动脉；8. 肺动脉；9. 肺静脉；10. 动脉导管

（2）超声心动图　可显示缺损的部位、大小及分流的方向,能估测分流的大小。

（3）心电图检查　表现为电轴右偏，可有不完全性右束支传导阻滞，右心室和右心房肥大。

（4）右心导管检查　右心房血氧含量明显高于上、下腔静脉平均血氧含量，心导管可通过缺损由右心房进入左心房。

4. 治疗原则 缺损较大影响生长发育者需于学龄前做房间隔缺损修补术。

（三）动脉导管未闭

动脉导管未闭约占先天性心脏病发病总数的15%～20%。

1. 血流动力学改变 由于主动脉压高于肺动脉压力，故无论收缩期或舒张期，血液自主动脉向肺动脉分流，肺动脉血量增加，回流到左心房和左心室的血量也增多，出现左心房和左心室扩大，室壁肥厚。分流量大者，长期高压冲击造成肺动脉管壁增厚，肺动脉压力增高，可致右心室肥大和衰竭，当肺动脉压力超过主动脉时，即产生右向左分流，造成下半身青紫，称差异性青紫（图11-4）。

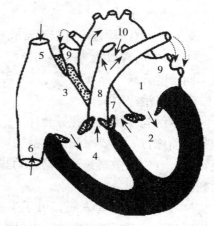

图11-4 动脉导管未闭血液循环示意图

1. 左心房；2. 左心室；3. 右心房；4. 右心室；5. 上腔静脉；6. 下腔静脉；7. 主动脉；8. 肺动脉；9. 肺静脉；10. 动脉导管

2. 临床表现 症状取决于动脉导管的粗细。导管口径较细者，分流量小，临床可无症状，仅在体检时发现心脏杂音。导管粗大者分流量大，患儿表现为气急、咳嗽、乏力、多汗、心悸、生长发育落后等。

体检患儿胸骨左缘第2肋间可闻及粗糙响亮的连续性机器样杂音，占据整个收缩期与舒张期，肺动脉区第二音增强。可出现周围血管体征，如毛细血管搏动、水冲脉，股动脉枪击音。有显著肺动脉高压者，由于动脉导管开口于降主动脉，故上半身无明显改变，而下半身出现发绀和杵状指。

考点提示

差异性青紫。

 知识链接

❤ 你知道什么是周围血管征吗？ ❤

某小儿入幼儿园体检时，被查出有周围血管征象，那么什么是周围血管征象呢？

1. 毛细血管搏动征

用手指轻压患者指床末端或以清洁的玻璃片轻压其口唇黏膜，如见到红白交替的节律性微血管搏动现象称为毛细血管搏动征。

2. 水冲脉

水冲脉又称陷落脉、速脉。检查时将患者手臂抬高过头并紧握其手掌腕面，可感到患者脉搏骤起骤降，急促有力，有如水浪冲过，故称为水冲脉。

3. 枪击音

将听诊器的胸件轻放在患者的肱动脉或股动脉处，可听到"Ta-Ta"似枪击的声音称为枪击音。

3. 辅助检查

（1）X线检查 可见左心室、左心房增大，肺动脉段突出，肺门血管影增粗，搏动增强，可有"肺门舞蹈"，肺野充血。有肺动脉高压时，右心室也增大，主动脉弓往往有所增大。

（2）超声心动图　可显示导管的位置和粗细。多普勒彩色血流显像可直接见到分流的方向和大小。

（3）心电图检查　可以正常或有不同程度的左心室肥大或双室大。

（4）右心导管检查　肺动脉血氧含量高于右心室，肺动脉和右心室的压力可正常或不同程度升高。部分患儿心导管可通过未闭的动脉导管由肺动脉进入主动脉。

（四）治疗原则

手术结扎或切断缝扎导管即可治愈，宜于学龄前施行。必要时任何年龄均可手术。近年来，有应用微型弹簧伞堵塞动脉导管以达到治疗目的。

早产儿动脉导管未闭，可于生后第1周内使用吲哚美辛（消炎痛），以促使导管平滑肌收缩而关闭动脉导管。

考点提示

早产儿使用吲哚美辛促使动脉导管关闭。

直通护考

患儿，2岁，室间隔缺损，发热、咳嗽、呼吸困难1天，以"肺炎"收入院。查体：患儿全身发绀、精神差。其发绀的主要原因是

A. 肺炎致气体交换受损　　　　　　B. 体循环血流量减少

C. 肺炎致肺循环血流量增多　　　　D. 肺动脉高压致血液右向左分流

E. 室间隔缺损致血液左向右分流

答案与解析：答案D。本题的考点是左向右分流型先天性心脏病的血流动力学改变。

（四）法洛四联症

法洛四联症是存活婴儿中最常见的青紫型先天性心脏病，其发病率占各类先天性心脏病的10%～15%。法洛四联症包括四大畸形：肺动脉狭窄、室间隔缺损、主动脉骑跨和右心室肥厚，其中以肺动脉狭窄最重要。

考点提示

1. 法洛四联症是存活婴儿中最常见的青紫型先天性心脏病。

2. 法洛四联症的四大畸形。

直通护考

法洛四联症的畸形应除外

A. 房间隔缺损　　　　　B. 室间隔缺损　　　　　C. 肺动脉狭窄

D. 右心室肥厚　　　　　E. 主动脉骑跨

答案与解析：答案A。本题的考点是：法洛四联症的四大畸形。

1. 血流动力学改变 由于肺动脉狭窄，血液进入肺循环受阻，引起右心室代谢性肥厚，右心室压力增高；狭窄严重时，右心室压力超过左心室，此时为右向左分流，血液大部分进入骑跨的主动脉。由于主动脉骑跨于两心室之上，主动脉除接受左心室的血液外，还直接接受一部分来自右心室的静脉血，因而出现青紫。另外，由于肺动脉狭窄，肺循环进行气体交换的血流减少，更加重了青紫的程度。在动脉导管关闭前，肺循环血流量减少的程度轻，随着动脉导管关闭和漏斗部狭窄逐渐加重，青紫日益明显（图11-5）。

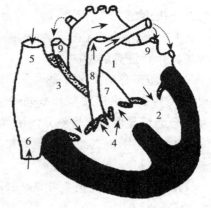

图11-5 法洛四联症血液循环示意图

1. 左心房；2. 左心室；3. 右心房；4. 右心室；5. 上腔静脉；6. 下腔静脉；7. 主动脉；8. 肺动脉；9. 肺静脉；10. 动脉导管

2. 临床表现

（1）青紫 为主要表现，其严重程度和出现的早晚与肺动脉狭窄程度呈正比。患儿表现为唇、口腔黏膜、耳垂、指（趾）等处明显青紫。

（2）缺氧发作 由于血氧含量下降，稍一活动，如吃奶、哭闹、活动等，即可出现气急和青紫加重。表现为阵发性呼吸困难，青紫加重，重症可突然昏厥和抽搐。

考点提示

法洛四联症的临床表现。

（3）蹲踞现象 行走或活动时因气急而主动下蹲片刻再起立行走。因蹲踞时下肢屈曲，静脉回心血量减少，减轻心脏负荷，同时下肢动脉受压，体循环阻力增加，使右向左分流量减少，缺氧症状得以暂时缓解。

（4）杵状指（趾） 由于患儿长期缺氧，致使指（趾）端毛细血管扩张增生，局部软组织和骨组织也增生肥大，随后指（趾）末端膨大如鼓槌状，称杵状指（趾）。

此外，由于长期缺氧，红细胞增加，血液黏稠度高，血流变慢，可引起脑血栓、脑脓肿。

（5）体征 患儿发育落后，心前区可隆起，胸骨左缘第2～4肋间可闻及Ⅱ～Ⅲ级喷射性收缩期杂音，其响度取决于肺动脉狭窄的程度。狭窄重，流经肺动脉的血液少，杂音则轻而短。肺动脉第二音减弱或消失。

直通护考

患儿，7岁，活动后气促5年余。1.5岁始出现活动后气促、乏力、口唇及指（趾）端发绀，喜欢下蹲位，可见杵状指。首先应考虑的疾病是

A. 房间隔缺损　　　　B. 室间隔缺损　　　　C. 法洛四联症

D. 病毒性心肌炎　　　E. 主动脉骑跨

答案与解析：答案C。本题的考点是法洛四联症的临床表现。

3. 辅助检查

（1）X线检查　心脏大小正常或稍增大，典型者心影呈靴形。肺门血管影缩小，肺纹理减少，透亮度增加。

（2）超声心动图　可显示主动脉骑跨的程度、肺动脉及右室流出道狭窄和室间隔缺损的情况。多普勒彩色血流显像可见血液分流情况。

（3）心电图检查　右心室肥大，也可右心房肥大。

（4）右心导管检查　可判断肺动脉狭窄类型，股动脉血氧饱和度降低，证明有右向左的分流存在。

（5）实验室检查　外周血中红细胞增多，血红蛋白和血细胞比容增高。

4. 治疗原则　以根治性手术治疗为主。内科治疗原则是对症处理，预防与处理并发症，使婴儿能持续存活并争取在较好的条件下进行手术。缺氧发作时的紧急处理：发作轻者，置患儿于膝胸位即可缓解，重者需皮下注射吗啡，并及时吸氧，此外可口服普萘洛尔预防其发作。

> **考点提示**
>
> 法洛四联症的X线检查心影呈靴型。

> **考点提示**
>
> 法洛四联症患儿取膝胸位可缓解缺氧发作。

【护理评估】

（一）健康史

了解母亲妊娠史，尤其是妊娠前3个月有无感染史、接触放射线和用药史，母亲是否患有代谢性疾病，家族中是否有心脏病患者。了解发现患儿心脏病的时间，有无青紫、出现青紫的时间，小儿发育的情况，有无喂养困难、反复呼吸道感染，是否喜欢蹲踞等。

（二）身心状况

1. 身体状况　见表11-2。

表11-2　几种常见先天性心脏病的临床特点

表现	分类	左向右分流型			右向左分流型
		室间隔缺损	房间隔缺损	动脉导管未闭	法洛四联症
心脏体征	症状	生长发育落后，乏力，活动后心悸，易患呼吸道感染，晚期出现肺动脉高压时有青紫	同室间隔缺损	同室间隔缺损	生长发育落后，活动后无耐力，青紫明显，喜欢蹲踞，可有阵发性昏厥发作
	杂音部位	胸骨左缘第3、4肋间	胸骨左缘第2、3肋间	胸骨左缘第2肋间	胸骨左缘第2、4肋间
	杂音性质、响度	Ⅲ~Ⅴ级粗糙全收缩期杂音，传导范围广泛	Ⅱ~Ⅲ级收缩期吹风样杂音，传导范围较小	粗糙的连续性机器样杂音，向颈部传导	Ⅱ~Ⅲ级喷射性杂音，传导范围较广
	震颤	有	无	有	可有
	P_2	亢进	亢进、固定分裂	亢进	减低

续表

表现	分类	左向右分流型			右向左分流型
		室间隔缺损	房间隔缺损	动脉导管未闭	法洛四联症
X线检查	房室增大	左右室增大 左房可大	右房、室增大	左房、室增大	右室大，心尖上翘呈靴形
	肺动脉段	凸出	凸出	凸出	凹陷
	肺野	充血	充血	充血	清晰
	肺门舞蹈	有	有	有	无
	心电图	正常、左室或双室增大	右室肥大，不完全性右束支传导阻滞	左室肥大，左房可肥大	右室肥大

2. 心理状态　先天性心脏病患儿常伴随喂养困难、发育迟缓、体弱多病、昂贵的手术费用、手术成功率的不确定等情况，家长往往表现出紧张、焦虑、悲观的心理反应。而年长患儿常因活动受限，会出现抑郁、自卑、恐惧等心理。

（三）辅助检查

　　根据患儿临床资料，可选择胸部X线、心电图、超声心动图、心导管检查、心血管造影、磁共振成像等检查，详见表11-2。超声心动图由于能精确显示心脏内部结构，是一项无痛、非侵入性的先天性心脏病的主要诊断措施。

考点提示

　　超声心动图是无痛、非侵入性的先天性心脏病的主要诊断措施。

直通护考

　　下列检查中属于既能明确先天性心脏病的诊断又是无创性检查项目的是

　　A. 动态心电图　　　　B. 常规心电图　　　　C. 超声心动图

　　D. 心导管检查　　　　E. 心血管造影

　　答案与解析：答案C。本题的考点是先天性心脏病的最常用的辅助检查方法。

【护理问题】

（1）活动无耐力　与体循环血量减少、血氧供给不足有关。

（2）营养失调——低于机体需要量　与缺氧、食欲低下、喂养困难、摄入不足有关。

（3）有感染的危险　与肺循环淤血致抵抗力下降有关。

（4）潜在并发症　充血性心力衰竭、反复呼吸道感染、感染性心内膜炎、脑血栓。

（5）焦虑/恐惧　与疾病的威胁和对手术的担忧有关。

【护理措施】

1. 建立合理的生活制度　协助家长制订适合患儿活动量的生活制度，安排好患儿

的作息时间，保证睡眠、休息，减少心脏负担。轻
症无症状者可与正常小儿一样活动，有症状者根据
病情适当安排活动量，避免情绪激动和大哭大闹。
法洛四联症患儿在游戏或走路时，应让其自然蹲踞
起立，不要强行拉起。严重患儿应卧床休息。

2. 给予合理饮食及喂养 供给充足能量、蛋白质和维生素，保证营养需要。对喂养困难的小儿要有耐心，应少量多餐用小匙或选择合适奶嘴喂哺，避免呛咳和呼吸困难，住院患儿可在喂奶前后间歇给氧，减少呛咳、呼吸困难和缺氧，必要时可从静脉补给热量和水分。有水肿者根据病情采用无盐或低盐饮食。多食蔬菜、水果等粗纤维食物，保证大便通畅。

3. 做好相应并发症的护理 控制输液量及输液速度，预防并发症。发现患儿有极度烦躁、脸色发绀、呼吸困难、心率增快等心力衰竭先兆时，立即给患儿吸氧，保持安静，通知医生，按照心力衰竭进行护理。及时发现脑缺氧发作。法洛四联症患儿，要注意供给充足液体，防止因血液浓缩、血液黏稠度增加导致血栓栓塞。发热、多汗、吐泻时应鼓励多饮水，必要时可静脉补充液体。防止法洛四联症患儿因活动、哭闹、便秘引起缺氧发作，如发生应立即将患儿置于膝胸卧位，给予吸氧，通知医生并备好吗啡、普萘洛尔等急救物品。

直通护考

患儿，女，3岁。诊断为法洛四联症。突然脑缺氧发作，护士应立即采取的措施是

A. 冰帽降温 B. 注射毛花苷C C. 注射呋塞米

D. 置于膝胸卧位 E. 吸氧、半卧位

答案与解析：答案D。本题的考点是法洛四联症缓解脑缺氧的方法。

---

4. 积极预防感染 尽力避免呼吸道感染，避免接触传染病患者，按时进行预防接种。需要施行小手术时，在手术前、后给予足量抗生素。

5. 做好外科手术前、后的护理 先天性心脏病要选择适宜的手术年龄。术前要针对患儿的情况做好心理、营养和感染等方面的准备工作。术后严密监护患儿的生命体征，做好呼吸道管理、饮食管理等方面的护理工作。

【健康指导】

指导患儿及家长根据病情建立合理的生活制度和活动量（注意休息，避免增加心脏负担）；维持营养，促进生长，增强抵抗力；合理用药，防止各种感染；掌握观察病情变化的知识，定期复诊，使患儿能安全达到手术年龄。行扁桃体切除术或拔牙时，给足量的抗生素，防止发生感染性心内膜炎。心功能较好者可按时预防接种。

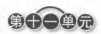

第三节　病毒性心肌炎患儿的护理

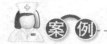

　　患儿，4岁，发热1周，伴呕吐、腹痛。近2日来，患儿精神食欲差，胸闷、气短。查体：T 38.2℃，P 141次/min，咽部充血，双肺未闻及病理性呼吸音，心音低钝，肝脾未触及。实验室检查：血象不高，心电图T波低平，ST段下移，心肌酶学增高。初步诊断：病毒性心肌炎伴上呼吸道感染。

　　请分析该患儿现存的主要护理问题，并说出该患儿的健康教育内容。

【疾病概述】

　　病毒性心肌炎是病毒侵犯心脏所致的炎性过程，除心肌炎外，部分病例可伴有心包炎和心内膜炎。本病临床表现轻重不一，轻者预后大多良好，重者可发生心力衰竭、心律紊乱、心源性休克甚至猝死。其机制尚不完全清楚，一般认为与病毒及其毒素早期直

> **考点提示**
>
> 　　引起病毒性心肌炎的主要是肠道和呼吸道病毒，尤其以柯萨奇病毒B型最常见。

接侵犯心肌细胞，及病毒感染后变态反应或自身免疫参与有关。近年统计，小儿病毒性心肌炎的发病率在上升，但重症患儿仍占少数。

　　很多病毒感染可引起心肌炎。主要是肠道和呼吸道病毒，尤其以柯萨奇病毒B型最常见，其他如腺病毒、脊髓灰质炎病毒、流感病毒、副流感病毒、单纯疱疹病毒、麻疹病毒等均可引起心肌炎。

【护理评估】

（一）健康史

　　详细询问发病诱因，特别是在病前1～3周内有无发热、咽痛、肌痛、周身不适、腹泻等上呼吸道或肠道病毒感染史。

（二）身心状况

　　1. 身体状况　　典型病例可在起病前1～3周，出现轻重不等的呼吸系统和胃肠道前驱症状。轻症患儿症状较少，常不被重视，体检可发现心动过速、期前收缩等。心肌受累的患儿常诉疲乏、气促、心悸和心前区不适或腹痛。体检发现心脏扩大、心搏异常、心动过速与发热不平行，心律失常，心尖区第一心音减弱，舒张期奔马律，心包摩擦音，甚至血压下降，发展为充血性心力衰竭或心源性休克。

　　2. 心理状态　　患儿焦虑、恐惧，婴幼儿表现为哭闹、烦躁。家长常表现为紧张、忧虑、歉疚等，渴望健康指导，能和医护人员配合。

（三）辅助检查

1. 实验室检查

（1）病毒学检查　可取咽拭子和粪便、血液、心包液分离病毒，也可从恢复期血清中检测相应抗体。

（2）心肌酶的测定　血清肌酸激酶早期多有增高。乳酸脱氢酶及其同工酶从患病早期即增高，且持续较久。

2. X线检查　心影正常或增大，合并心包积液时心影显著增大、心脏搏动减弱。心功能不全时两肺呈淤血表现。

3. 心电图检查　呈持续性心动过速。多导联ST段偏移和T波低平、双向或倒置，Q-T间期延长，QRS波群低电压。心律失常以期前收缩为多见，尚可见到部分或完全性传导阻滞。

（四）治疗要点

本病为自限性疾病，目前尚无特效治疗，主要是减轻心脏负担，改善心肌代谢和心功能，促进心肌修复。

1. 休息　十分重要，减轻心脏负担。

2. 保护心肌和清除自由基的药物治疗　大剂量维生素C，可清除自由基，改善心肌代谢和促进心肌恢复。能量合剂有加强心肌营养、改善心肌功能的作用。辅酶Q_{10}，有保护心肌和清除自由基的作用。1,6-二磷酸果糖可改善心肌细胞代谢。

3. 应用肾上腺皮质激素　激素有改善心肌功能、减轻心肌炎性反应和抗休克作用。一般病程早期和轻症者不用，多用于危重病例。

4. 应用丙种球蛋白　用于重症病例。

5. 控制心力衰竭　强心药常用地高辛或毛花苷丙。由于心肌炎对洋地黄制剂比较敏感，容易中毒，故剂量应偏小，一般用有效剂量的2/3即可。

6. 救治心源性休克　静脉大剂量滴注肾上腺皮质激素或静脉推注大剂量维生素C常可取得较好的效果，如效果不满意可应用调节血管紧张度的药物以加强心肌收缩、维持血压和改善微循环。

【护理问题】

（1）活动无耐力　与心肌收缩力下降，组织供氧不足有关。

（2）舒适的改变　心悸、胸闷，与心肌炎症、损伤有关。

（3）潜在并发症　心律失常、心力衰竭、心源性休克。

【护理措施】

1. 休息，减轻心脏负担　急性期应卧床休息至热退后3～4周，病情基本稳定后逐渐增加活动量，但总共休息不得少于6个月。重症患儿心脏扩大、心力衰竭者，应卧床休息直至心脏大小和心功能恢复正常（约需半年

考点提示

病毒性心肌炎急性期应绝对卧床4周。

至1年以上），待心衰控制、心脏情况好转后再逐渐增加活动量，以不出现心悸为宜。

2. 严密观察病情，及时发现和处理并发症

（1）密切观察和记录患儿精神状态、面色、心律、心率、呼吸、体温和血压变化。有明显心律紊乱者应进行心电监护。

（2）胸闷、气促、心悸时应注意休息，必要时给予吸氧。烦躁不安者根据医嘱给予镇静剂。有心力衰竭者，置患儿于平卧位。使用洋地黄制剂时密切观察有无洋地黄中毒。

（3）心源性休克使用血管活性药物和扩张血管药物时，要准确控制滴速，最好能使用输液泵，以避免血压过大的波动。

【健康指导】

向患儿及家长介绍本病的治疗过程及预后，减少患儿及家长的恐惧和焦虑，重点强调休息对心肌炎恢复的重要性。告诉其预防呼吸道感染和消化道感染的常识。带抗心律失常药物出院的患儿，应让患儿和家长了解药物的名称、剂量、用药方法及其副作用。嘱出院后应定期到门诊复查。

第四节　充血性心力衰竭患儿的护理

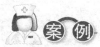

　　患儿，女，25天，气促25天，加剧伴呛咳、面色苍白1天入院。患儿出生后即有气促现象，1天前气促加剧，并有吃奶呛咳，面色苍白。查体：T 37.7℃，P 181次/min，R 75次/min，血压38/27mmHg，SaO$_2$90%。神志清，面色苍白，呼吸急促，口唇发绀，鼻翼扇动，三凹征明显，双眼睑浮肿，两肺呼吸音粗，未闻及啰音，心律齐，心前区闻及Ⅲ级收缩期杂音，腹软，肝肋下3.5cm，脾肋下1.5cm，尿量有减少。请问：

　　1. 最可能的诊断是什么？

　　2. 评估患儿目前的状况，列出其主要护理问题。

　　3. 主要护理措施有哪些？

【疾病概述】

充血性心力衰竭指在静脉回流正常的前提下，心肌收缩力下降使心排血量不能满足机体代谢的需要，组织器官灌注不足，同时出现肺循环和（或）体循环淤血的一种临床综合征。充血性心力衰竭是小儿时期常见的危重急症之一。

（一）病因

1. 心血管因素　1岁以内小儿以先天性心脏病引起者最为常见，儿童时期则以风湿性心脏病多见。其他如心肌炎、心内膜弹力纤维增生症、心糖原累积症、心瓣膜狭窄、主动脉狭窄、肥厚性心肌病也为重要原因。

2. 非心血管因素 呼吸系统疾病（小儿时期最常见支气管肺炎、毛细支气管炎、支气管哮喘）、中枢神经系统疾病、急性肾小球肾炎、严重贫血、甲状腺功能亢进、低血糖、电解质紊乱和缺氧等均可引起心力衰竭。

（二）治疗原则

治疗要去除病因，改善心功能，消除水、钠潴留，降低氧的消耗和纠正代谢紊乱。

【护理评估】

（一）健康史

主要询问有无先天性心脏病、病毒性心肌炎、中毒性心肌炎和风湿热等病史；有无小儿肺炎、急性肾炎、严重贫血等病史；此外，有无急性感染、输液、输血过量或速度过快、体力活动过度等诱发因素。

（二）身心状况

1. 身体状况 年长儿心力衰竭的症状与成人相似，左心衰竭主要是肺循环淤血的表现，右心衰竭主要是体循环淤血的表现，小儿以全心衰较多见。

婴幼儿心力衰竭的临床表现：①安静时心率增快，婴儿>180次/min，幼儿>160次/min，不能用发热或缺氧解释。②呼吸困难、青紫突然加重，安静时呼吸达60次/min以上。③肝大，达右肋下3cm以上，或短时间内较前增大。④心音低钝或出现奔马律。⑤突然出现烦躁不安，面色苍白或发灰，不能用原发病解释。⑥尿少、下肢水肿。

> **考点提示**
> 婴幼儿心力衰竭的临床表现。

> **直通护考**
>
> 5个月婴儿，发热、咳喘1周，加重2天入院。查体：呼吸困难，口周发绀，三凹征阳性，R 60次/min，P 180次/min，双肺布满中、小水泡音，肝肋下3cm。此患儿最可能诊断为
>
> A. 上呼吸道感染　　　　B. 支气管炎　　　　C. 支气管炎合并心衰
>
> D. 小儿肺炎合并心力衰竭　　　E. 小儿肺炎合并呼吸衰竭
>
> 答案与解析：答案D。本题的考点是婴幼儿心力衰竭的临床表现。

2. 心理状态 患儿因发生呼吸、循环障碍，出现明显不适而产生焦虑或恐惧。患儿家长因知识缺乏，看到患儿呼吸困难及发绀等严重表现，出现焦虑不安、沮丧或歉疚等反应，常表现坐立不安或不愿与患儿分离，对医务人员的言行和态度非常敏感，渴望接受健康指导和需要心理支持。

（三）辅助检查

1. X线检查 心影增大，心脏搏动减弱，肺纹理增多，肺淤血。

2. 心电图检查 不能表明有无心力衰竭，但有助于病因诊断及指导洋地黄的应用。

3. 超声心动图检查 可见心室和心房腔扩大等，对诊断和引起心力衰竭的病因判断有帮助。

【护理问题】

（1）心排血量减少　与心肌收缩力降低有关。

（2）体液过多　与心功能下降、微循环淤血、肾灌注不足、排尿减少有关。

（3）气体交换受损　与肺循环淤血、气体交换障碍有关。

（4）活动无耐力　与心排出量减少致组织缺氧有关。

（5）潜在并发症　药物副作用，与使用洋地黄等药物有关。

【护理措施】

知识链接

☽ 心力衰竭的现场急救 ☾

心力衰竭时患儿可在睡眠中憋醒，被迫坐起，呼吸困难，咳喘有哮鸣音，口唇发紫，大汗淋漓，烦躁不安，咳粉红色痰，脉搏细而快等。现场该如何急救呢？

首先要让患儿安静，减少恐惧、躁动。有条件者马上吸氧，松开领扣、裤带。让患儿取坐位，两下肢随床沿下垂，必要时可用胶带轮流结扎四肢，每一肢体结扎5min，然后放松5min，以减少回心血量，减轻心脏负担。限制饮水量，同时立即呼叫救护车将患儿送往医院。

（一）休息

患儿应卧床休息，可降低代谢，减少氧耗，以减轻心脏的负担；限制水、钠摄入；对呼吸困难的患儿及时给予吸氧；烦躁、哭闹的患儿可适当给予镇静剂。

集中护理，避免婴幼儿哭闹，鼓励年长患儿保持稳定情绪。患儿可取半卧位，青紫型先天性心脏病患儿取膝胸卧位，以减少静脉回流。根据不同程度的心功能，安排不同的休息：I度心功能不全，应增加休息时间，可在室内做轻微体力活动；Ⅱ度心功能不全，应限制活动，增加卧床时间；Ⅲ度心功能不全，应绝对卧床休息。随着心功能的恢复，逐步增加活动量。

（二）饮食管理

一般给予低盐饮食，钠盐每日1～2g，重症给予无盐饮食。要少食多餐，防止过饱。婴儿吸吮困难者采用滴管，必要时可用鼻饲。水肿严重时应限制入量，静脉补液时滴速不可过快，以防加重心衰。

> **考点提示**
>
> 心力衰竭控制水钠入量。

（三）氧气吸入

呼吸困难和有青紫者给予氧气吸入，有急性肺水肿如咳粉红色泡沫痰时，可将氧气湿化瓶中放置20%，

> **考点提示**
>
> 肺水肿给氧的方法。

30%乙醇，间歇吸入，每次10～20min，间隔15～30min，重复1～2次，吸入后可使泡沫表面张力减低而破裂，增加气体与肺泡壁的接触，改善气体交换。

（四）用药护理

1. 应用洋地黄制剂 洋地黄能增强心肌收缩力、减慢心率，因而增加心排血量，改善体、肺循环。地高辛为小儿时期最常用的洋地黄制剂。小儿心力衰竭多采用首先达到洋地黄化的方法，即首次给洋地黄总量的1/2，余量分2次，每隔4～6h给予，多数患儿可于8～12h内达到洋地黄化。洋地黄化后12h开始给予维持量。

洋地黄的治疗量和中毒量相近，且无已知的解毒药，故应用此药时要注意给药方法，仔细核对剂量，密切观察洋地黄的中毒症状。

（1）每次应用洋地黄前应测量脉搏，必要时听心率。婴儿脉率<100次/min，幼儿<80次/min、学龄儿<60次/min时，应报告医生决定是否停药。

（2）注意按时按量服药 为了保证洋地黄剂量准确，应单独服用，勿与其他药物混合，如患儿服药后呕吐，要与医生联系，决定停药或通过其他途径给药。

> **考点提示**
> 1. 每次应用洋地黄前应测量脉搏。
> 2. 洋地黄制剂的疗效指标。
> 3. 洋地黄的毒性反应。

（3）洋地黄制剂的疗效指标 心率减慢、肝脏缩小、呼吸改善、尿量增加、安静、食欲好转等。

（4）熟悉洋地黄的毒性反应 心率过慢、心律失常、恶心呕吐、食欲减退、色视、视力模糊、嗜睡、头晕等。如出现应先停服洋地黄，报告医生处理。

2. 应用利尿剂 利尿剂能使潴留的水、钠排出，减轻心脏负荷，以利心功能的改善。合理应用利尿剂为治疗心力衰竭的一项重要措施。使用洋地黄类药物而心力衰竭仍未完全控制或伴有显著水肿者，宜加用利尿剂。可选用呋塞米等快速强力利尿剂。

（1）呋塞米或依他尼酸静脉注射后，10～20min开始显效，可维持6～8h。氢氯噻嗪口服1h后开始出现利尿作用，可维持12h。利尿药宜于清晨或上午给予，以免夜间多次排尿影响睡眠。

（2）避免低钾血症，以免增加洋地黄的毒性反应。应鼓励患儿进食含钾丰富的食物，如牛奶、柑橘、菠菜、苋菜、豆类等。还应观察低钾的表现，如四肢无力、腹胀、心音低钝、心律紊乱等，一经发现，应及时与医生联系。

3. 血管扩张剂的应用 血管扩张剂常用的有卡托普利、硝普钠等。近年来应用血管扩张剂治疗顽固性心力衰竭取得一定疗效。硝普钠遇光可降解，故使用或保存时应避光（滴瓶和管道要避光），药要随用随配，变色的溶液应废弃。

【健康指导】

向患儿和家长介绍心力衰竭的有关知识、诱发因素及防治措施。使用洋地黄制剂、血管扩张剂、利尿剂者应向家长详细介绍所用药物名称、剂量、给药时间和方法，并使其掌握药物疗效和不良反应的观察。要指导患儿和家长认识心功能不全是危

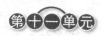
重疾病，应注意加强自身护理，避免复发。

第五节 心跳、呼吸骤停患儿的护理

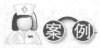

患儿，女，6岁，意外溺水后被人救起，发现患儿呼之不应，无呼吸，脉搏32次/min。

作为护士，你知道应怎样对患儿进行心肺复苏吗？

【疾病概述】

心跳、呼吸骤停是指患儿突然呼吸及循环功能停止。心跳呼吸骤停为儿科危重急症。对心跳呼吸骤停采取的急救措施称心肺复苏术。

（一）病因

引起小儿心跳、呼吸骤停的原因很多，如各种原因所致的窒息最常见，以及喉痉挛、喉梗阻、气道异物、严重肺炎及呼吸衰竭、严重心律失常、电击、溺水、严重创伤、大出血、药物中毒或过敏、电解质与酸碱平衡紊乱等。

> **考点提示**
>
> 窒息是引起心跳、呼吸骤停的主要直接原因。

（二）发病机制

1. 缺氧及代谢性酸中毒 心跳呼吸骤停导致机体缺氧，无氧糖酵解增加，引起代谢性酸中毒。酸中毒加重心肌损害，导致心跳停搏。同时，脑组织对缺氧十分敏感，一般心跳呼吸停止4～6min，大脑即出现不可逆性损伤，引起脑细胞死亡。

> **考点提示**
>
> 心跳呼吸停止4～6min，即引起脑细胞死亡。

2. 二氧化碳潴留及呼吸性酸中毒 心跳呼吸骤停数分钟后，体内二氧化碳潴留，进而抑制窦房结功能和心肌收缩力，引起脑血管扩张及脑水肿，加重脑损伤。

（三）急救措施

年长儿心率<30次/min，新生儿心率<60次/min为胸外心脏按压的指征。

心肺复苏术是现场及时抢救重要的一环。抢救的目的是用人工的方法重建呼吸和循环，尽快恢复患儿肺部气体交换以及全身血液和氧的供应。心肺复苏应同步进行，不可偏废。抢救措施归结为ABCDEF 6点：A，通畅气道；B，人工呼吸；C，心脏按压，建立人工循环；D，应用复苏药物；E，心电监护；F，消除心室颤动。

> **考点提示**
>
> 心肺复苏术的ABCDEF原则。

现场抢救初步成功后应迅速、妥善地将患儿转送医院继续抢救。

直通护考

心肺复苏抢救措施归结为ABCDEF 6点，"C"指的是

A. 开放气道   B. 人工呼吸   C. 建立静脉通道

D. 人工循环   E. 电除颤

答案与解析：答案：D。本题的考点是心肺复苏术的ABCDEF原则。

【护理评估】

（一）健康史

询问患儿有无窒息、喉痉挛、喉梗阻、气道异物、严重肺炎及呼吸衰竭、严重心律失常、电击、溺水、严重创伤、大出血、药物中毒或过敏、电解质与酸碱平衡紊乱等情况。

（二）身心状况

1. 身体状况

（1）突然昏迷，心跳停止。

（2）颈动脉和股动脉搏动消失。

（3）听诊心音消失，呼吸停止。

（4）瞳孔散大，面色灰暗或发绀。

（5）神志突然丧失，出现昏迷或抽搐。

2. 心理状态 家长因患儿病情危重及对本症知识的缺乏，看到抢救患儿的情景，会产生紧张、恐惧、焦虑和沮丧等心理反应，对医务人员的言行、态度及情绪过于敏感。个别家长由于担心预后或高昂的医疗费用而遗弃患儿。

（三）辅助检查

心电图呈等电位线、心电–机械分离、心室颤动等。

【护理问题】

（1）不能维持自主呼吸 与心跳、呼吸骤停有关。

（2）恐惧（家长） 与病情危重及预后不良有关。

【护理措施】

（一）心肺复苏术

1. 保持气道通畅 迅速清除口、咽和气管内分泌物、异物或呕吐物，移去枕头使头颈伸展向后仰，抬高下颌，一只手置于患儿的前额，将头向背部倾斜处于正中位。另一只手的几个手指放在下颌骨的颏下，提起下颌骨向外上方（图

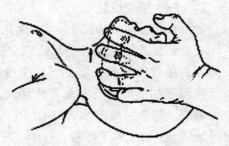

图11-6 通过提下颌开放气道

11-6）。必要时行气管插管或气管切开。

2. 建立呼吸

（1）口对口人工呼吸 此法适合于现场急救。操作者，一手托起患儿下颌，以免舌后坠阻塞咽喉部，另一手捏住其鼻孔，深吸气后，对准患儿口内吹气，直到患儿胸部稍膨起，则停止吹气，放松鼻孔，使患儿自然呼气，排出肺内气体。重复上述操作，如为1岁以下婴儿，可以口对婴儿的口鼻一并吹气。牙关紧闭者可采用口对鼻孔吹气。吹气与排气的时间之比为1:2。人工呼吸频率在儿童为每分钟18～20次，婴儿为每分钟30～40次。

考点提示

人工呼吸的频率，婴儿为每分钟30～40次。

（2）在儿科急诊中，还可采用复苏囊对婴幼儿进行有效的通气。当需要持久通气或面罩吸氧不能提供足够通气时，尽快采用气管插管，插管后接呼吸机，以利于加压给氧和辅助呼吸。

考点提示

胸外心脏按压的频率婴儿为每分钟100次。

3. 心脏复苏，建立血液循环 当气道通畅，呼吸建立后复苏仍不理想时应考虑做胸外心脏按压。将患儿平卧于硬板上，抢救者以手掌根部压心前区胸骨处。新生儿及婴幼儿心脏位置较高，应在胸骨中1/3处按压（图11-7）；儿童则在胸骨下1/3处按压（图11-8）；10岁以上儿童可用双手按压，使胸骨下陷3～4cm，按压频率为每分钟60次，学龄前儿童频率为每分钟80次。对较小婴儿可用双手环抱婴儿胸部，将4指并拢置于背部，双手大拇指置于胸骨中1/3处，然后用双手拇指与其余4指同时相对按压，深度为2cm，频率为每分钟100次（图11-9）。胸外心脏按压与呼吸的配合在新生儿为3:1、年长儿为5:1，按压后1分钟内判断有无改善，观察颈动脉

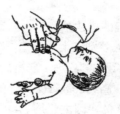

图11-7 双指按压法（新生儿和小婴儿）

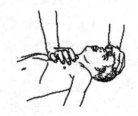

图11-8 1～8岁的儿童心脏按压

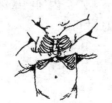

图11-9 双手拇指按压法

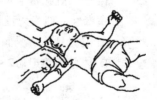

图11-10 婴幼儿从腋部触摸动脉

（对于1～8岁儿童）、股动脉、瞳孔大小及皮肤颜色。当触及大动脉搏动提示按压有效（图11-10）。心脏按压时，应注意防止用力过猛或部位不正确而发生肋骨骨折或内脏损伤。同时，应注意防止胃内容物反流造成窒息。

4. 进一步处理 应用复苏药物。为促进心跳及呼吸的恢复，在人工呼吸和心脏按压的同时，应根据心电图监护显示心跳骤停的类型，由静脉或气管内注射复苏药物。心跳停搏：选用1:1000的肾上腺素，注意肾上腺素不能直接加入碳酸氢钠溶液中输

入，因碱性药物可降低其效果。心搏徐缓，可用阿托品溶液注射，或用肾上腺素静脉注射。室性心动过速，选用利多卡因静脉注射。心室颤动，选用胸外直流电除颤。

（二）心肺复苏后的护理

心肺复苏只是抢救的第一步，复苏后患儿仍面临脑缺氧损害、心律失常、低血压、电解质紊乱以及继发感染等威胁，因此必须专人监护，密切观察病情变化，防止心跳、呼吸的再次停止以及各种并发症的发生。

1. 监测生命体征 注意心率、心律、呼吸、血压、血氧饱和度、血气及电解质的变化。观察神志、精神、瞳孔及周围循环的变化。

2. 保持呼吸道通畅 加强呼吸管理，定时湿化气道，及时吸痰。

3. 维持有效循环及水、电解质平衡 准确记录出入量，保证热量供给。

4. 防止继发感染，维持正常体温 高热时给予药物或物理降温。

5. 其他 备好一切急救用品，以应急需。

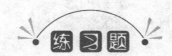

练习题

一、A₁型题

1. 小儿血压测量要点正确的描述是
 A. 小儿血压测量与成人差别较大   B. 袖带过窄测得血压偏低
 C. 袖带的宽度为上臂长度的2/3   D. 袖带的宽度为上臂长度的1/3
 E. 上肢血压比下肢血压高约20mmHg

2. 目前认为先天性心脏病的病因主要是
 A. 宫内病毒感染   B. 胎盘早剥   C. 宫内支原体感染
 D. 母亲妊娠毒血症 E. 宫内细菌感染

3. 病毒性心肌炎急性期休息时间为
 A. 根据具体情况而定 B. 休息到热退后3～4周 C. 心肌酶恢复正常后
 D. 休息到热退后2～3周 E. 3～6个月

二、A₂型题

1. 患儿，男，8个月，哭闹后出现了下半身青紫。首先考虑的疾病是
 A. 肺动脉狭窄   B. 室间隔缺损   C. 房间隔缺损
 D. 法洛四联症   E. 动脉导管未闭

2. 患儿，2岁，因反复上呼吸道感染、发绀、发育落后就诊，诊断为"房间隔缺损"。对该患儿的健康指导，错误的是
 A. 建立合理的生活制度 B. 加强活动，增强体质 C. 维持营养，促进生长
 D. 合理用药，防止各种感染   E. 知道掌握观察病情变化的知识

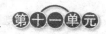

3.患儿，男，7岁，诊断为"先天性心脏病并发充血性心力衰竭"。患儿拟服用地高辛维持治疗，护士在给服地高辛前，必须监测

    A.体温　　　　　　　　　B.脉搏　　　　　　　　　C.瞳孔

    D.血压　　　　　　　　　E.神志

4.一8岁溺水男孩，救上岸后表现为呼吸、心跳停止，意识丧失，脉搏消失，血压测不到。现场抢救首要的措施是

    A.口对口人工呼吸　　　　B.立即送往医院　　　　　C.胸外心脏按压

    D.迅速清除口、咽和气管内分泌物　　　　　　　　　E.口对鼻人工呼吸

5.患儿，女，3岁。病史显示其出生后青紫逐渐加重，查体发现杵状指，胸骨左缘第3肋间可闻及Ⅲ级收缩期杂音，诊断为"法洛四联症"。为其行胸部X线检查，其结果最可能提示

    A.右心房、右心室肥厚　　　　　　　　　　B.左心室肥厚，呈梨形心

    C.右心室肥厚，呈靴形心　　　　　　　　　D.左心室、右心室肥厚

    E.左心房、右心室肥厚

6.患儿，男，1岁，诊断为"法洛四联症"。护理时为了防止血液黏稠导致血栓栓塞，应强调

    A.多饮水　　　　　　　　B.少活动　　　　　　　　C.加强营养

    D.卧床休息　　　　　　　E.多食粗纤维食物

7.5岁男孩患有"动脉导管未闭"，拟做扁桃体切除术，为预防术后感染所采取的主要措施是

    A.术前换衣服、洗澡　　　B.每次进食后漱口　　　　C.不进行户外活动

    D.术前用抗生素　　　　　E.避免过度劳累

8.患儿，男，6岁，以"充血性心力衰竭"入院。患儿心律齐，心前区闻及Ⅲ级收缩期杂音，腹软，肝肋下3.5cm，尿量减少。作为护士，应指导该患儿采取的体位是

    A.平卧位　　　　　　　　B.左侧卧位　　　　　　　C.右侧卧位

    D.仰卧位　　　　　　　　E.半坐卧位

9.患儿，9岁，溺水后出现心跳呼吸骤停，经皮囊面罩加压通气后心率<25次/min，在继续通气的情况下，应立即

    A.气管内注射肾上腺素　　B.静脉注射肾上腺素　　　C.静脉注射碳酸氢钠

    D.胸外心脏按压　　　　　E.心腔内注射肾上腺素

三、A₃/A₄型题

（1~3题共用题干）

患儿，男，3岁，生后即发现心脏杂音，婴儿期喂养困难，易疲劳。经常咳嗽，每年冬天患肺炎。查体：生长发育落后，心前区隆起，心界向左下扩大，心率160次/min，胸骨左缘第3~4肋间有Ⅳ级粗糙收缩期杂音，肺动脉瓣区第二音亢进。

1.该患儿最可能的诊断是

    A.肺动脉狭窄　　　　　　B.室间隔缺损　　　　　　C.房间隔缺损

　　D. 法洛四联症　　　　　　E. 动脉导管未闭

2. 该疾病最常见的并发症是

　　A. 支气管肺炎　　　　　　B. 感染性心内膜炎　　　　C. 脑栓塞

　　D. 脑脓肿　　　　　　　　E. 脑膜炎

3. 体检发现该患儿右下第一乳磨牙为龋齿，需拔除。结合该患儿的病史，拔牙前需给予抗生素治疗，其目的是防止

　　A. 呼吸道感染　　　　　　B. 牙龈炎　　　　　　　　C. 感染性心内膜炎

　　D. 淋巴结炎　　　　　　　E. 败血症

（段慧琴）

造血系统疾病患儿的护理

要点导航

◎ **学习要点**

　　1. 掌握小儿不同年龄时期各种血细胞的正常值。

　　2. 掌握贫血的标准和分度。

　　3. 了解小儿造血的特点。

　　4. 掌握营养性缺铁性贫血、营养性巨幼细胞性贫血、血友病的概念、病因、护理评估、护理问题和护理措施。

◎ **技能要点**

　　能对营养性缺铁性贫血、营养性巨幼细胞性贫血、血友病进行护理评估、提出护理问题、制定相应的护理措施，并对患儿及家庭进行健康指导。

第一节　小儿造血和血液特点

一、小儿造血特点

分胚胎期造血和生后造血。

（一）胚胎期造血

1. 中胚叶造血期　卵黄囊的血岛约在胚胎第3周开始出现造血，主要造原始有核红细胞。从6～8周后，中胚叶造血开始减退，然后消失。

2. 肝、脾造血期　肝约从胚胎第6～8周开始造血，第4～5个月达高峰，主要造有核红细胞、少量粒细胞和巨核细胞，到6个月后肝造血逐渐减退，出生后4～5天完全停止。脾约在胚胎第8周开始造血，主要产生红细胞、粒细胞、淋巴细胞和单核细胞，至5个月后脾停止造红细胞和粒细胞，仅保留造淋巴细胞的功能。胸腺6～8周，淋巴结第4个月参与造淋巴细胞。

3. 骨髓造血期　胚胎6周出现骨髓，4个月开始造血，直至生后2～5周后成为唯一的造血场所。

> **考点提示**
>
> 　　造血的器官有肝、脾、淋巴结、胸腺和骨髓。

（二）生后造血

1. 骨髓造血　生后肝、脾造血功能迅速停止，红骨髓成为主要造血器官。5～7岁以前的儿童全身骨髓都参与造血，随着年龄增长，长骨的红骨髓逐渐被无造血功能的脂肪组织（黄骨髓）替代，仅留下髂骨、胸骨、肋骨、脊椎骨、颅骨和长骨近端骨骺处有活跃的造血功能。当机体需要时，黄骨髓又可转变为红骨髓恢复造血功能。

2. 骨髓外造血　当严重感染或溶血性贫血等需要增加造血时，肝、脾、淋巴结可恢复部分造血功能，表现为肝、脾、淋巴结肿大，外周血液中可见幼稚红细胞和（或）幼稚粒细胞。

考点提示

1. 生后主要的造血器官是骨髓。

2. 骨髓外造血的概念。

> **直通护考**
>
> 患儿，9个月，因感染就诊。体检：肝、脾、淋巴结肿大，血液检查：Hb 76g/L，外周血中出现有核红细胞与幼稚粒细胞，可能是
>
> A. 中胚叶造血　　　　B. 红髓造血　　　　C. 黄髓造血
>
> D. 骨髓外造血　　　　E. 肝脏替代骨髓造血
>
> 答案与解析：答案D。本题的考点是骨髓外造血的概念。

二、血液特点

（一）红细胞数和血红蛋白量

胎儿期组织处于缺氧状态，红细胞数和血红蛋白量较高。出生时红细胞数约为（5.0～7.0）×10^{12}/L，血红蛋白约为150～220g/L。生后由于自主呼吸建立，红细胞生成素减少，骨髓造血功能暂时性降低，红细胞破坏增加，生长发育迅速，循环血量增加等因素，生后2～3个月时，红细胞数降至3.0×10^{12}/L，血红蛋白量降至110g/L左右，出现轻度贫血，称"生理性贫血"。生理性贫血呈自限性经过，3个月后由于红细胞生成素增加，红细胞数和血红蛋白量又逐渐上升，约至12岁达成人水平。

生理性贫血的概念。

> **直通护考**
>
> 患儿，女，66天。孕周32周，出生体重2000g，生后母乳喂养，食欲佳，目前检查血红蛋白100g/L，红细胞数2.6×10^{12}/L。护士考虑该患儿是
>
> A. 生理性贫血　　　B. 营养性缺铁性贫血　　　C. 巨幼红细胞性贫血
>
> D. 再生障碍性贫血　　E. 珠蛋白生成障碍性贫血
>
> 答案与解析：答案A。本题的考点是生理性贫血的概念。

（二）白细胞计数及分类

出生时白细胞数为（15～20）×10^9/L，生后6～12h达（21～28）×10^9/L，以后

逐渐下降，婴儿期维持在$10 \times 10^9/L$左右，8岁以后接近成人水平。

中性粒细胞和淋巴细胞比例相等，有两次时间交叉。出生时中性粒细胞约占0.65，淋巴细胞约占0.30。随着白细胞总数的下降，中性粒细胞比例也逐渐下降，淋巴细胞比例上升，生后4～6天，中性粒细胞和淋巴细胞形成第一次交叉，两者比例约相等；以后中性粒细胞继续下降达0.35，淋巴细胞继续上升至0.60，到4～6岁时两者又形成第二次交叉，比例相等；以后中性粒细胞比例上升，淋巴细胞比例下降，7岁以后与成人相似。

> **考点提示**
>
> 中性粒细胞和淋巴细胞两次交叉的时间。

直通护考

正常小儿白细胞分类出现两次交叉的时间（或年龄）分别是

A. 出生后2～4天和1～3岁   B. 出生后4～6天和4～6岁

C. 出生后6～8天和4～6岁   D. 出生后8～10天和8～10岁

E. 出生后13～15天和13～15岁

答案与解析：答案B。本题的考点是中性粒细胞和淋巴细胞两次交叉的时间。

（三）血小板数

血小板数与成人相似，约$(150 \sim 300) \times 10^9/L$。

（四）血容量

小儿血容量相对较成人多，新生儿血容量约占体重的10%，平均300ml，年长儿约占8%～10%，成人约占6%～8%。

第二节 小儿贫血概述

一、贫血的概念

贫血是指外周末梢血中单位容积内红细胞数、血红蛋白量或红细胞比容低于正常。由于小儿的红细胞数和血红蛋白量随年龄不同差异较大，根据世界卫生组织（WHO）的资料，6个月至6岁Hb<110g/L，6～14岁Hb<120g/L，为贫血。6个月以下婴儿按国内标准：新生儿Hb<145g/L，1～4个月Hb<90g/L，4～6个月Hb<100g/L为贫血。

二、贫血的分度

根据外周血血红蛋白含量或红细胞数可分为4度（表12–1）。

> **考点提示**
>
> 1. 小儿贫血的标准。
> 2. 贫血的分度。

表12-1 小儿贫血的分度

	轻度	中度	重度	极重度
血红蛋白量（g/L）	120～90	90～60	60～30	<30
红细胞数（×10^{12}/L）	4～3	3～2	2～1	<1

直通护考

　　1岁患儿，母乳喂养，未加辅食，约2个月前发现患儿活动少，不哭、不笑，面色蜡黄，表情呆滞，手及下肢颤抖。检查发现肝、脾增大，血红细胞1×10^{12}/L，血红蛋白50g/L。该患儿可能为

　　A. 轻度贫血　　　　　B. 中度贫血　　　　　　　　　C. 重度贫血

　　D. 极重度贫血　　　　E. 溶血性贫血

　　答案与解析：答案C。本题的考点是贫血的分度。

三、贫血的分类

（一）病因分类

1. 红细胞及血红蛋白生成不足

（1）造血物质缺乏　缺乏铁、维生素B_{12}、叶酸等，是小儿贫血最常见的原因。

（2）造血功能障碍　如再生障碍性贫血等。

（3）其他　感染性贫血、慢性肾病所致的贫血、铅中毒、癌症性贫血等。

2. 红细胞破坏过多（溶血性贫血）　如遗传性球形红细胞增多症、红细胞葡萄糖-6-磷酸脱氢酶缺陷症，自身免疫性溶血性贫血等。

3. 红细胞丢失过多性贫血　如急性、慢性失血性贫血。

（二）形态分类

根据红细胞平均容积（MCV）、红细胞平均血红蛋白量（MCH）和红细胞平均血红蛋白浓度（MCHC）的结果，将贫血分为大细胞性、正细胞性、单纯小细胞性、小细胞低色素性贫血4类。

考点提示

贫血按病因分有哪些类型？

第三节　营养性缺铁性贫血患儿的护理

案例

　　患儿，女，1岁2个月，生后一直牛奶喂养，8个月以后开始添加一点粥、米糊，1岁后偶尔吃点鸡蛋。近1个月来食欲降低，精神不好，面色苍白。

请问：该患儿最先需要做什么检查？

入院后做血常规：Hb 80g/L，RBC $2.9×10^{12}$/L；血涂片：红细胞大小不等，以小细胞为主，中央淡染区扩大。请问：

1. 初步考虑什么病？

2. 医生给该患儿开了硫酸亚铁和维生素C。请问：

应该告诉家长服药时注意哪些？指导家长怎样喂养小儿？

【疾病概述】

营养性缺铁性贫血是由于体内铁缺乏导致血红蛋白合成减少而引起的一种贫血，临床上以小细胞低色素性贫血、血清铁蛋白减少和铁剂治疗有效为特点。6个月至2岁的婴幼儿最多见，是我国儿童保健重点防治的"四病"之一。

考点提示

营养性缺铁性贫血的好发年龄、贫血形态的类型。

（一）铁的来源

1. 外源性铁 主要来自食物，占人体铁的1/3，分为血红素铁和非血红素铁，血红素铁吸收率比非血红素铁高。动物性食物含铁高且为血红素铁，如肝、肾、瘦肉、血、蛋黄、鱼等。母乳和牛乳含铁量都低，但母乳中铁的吸收率比牛乳高2～3倍。植物性食物如黑木耳、黑芝麻、紫菜、海带、香菇等中虽然含铁量也高，但为非血红素铁，吸收率低。谷类及多数蔬菜、水果含铁较低。

2. 内源性铁 体内红细胞衰老或破坏所释放的血红蛋白铁，占人体铁摄入量的2/3，几乎全部被再利用。

铁的主要吸收部位在十二指肠和空肠上端。

考点提示

1. 能有效预防营养性缺铁性贫血的食物有哪些？

2. 吸收铁主要的部位在哪里？

（二）病因

1. 铁的贮存不足 胎儿从母体获得的铁在妊娠最后3个月最多，所以早产、双胎、多胎、胎儿失血和孕母严重缺铁都可使胎儿贮铁减少。

2. 铁摄入不足 摄入不足是导致婴儿缺铁的主要原因。未及时添加含铁丰富的食物，年长儿长期挑食、偏食等。

考点提示

营养性缺铁性贫血的病因。

3. 生长发育快 对铁的需要量相对增多。

4. 铁的吸收及利用障碍 食物搭配不合理可使铁的吸收减少，植物纤维、茶、咖啡、牛奶和钙剂可阻碍铁的吸收，慢性腹泻、反复感染也可影响铁的吸收。

5. 铁的丢失过多 钩虫病、肠息肉长期慢性失血所致。

患儿，女，11个月。生后一直牛奶喂养，未加任何辅食。查体：营养差，皮肤、黏膜苍白，化验：Hb 65g/L，RBC 2.1×10^{12}/L，诊断为营养性缺铁性贫血，该患儿缺铁的主要原因是

A. 生长发育快　　　B. 铁的吸收、利用障碍　　　C. 铁摄入不足

D. 铁丢失过多　　　E. 铁的储存不足

答案与解析：答案C。本题的考点是营养性缺铁性贫血的病因。

（三）发病机制

铁是合成血红蛋白的原料，当铁缺乏时，血红蛋白生成减少，使红细胞内血红蛋白含量不足，导致红细胞体积变小，染色较淡，形成小细胞低色素性贫血。铁还是合成体内很多含铁酶的原料，铁缺乏时，含铁酶合成减少，使细胞功能紊乱，产生非造血系统的症状。

【护理评估】

（一）健康史

了解母亲孕期有无贫血，询问患儿是否双胎、多胎、早产，询问喂养史，生长发育状况，有无长期慢性腹泻、反复感染等病史。

（二）身心状况

1. 身体状况

（1）一般贫血表现　皮肤、黏膜苍白，以口唇、口腔黏膜、甲床最明显。易疲乏，年长儿可诉无力、头晕、眼花、耳鸣等。

（2）髓外造血表现　由于髓外造血，肝、脾可轻度肿大。年龄越小、病程越久、贫血越重，肝脾肿大越明显。

（3）非造血系统表现

①消化系统　食欲减退，呕吐、腹泻等，少数有异食癖，如吃泥土、煤渣、墙皮。

②神经系统　婴幼儿表现为烦躁不安、萎靡不振；年长儿则有注意力不集中、记忆力减退、理解力差、学习成绩下降等。

③心血管系统　严重贫血时心率增快，心脏扩大，甚至发生心力衰竭。

④其他　如头发枯黄无光泽，指甲薄脆，常合并感染等。

2. 心理状态　婴幼儿因神经系统受影响，心理发展出现迟缓；年长儿因记忆力减退、注意力不集中引起学习成绩下降或智力低于同龄儿而产生自卑、焦虑、抑郁或对抗、厌学等心理问题；了解患儿及家长对本

考点提示

营养性缺铁性贫血最常见的受损部位是皮肤、黏膜。

病的病因和防护知识的认识程度。

（三）辅助检查

1. 血常规 末梢血红细胞数和血红蛋白量均低于正常，血红蛋白量降低比红细胞数减少更明显，呈小细胞低色素性贫血。血涂片：红细胞大小不等，以小细胞为主，中央淡染区扩大。网织红细胞数正常或轻度减少。白细胞、血小板一般正常（图12-1）。

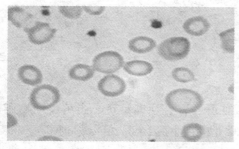

图12-1 缺铁性贫血的血涂片

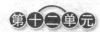

> **考点提示**
>
> 1. 营养性缺铁性贫血外周血涂片的特点。
> 2. 评估缺铁的依据：血清铁蛋白下降。

2. 骨髓常规 骨髓增生活跃，以中、晚幼红细胞增生为主；胞质量少，各期红细胞均较小。粒细胞系和巨核细胞系一般正常。

3. 其他 血清铁降低，$<500\mu g/L$；血清铁蛋白$<14\mu g/L$，血清铁蛋白检查可准确反映体内贮存铁情况，可作为判断缺铁的依据。

（四）治疗原则

治疗原则是去除病因和铁剂治疗。

1. 去除病因 去除病因是纠正贫血、防止复发的关键环节。

2. 补充铁剂

（1）常用的铁剂 药物首选口服铁剂，主要采用二价铁，如硫酸亚铁（含铁20%）、富马酸铁（含铁30%）、葡萄糖酸亚铁（含铁11%）等。如口服铁剂不能耐受，或因长期腹泻、胃肠手术等导致吸收不良者，可注射铁剂，如右旋糖酐铁。

（2）补铁的疗程 铁剂用至血红蛋白正常后2个月。

3. 输血治疗 一般不需输血。严重贫血时少量多次输注浓缩红细胞或压积红细胞。注意输注的量不能太多，速度不能太快。

知识链接

治疗缺铁性贫血的新进展

据有关专家介绍，中国缺铁性贫血疾病负担和诊疗现状研究成果：静脉注射铁剂的疗效优于口服铁剂，且副作用更小。与静脉滴注右旋糖酐铁相比，静脉注射蔗糖铁起效快，能快速提高血红蛋白水平，疗效更好。

【护理问题】

（1）营养失调——低于机体需要量　与铁的摄入不足、吸收不良、丢失过多或消耗增加有关。

（2）活动无耐力　与贫血致组织器官缺氧有关。

（3）有感染的危险　与细胞免疫功能低下有关。

（4）知识缺乏　家长及患儿缺乏本病的防护知识。

> **考点提示**
>
> 营养性缺铁性贫血患儿首要的护理问题是营养失调。

【护理措施】

（一）饮食护理

应进食高蛋白、高维生素、高铁的食物。如肝、肾、瘦肉、鱼、蛋黄、动物血、黑木耳、海带、绿色蔬菜等。对早产儿和低体重儿应在生后2个月给予铁剂预防。

 知识链接

🍀食补红枣、阿胶不如肉、蛋、青菜🍀

据有关专家介绍：食物补血，普通人会联系到有补血美名的红枣、阿胶等食品，但这些"补品"对于缺铁性贫血的作用较小，并没有想象中那么神奇，铁更多来源于红肉、鸡蛋、绿色蔬菜等食物。

（二）药物护理

1. 口服铁剂的护理

（1）应从小剂量开始，逐渐增加至全量，并在两餐之间服用，减少对胃的刺激。口服液体铁剂时，要用吸管或滴管，直接把药液送到舌根部，避免牙齿染色。

（2）可与维生素C、果汁、果糖、稀盐酸等同服，促进铁的吸收。

> **考点提示**
>
> 1. 早产儿、低体重儿预防缺铁性贫血补充铁剂的时间。
> 2. 补充铁剂的注意事项。

（3）忌与牛奶、茶、咖啡、钙片等同服，以免妨碍铁的吸收。

（4）服用铁剂后大便可变黑或呈柏油样，停药后会恢复，向家长说明原因，消除紧张心理。

直通护考

营养性缺铁性贫血患儿，在口服铁剂治疗同时，为了有利于铁剂的吸收，可同时服用

A. 维生素B₁₂　　　B. 叶酸　　　　C. 维生素C

D. 维生素B₁　　　E. 维生素B₂

答案与解析：答案C。本题的考点是营养性缺铁性贫血补充铁剂的注意事项。

2. 注射铁剂的护理 易出现不良反应，仅在不能口服铁剂时采用，一般选用右旋糖酐铁。注射铁剂时应选择深部肌内注射，每次更换注射部位，首次注射后应严密观察1h，以防发生过敏。

3. 铁剂使用的疗程 至血红蛋白正常后2个月停药，目的是补足体内贮存铁。

4. 疗效判断 网织红细胞能最早反映治疗效果，一般在用药后3～4天开始升高，7～10天达高峰；2周后血红蛋白逐渐升高，临床症状随之好转。如用药3～4周仍无效，应查找原因。

1. 营养性缺铁性贫血使用铁剂的疗程。

2. 铁剂治疗营养性缺铁性贫血观察疗效最早的指标。

直通护考

采用铁剂治疗一段时间后，其疗效指标最早出现的是

A. 血红蛋白上升　　　B. 红细胞计数上升　　　C. 红细胞体积上升

D. 红细胞直径增大　　　E. 网织红细胞数上升

答案与解析：答案E。本题的考点是观察缺铁性贫血疗效最早的指标是网织红细胞升高。

（三）限制活动

注意休息，适量活动。根据患儿活动耐力下降的程度，制定适当的休息和活动方式。一般不需卧床休息，但应避免剧烈运动。严重贫血患儿可有心悸、气短，活动后症状加重，应卧床休息，必要时吸氧，协助患儿日常生活，定时测量心率。

（四）病情观察

观察贫血症状、体征，评估活动耐力。

（五）预防感染

因患儿细胞免疫功能下降，容易感染，应对其进行保护性隔离，与感染患儿分室居住，避免到人群拥挤的公共场所，做好口腔护理，保持皮肤清洁卫生。

【健康指导】

提倡母乳喂养，及时添加含铁丰富的辅食，如动物肝、肾、血、瘦肉、蛋黄、黄豆、紫菜、木耳等。足月儿在生后4个月，早产儿、低体重儿在生后2个月开始补铁预防。年长儿要纠正挑食、偏食习惯，合理搭配饮食。

指导家长正确用药，让家长了解药物剂量、用法、副作用和注意事项，尤其是补铁的疗程不能随便改变。

第四节　营养性巨幼细胞性贫血患儿的护理

案例

　　患儿，男，11个月，近1个多月来，面色不好，不哭不笑，不能坐稳入院。体检：面色蜡黄，轻微浮肿，头发稀黄、干枯，表情呆滞、反应迟钝，独坐不稳，肝脾轻度肿大。该患儿在检查的过程中，突然出现舌头、口唇和手不自主颤抖，大约10s。血常规：Hb：80g/L，RBC：$1×10^{12}$/L。血涂片：红细胞大小不等，以大细胞为主，颜色加深，中央淡染区缩小。请问：

　　1. 询问健康史时，应重点问什么？

　　2. 根据病情，初步考虑什么病？患儿出现颤抖的原因是什么？

　　3. 找出该患儿主要的护理问题？患儿出院后应向家长进行哪些健康指导？

【疾病概述】

　　营养性巨幼细胞性贫血是由于缺乏维生素B_{12}和（或）叶酸所引起的一种大细胞性贫血。主要临床特点是贫血、神经精神症状、红细胞胞体变大、骨髓中出现巨幼红细胞、用维生素B_{12}和（或）叶酸治疗有效。本病好发于6个月至2岁的婴幼儿。

> **考点提示**
>
> 　　1. 营养性巨幼细胞性贫血是缺乏什么营养物质。
>
> 　　2. 引起维生素B_{12}和叶酸缺乏的主要病因。
>
> 　　3. 含维生素B_{12}和叶酸丰富的食物。
>
> 　　4. 营养性巨幼细胞性贫血引起神经精神症状的原因是：缺乏维生素B_{12}。

　　（一）病因

　　（1）摄入不足　是主要原因。单纯母乳喂养而未及时添加辅食、人工喂养不当、严重偏食的婴幼儿，缺乏肉类、动物肝、肾和蔬菜，可引起维生素B_{12}和叶酸缺乏。羊乳中维生素B_{12}和叶酸含量少，单纯羊乳喂养的小儿更易缺乏。

　　（2）需要量增加　婴儿，尤其是早产儿生长发育迅速，对叶酸、维生素B_{12}的需要量增加，严重感染时维生素B_{12}的消耗量增加，需要量相应增加。

　　（3）吸收、转运障碍　胃壁细胞分泌的内因子缺乏可引起维生素B_{12}吸收减少；慢性腹泻可致叶酸吸收减少。维生素C缺乏可使叶酸消耗增加；严重感染可致维生素B_{12}消耗量增加。

　　（4）其他　药物影响。长期服用广谱抗生素、抗叶酸药物、抗癫痫药等均可导致叶酸缺乏。

　　（二）发病机制

　　营养性巨幼细胞性贫血的发病机制：B_{12}和叶酸是DNA合成过程中必需的辅酶。当维生素B_{12}或叶酸减少，导致DNA合成减少，使幼稚红细胞分裂和增殖时间延长，出现细胞核的发育落后于细胞质的发育，而血红蛋白的合成不受影响，使红细胞的胞体变大，形成巨幼红细胞。由于红细胞生成速度变慢，巨幼红细胞在骨髓内易被破坏，进入血循环的红细胞寿命也较短，从而出现贫血。维生素B_{12}还与神经髓鞘中脂蛋白形成有关，当维生素B_{12}缺乏时可导致中枢和外周神经髓鞘受损，出现神经精神症状。

【护理评估】

（一）健康史

了解母亲孕期的营养状况，询问患儿是否早产，喂养方法，辅食添加的情况，生长发育状况等。

（二）身心状况

1. 身体状况

（1）一般表现　皮肤、面色苍黄，虚胖，头发稀疏细黄。睑结膜、口唇、指甲苍白。常伴肝、脾肿大。

（2）神经、精神症状　是本病的特征性表现。患儿烦躁不安、易怒。维生素B_{12}缺乏者表情呆滞、目光发呆、少哭不笑、反应迟钝、嗜睡，智力及动作发育落后甚至倒退，重者肢体、躯干、头部或全身震颤，甚至抽搐，感觉异常、共济失调。单独叶酸缺乏不发生神经系统症状。

（3）其他　常有食欲减退、厌食、恶心、呕吐、腹泻等，易患口炎。

2. 心理状态　本病影响神经、精神发育，小儿心理行为发展可出现异常，有震颤的患儿不能正常游戏，常出现烦躁、易怒、哭闹。家长担心病情对患儿将来的影响而出现焦虑、内疚等心理活动。

（三）辅助检查

1. 血常规　末梢血红细胞数、血红蛋白量均低于正常，红细胞数比血红蛋白量减少更明显。血涂片：红细胞大小不等，以大细胞为主，中央淡染区不明显，即大细胞性贫血（图12-2）。

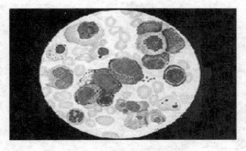

图12-2　巨幼细胞性贫血的血涂片

考点提示

1. 营养性巨幼细胞性贫血外周血涂片的特点是大细胞性贫血。

2. 评估营养性巨幼细胞性贫血最好依据是：骨髓检查。

2. 骨髓常规　增生活跃，以红细胞系增生为主，各期幼红细胞呈巨幼样变。

3. 血清维生素B_{12}和叶酸测定　维生素$B_{12}<100$ng/L，叶酸$<3\mu$g/L。

（四）治疗原则

去除病因、补充维生素B$_{12}$和（或）叶酸是治疗的关键。

1. 一般治疗 注意营养，及时添加含维生素B$_{12}$和叶酸丰富的辅食，加强护理，防止感染。

考点提示

治疗营养性巨幼细胞性贫血的关键是什么？

2. 去除病因 对引起维生素B$_{12}$和叶酸缺乏的原因应予去除。

3. 补充维生素B$_{12}$和叶酸

（1）维生素B$_{12}$ 肌内注射，每次100μg，每周2~3次，连用数周，直至临床症状好转、血象恢复正常为止。

（2）叶酸 口服，每次5mg，每日3次，连续数周至临床症状好转、血常规恢复正常为止。

4. 其他 重症贫血并发心力衰竭或严重感染时输入红细胞，有明显肌肉震颤时可用镇静剂。

直通护考

患儿，8个月，单纯母乳喂养，从未添加辅食。近来面色蜡黄，表情呆滞，舌面光滑，有轻微震颤，肝肋下4cm，血常规检查：血红蛋白：90g/L，红细胞2×10^{12}/L，血清维生素B$_{12}$降低。请问：

1. 该患儿最适宜的治疗是给予

A. 输血　　　　　　　　B. 铁剂+维生素C　　　　　　C. 维生素B$_{12}$+叶酸

D. 泼尼松　　　　　　　E. 补钙剂

2. 预防该疾病应强调

A. 预防感染　　　　　　B. 多晒太阳　　　　　　　　C. 按时添加辅食

D. 培养良好的饮食习惯　E. 加强体格锻炼

答案与解析：答案1.C，2.C。本题考点是营养性巨幼细胞性贫血的治疗方法。

【护理问题】

（1）营养失调——低于机体需要量 与维生素B$_{12}$和（或）叶酸摄入不足、吸收不良有关。

考点提示

营养性巨幼细胞性贫血首要的护理问题是营养失调。

（2）活动无耐力 与贫血致组织器官缺氧有关。

（3）有受伤的危险 与肢体或全身震颤及抽搐有关。

（4）生长发育改变 与营养不足、贫血及维生素B$_{12}$缺乏影响生长发育有关。

【护理措施】

1. 给予维生素B₁₂和（或）叶酸

（1）添加富含维生素B₁₂和叶酸的食物，如动物肝、肾、肉类、蛋类及绿色蔬菜、酵母、谷类等。年长儿纠正偏食、挑食的习惯。指导家长烹调的方法，尤其是叶酸不耐热，一经加热很容易被破坏，所以不可过度加热。

考点提示

1. 预防营养性巨幼细胞性贫血的食物有哪些?

2. 观察营养性巨幼细胞性贫血疗效的方法和时间。

（2）遵医嘱使用维生素B₁₂和叶酸，一般用药2～4天后患儿精神症状好转、食欲增加，随后网织红细胞升高，大约2～6周时红细胞和血红蛋白恢复正常，但神经精神症状恢复较慢。单纯维生素B₁₂缺乏时，不宜用叶酸，以免加重神经精神症状。同时口服维生素C，可帮助叶酸吸收。在恢复期，由于红细胞增加，对铁的需要量增多，应补充铁剂。

直通护考

患儿，女，11个月，单纯母乳喂养，因表情呆滞，活动减少3周就诊，查体：患儿面色苍黄，四肢震颤，医疗诊断为营养性巨幼细胞性贫血。请问：该患儿精神症状好转在用药后

A. 24h   B. 2～4天   C. 10天   D. 2周   E. 4周

答案与解析：答案B。本题的考点是营养性巨幼细胞性贫血观察用药后起效的时间。

2. 注意休息，适当活动 根据患儿的活动耐力安排休息与活动，一般不需卧床，当严重贫血时应适当限制活动量，协助患儿的日常生活所需。

3. 防止患儿受伤 震颤严重的按医嘱给予镇静剂、维生素B₁₂，在上、下牙间垫牙垫或缠有纱布的压舌板，以防舌咬伤。

【健康指导】

向家长宣传营养知识和喂养的方法，婴儿应及时添加辅食，年长儿饮食要多样化，不能挑食、偏食，尤其是动物性食物的摄入。指导家长加强对患儿的护理，防止发生感染，协助病情观察，对智力和运动发育落后甚至倒退的患儿，要有足够的耐心，多给予触摸、爱护，进行相应的感觉运动训练，促进智力和体能的发育。

第五节　血友病患儿的护理

案例

患儿，男，5岁，因半个月来右膝关节疼痛、肿胀、不能走路而就诊。患儿在3岁时因手刺破后流血不止，以后经常鼻出血，关节青紫肿痛，活动受限。实验室检查：凝血因子Ⅷ缺乏。请问：

1. 在询问健康史时，应重点问什么？

2. 根据病情，初步考虑什么病？

3. 找出该患儿主要的护理问题，患儿出院后应向家长进行哪些健康指导？

【疾病概述】

血友病是一组遗传性凝血因子缺乏引起的出血性疾病。包括：血友病A，即凝血因子Ⅷ（抗血友病球蛋白）缺乏症；血友病B，即凝血因子Ⅸ（血浆凝血活酶成分）缺乏症；血友病C，即凝血因子Ⅺ（血浆凝血活酶前质）缺乏症。血友病A、B的遗传方式为X连锁隐性遗传，女性为携带者，男性发病。多有家族史，但约1/3血友病患儿无家族史，可能是基因突变或轻型病例未被发现。血友病C为常染色体显性或不完全性隐性遗传，男女均可患病，父母均可遗传。临床上以血友病A最常见，也最严重。其共同临床特点是终身有自发的或轻微损伤后发生长时间的出血倾向，主要是关节和组织出血，以及出血所致的畸形。

> 考点提示
>
> 1. 血友病的概念。
>
> 2. 血友病A、B、C分别是缺乏什么凝血因子。
>
> 3. 血友病的遗传方式。

直通护考

1. 男孩、女孩均可发病的血友病是

A. 血友病A　　　　B. 血友病B　　　　C. 血友病C

D. 血友病D　　　　E. 以上都可以

答案与解析：答案C。本题的考点是血友病的遗传方式。

2. 下列关于血友病发病情况描述正确的是

A. 血友病A是常染色体不完全隐性遗传　　B. 血友病A由女性传递，男性发病

C. 血友病B男女发病几率相同　　　　　　D. 血友病B主要见于女性

E. 血友病C主要见于男性

答案与解析：答案B。本题的考点是血友病的遗传方式。

【护理评估】

（一）健康史

了解患儿家族中有无遗传性疾病，尤其是母系亲属中的男性，如舅舅、姨表兄弟等有无经常出血史。询问患儿有无从小反复出现轻微损伤后就长时间出血不止的病史。

考点提示

血友病多见于男孩。

（二）身心状况

1. 身体状况

（1）主要表现是出血症状　出血轻重与血友病类型及相关因子缺乏程度有关，缺乏程度与出血轻重呈正相关。血友病出血有以下特点：①出生即可有，伴随终身；②常为软组织或深部肌肉内血肿；③负重关节，如膝、踝关节等反复出血最突出，表现为关节疼痛、肿胀、僵硬、畸形，可伴骨质疏松、关节骨化和相应肌肉萎缩（即血友病关节）（图12-3）。

（2）皮肤、黏膜、肌肉、内脏出血　越易损伤的部位越易出血。皮肤出血表现为皮下血肿而非淤点；黏膜出血表现为鼻、舌、齿龈出血；肌肉出血表现为局部肿胀、硬结、疼痛；内脏出血可有血尿、便血、腹腔出血、血胸、颅内出血。血肿压迫周围神经可致局部疼痛、麻木和肌肉萎缩；压迫血管可致相应供血部位缺血性坏死或淤血、水肿，口腔底部、咽后壁、喉部及颈部出血可致呼吸困难甚至窒息。

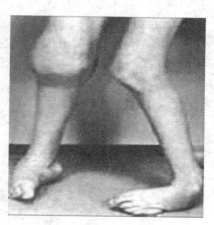

图12-3　血友病性关节炎

2. 心理状况　本病病程长，容易出血，影响患儿的生活，尤其是关节出现畸形，不仅影响平时的活动，还会使小儿心理行为发展出现异常，产生焦虑和自卑感。家长担心病情对患儿终身的影响而出现焦虑、内疚等心理反应。

考点提示

血友病主要的临床特点。

（三）辅助检查

本病主要为内源性途径凝血障碍。凝血时间延长，部分凝血活酶时间延长，凝血酶原消耗不良，凝血活酶生成试验异常。出血时间、血小板计数正常。凝血纠正试验或凝血因子活性测定可鉴别3种血友病。

知识链接

血友病凝血纠正试验

当凝血酶原消耗试验、凝血活酶生成试验异常时，可用来鉴别血友病的类型。在经硫酸钡吸附后的正常血浆中存有因子Ⅷ、Ⅺ而不含因子Ⅸ，在正常血清中含有因子Ⅸ和Ⅺ而不含因子

Ⅷ。因此，若上述两项试验可被硫酸钡吸附后的正常血浆纠正，而不被正常血清纠正，则为血友病A；若上述两项试验被正常血清纠正，不被吸附血浆纠正，则为血友病B；若上述两项试验可被正常血清和吸附血浆纠正，则为血友病C。

（四）治疗原则

血友病目前尚无根治方法，而且需要终身治疗，现在最有效的治疗方法是替代疗法，最好的治疗方式是预防性治疗。替代治疗的目的是将患儿缺乏的凝血因子提高到止血水平，以预防或治疗出血。其原则是尽早、足量和维持足够时间。

1. 止血

（1）尽快输注凝血因子　血友病A应用Ⅷ因子浓缩制剂，也可酌情用冷沉淀物、新鲜或新鲜冰冻血浆。血友病B用Ⅸ因子制剂，或酌情用新鲜冰冻血浆。

直通护考

血友病A患儿需输注

A. 新鲜血浆　　　　　　　B. 采血后5日内的血浆　　　　　C. 采血后6日内的血浆

D. 采血后7日内的血浆　　　E. 采血后8日内的血浆

答案与解析：答案A。本题的考点是血友病A补充凝血因子和血浆的方法和注意事项。

（2）止血药物应用　1-脱氧-8-精氨酸加压素（DDAVP）缓慢静脉注射，有提高血浆Ⅷ因子活性的作用，与6-氨基己酸或氨甲环酸联用有利于止血。复方诀诺酮有减少血友病A患儿出血的作用。

（3）局部止血　压迫止血、加压包扎。关节出血时应卧床休息，关节置于功能位，局部冷敷，并用弹力绷带包扎。关节出血停止、肿痛消失时，可作适当体疗，以防关节畸形。

2. 预防出血　自幼养成安静的生活习惯，减少或避免外伤出血，尽可能避免肌内注射，如因外科疾病需作手术治疗，应注意在术前、术中和术后输血或补充所缺乏的凝血因子。

3. 基因治疗　血友病B基因治疗已获成功。

 知识链接

❧ 血 友 病 的 基 因 治 疗 ❧

血友病基因治疗是通过基因转导的方法，将正常的凝血因子Ⅷ或因子Ⅸ编码基因分别导入血友病A或B患儿体内，产生"基因替代"或"基因修复"作用，以纠正血友病基因缺陷，并持久分泌可满足止血需要的人Ⅷ或人Ⅸ蛋白。

【护理问题】

（1）组织完整性受损　与凝血因子缺乏有关。

（2）疼痛——肌肉、关节疼痛　与深部组织血肿或关节腔积血有关。

（3）躯体移动障碍　与反复多次关节腔出血有关。

（4）焦虑　与终身出血倾向、丧失劳动能力有关。

【护理措施】

1. 预防和控制出血的护理

（1）防止外伤，预防出血。不要过度负重，限制剧烈运动如篮球、足球、爬树等，以免碰伤、刺伤或摔伤出血。提供一个安全的环境，引导患儿做安静的游戏，所选玩具不会引起外伤，忌玩锐利玩具。禁食坚硬、多刺的食物，防止损伤口腔黏膜及牙龈，引起出血。保持大便通畅，以防用力大便时诱发颅内出血。

（2）尽量避免肌内注射、静脉注射及深部组织穿刺，必须穿刺时，须选小针头，拔针后延长按压时间，至少5min，以免出血和形成深部血肿。尽量避免手术，必须手术时，应在术前、术中、术后补充所缺乏的凝血因子。

（3）局部止血　皮肤、黏膜出血可局部压迫止血，口鼻出血可用浸有0.1%肾上腺素或新鲜血浆的棉球、明胶海绵填塞鼻孔或做其他止血的处理。早期关节出血者应卧床休息，并用弹力绷带加压包扎，局部冷敷，抬高患肢、制动并保持其功能位，从而减少疼痛和防止继发出血。出血控制后根据医嘱逐步恢复活动。

（4）按医嘱尽快输注凝血因子　凝血因子Ⅷ需每12h输注1次，凝血因子Ⅸ常24h输注1次。输注时严密观察有无不良反应。

2. 减轻疼痛　疼痛主要发生在出血的关节和肌肉部位，可用冰袋冷敷出血部位，抬高患肢并制动。

考点提示

血友病患儿减轻关节疼痛的措施。

3. 病情观察　注意观察肌肉及关节血肿引起的表现，判断其程度，协助医生进行相应处理。定期监测血压、脉搏，观察患儿有无呕血、咯血等内脏出血的征象。注意颅内出血的表现，如头痛、呕吐、瞳孔不对称，甚至昏迷等，一旦发现，及时报告医生，并配合紧急处理。

4. 用药护理　输注凝血因子，应在凝血因子取回后立即输注，使用冷沉淀物时，应在37℃温水中10min内融化，并尽快输入。输注过程中注意观察有无输血反应。遵医嘱用药，禁忌使用阿托品、双嘧达莫、阿司匹林等抑制血小板聚集或使血小板减少的药物，以防加重出血。

5. 心理护理　向患儿及家长解释本病的发生、发展及预后，鼓励患儿树立战胜疾病的信心。动员家长和学校的力量给予患儿适当的心理支持。

【健康指导】

（1）指导家长采取预防措施，减少或避免损伤出血。让患儿养成良好的安全习惯，为患儿提供安全的家庭环境。

（2）教会家长和年长儿必要的应急措施，如局部止血法，以便得到尽快处理。

考点提示
血友病患儿用药的健康指导。

（3）鼓励患儿规律、适度的体格锻炼和运动，增强关节周围肌肉的力量和强度，延缓出血或使出血局限化。但应避免剧烈的接触性运动，如足球、篮球、拳击等。

（4）指导家长注意患儿的口腔卫生，防止因拔牙等而引起出血。告诉患儿及家长一定要避免使用阿司匹林或任何含阿司匹林的药物，因此类药能减弱血小板功能，增加出血的频率和严重度。

（5）对家长进行遗传咨询，基因携带者孕妇应行基因分析产前检查，如确定胎儿为血友病，可及时终止妊娠。

直通护考

患儿，男，6岁，因吃饭时不小心咬伤了舌头而出血不止入院，自幼稍微碰伤后就皮肤出血，实验室检查示缺乏凝血因子Ⅷ，诊断为血友病。护士为患儿实施的健康教育，错误的是

A. 尽量避免受伤　　　　B. 限制剧烈活动　　　　C. 注意观察出血情况

D. 头痛、发热时可用阿司匹林

E. 颈部或喉部软组织出血时，应注意呼吸道是否通畅

答案与解析：答案D。本题的考点是血友病用药的健康指导。

一、A₁型题

1. 易引起小儿骨髓外造血的原因是

　　A. 恶性贫血　　　　　　B. 骨髓造血功能不完善　　C. 骨髓造血器官功能活跃

　　D. 缺乏黄髓，造血代偿潜力很低　　　　E. 红髓过多，造血代偿潜力过高

2. 预防小儿营养性缺铁性贫血强调

　　A. 母乳喂养　　　　　　B. 牛乳喂养　　　　　　C. 及时添加蔬菜、水果

　　D. 及时添加蛋黄、豆类、肉类　　　　E. 及时添加淀粉类食物

3. 下列实验室指标中，最能反映贫血的是

　　A. 红细胞计数　　　　B. 红细胞沉降率　　　　C. 网织红细胞计数

　　D. 血细胞比容　　　　E. 血红蛋白定量

4. 下列哪些情况下易发生营养性巨幼细胞性贫血

　　A. 进食新鲜绿叶、黄叶蔬菜、水果　　　　　　B. 进食动物性食物：肝、肾、禽蛋

C. 长期用煮沸牛乳或乳粉、羊乳喂养 　　D. 进食丰富的含维生素C的食物

E. 以上都不是

5. 血友病是

A. 免疫性疾病　　　　B. 遗传性疾病　　　　C. 结缔组织病

D. 遗传代谢病　　　　E. 感染性疾病

二、A₂型题

1. 患儿，8个月，母乳喂养，未加辅食，面色苍白，精神差，肝肋下2cm，心前区可闻及吹风样杂音，初诊为缺铁性贫血。口服铁剂时，以下哪项不正确

A. 最好于两餐间服用　　B. 与维生素C同服　　　C. 加服橙子以利吸收

D. 宜与牛乳、茶水同服　　　　　　　　E. 观察服药后的不良反应

2. 12个月小儿，面黄来诊，一直羊乳喂养，未加辅食，诊断为营养性巨幼红细胞性贫血，下列处理最重要的是

A. 增加辅助食品　　B. 使用维生素B₁₂、叶酸　　C. 口服铁剂

D. 口服维生素C　　E. 输血

3. 10个月女孩，母乳喂养，未添加辅食，近2个月来出现面黄，食欲下降，查体提示小细胞低色素性贫血，最先考虑的护理问题是

A. 活动无耐力　　　　B. 有受伤的危险　　　　C. 有感染的危险

D. 营养失调——低于机体需要量　　　　E. 慢性意识障碍

4. 10个月小儿，面黄来诊，诊断为营养性小细胞性贫血。下述处理哪项是不必要的

A. 设法增进食欲　　　B. 口服铁剂　　　　　　C. 口服维生素C

D. 肌内注射维生素B₁₂　　E. 预防发生心功能不全

5. 小儿，9个月，面色蜡黄，虚胖，手足颤抖，肝肋下2cm，红细胞2.3×10¹²/L，血红蛋白90g/L。首要护理问题是什么

A. 有感染的危险　　　B. 活动无耐力　　　　　C. 营养失调——低于机体需要量

D. 生长发育有改变　　E. 知识缺乏

6. 患儿，1岁，牛乳喂养，未加辅食，近3个月来面色苍白，由嬉笑顽皮转为呆滞，舌唇颤抖，肝肋下3cm，脾肋下1cm，血常规：红细胞2×10¹²/L，血红蛋白90g/L，血涂片：红细胞大小不均，以大者为主。此患儿最适宜的治疗是

A. 地西泮　　　　　　B. 叶酸＋维生素C　　　C. 输血

D. 泼尼松　　　　　　E. 维生素B₁₂＋叶酸

7. 3个月小儿，查体见口唇及睑结膜稍有苍白，红细胞3.0×10¹²/L，血红蛋白110g/L，该患儿可能是

A. 缺铁性贫血　　　　B. 感染性贫血　　　　　C. 生理性贫血

D. 再生障碍性贫血　　E. 营养性巨幼细胞性贫血

8. 1岁患儿，母乳喂养，未加辅食，约2个月前发现患儿活动少，不哭、不笑，面色蜡黄，表情呆滞，手及下肢颤抖，检查发现肝脾增大，血红细胞1×10¹²/L，血红蛋白65g/L，

血清铁、叶酸正常，血清维生素B$_{12}$降低。预防该疾病应强调

    A. 预防感染   B. 多晒太阳   C. 加强锻炼

    D. 促进小儿食欲   E. 按时添加辅食

9. 某8个月男婴，早产儿，生后牛乳喂养，未加辅食，近1个月来面色渐黄，肝肋下2cm，脾肋下0.5cm，Hb 80g/L，RBC 3.0×10^{12}/L，红细胞体积小，中央淡染区扩大。有利于药物吸收的是

    A. 餐前服用   B. 与钙片同服   C. 与橙汁同服

    D. 与牛乳同服   E. 及时添加瘦肉、蛋黄

10. 患儿，18个月，面色苍黄，毛发稀疏，诊断为营养性巨幼红细胞性贫血，应添加的主要食物是

    A. 饼干   B. 蛋糕   C. 水果

    D. 瘦肉   E. 乳类

11. 患儿，5岁，诊断为缺铁性贫血，血红蛋白为75g/L，护士为家长饮食指导，告知含铁最丰富的一组食物是

    A. 牛乳及乳制品   B. 鱼、虾及高热量饮食   C. 动物肝脏及高蛋白饮食

    D. 紫皮茄子及高蛋白饮食   E. 海带、紫菜及低蛋白饮食

12. 贫血患儿，活动量稍大时气促、心悸，Hb 40g/L，该患儿的贫血程度为

    A. 轻度   B. 中度   C. 重度

    D. 极重度   E. 特重度

三、A$_3$型题

（1～3题共用题干）

患儿，男，10个月，单纯母乳喂养，从未加辅食，因表情呆滞，面色蜡黄，活动减少入院。查体：患儿苍黄，舌面光滑，有轻微震颤，肝肋下3cm，血常规：Hb 95g/L，RBC 2.2×10^{12}/L，血清维生素B$_{12}$降低

1. 治疗首选

    A. 硫酸亚铁   B. 维生素B$_{12}$ C. 丙酸睾酮

    D. 糖皮质激素   E. 叶酸

2. 该患儿精神症状好转在用药后

    A. 24h   B. 2～4天   C. 10天

    D. 2周   E. 4周

3. 本病预防的关键是

    A. 按时添加含铁丰富的辅食   B. 及时添加谷类食物

    C. 母乳喂养   D. 及时添加菜汁、果汁、肉末食物

    E. 不可随便用药

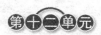

四、A₄型题

（1～3题共用题干）

患儿，男，65天。32周早产，出生体重2100g，生后用婴儿奶粉喂养，食欲较佳，目前检查血红蛋白90g/L，红细胞计数2.5×10^{12}/L。

1. 护士指导家长对该患儿补充铁剂的时间是

    A. 出生后即给   B. 出生后2周   C. 出生后1个月

    D. 出生后2个月   E. 出生后3个月

2. 护士为患儿制定的护理计划中，首要的护理问题是

    A. 自我形象紊乱与疾病导致皮肤干燥、毛发干枯有关

    B. 活动无耐力，与贫血引起全身组织缺氧有关

    C. 营养失调——低于机体需要量，与铁需求量增加有关

    D. 有受伤的危险，与严重贫血有关

    E. 知识缺乏

3. 护士为患儿注射铁剂，注意观察其不良反应，其要点不包括

    A. 局部疼痛   B. 过敏性休克   C. 面部潮红

    D. 荨麻疹   E. 高血压

（王晓菊）

第十三单元 泌尿系统疾病患儿的护理

要点导航

◎ **学习要点**

1. 了解小儿泌尿系统解剖生理特点。

2. 掌握不同年龄小儿正常尿量、少尿和无尿的标准。

3. 掌握急性肾小球肾炎、肾病综合征、小儿尿路感染的概念、病因。

◎ **技能要点**

能对急性肾小球肾炎、肾病综合征、小儿尿路感染患儿进行护理评估、提出护理问题、制定相应的护理措施，并对小儿及家庭进行健康教育。

第一节 小儿泌尿系统解剖、生理特点

一、解剖特点

1. 肾脏 年龄越小，肾脏相对越大。婴儿肾脏位置较低，下极可至髂嵴以下第4腰椎水平，2岁以后才达髂嵴以上，故2岁以下健康小儿腹部触诊时容易触及肾脏。婴儿肾脏表面呈分叶状，2~4岁完全消失。

2. 输尿管 婴幼儿输尿管长而弯曲，管壁肌肉和弹力纤维发育不全，易受压或扭转而导致梗阻，发生尿潴留而诱发感染。

3. 膀胱 婴儿膀胱位置高，充盈时顶部常在耻骨联合以上，故腹部触诊时易触到。随着年龄增长膀胱逐渐降入盆腔内。婴幼儿输尿管和膀胱结合处的瓣膜发育不全，易发生膀胱输尿管反流而导致尿路感染。

4. 尿道 女婴尿道较短，新生女婴仅1~3cm，而且外口暴露并靠近肛门，易受污染引起上行感染。男婴尿道虽长（5~6cm），但常有包茎，易致污垢积聚，也可引起上行感染。

二、生理特点

1. 肾功能 新生儿肾小球滤过率低，仅为成人的1/4，生后3～6个月为成人的1/2，2岁时达成人水平。肾小管的重吸收、排泄、浓缩和稀释等功能均不成熟，对水和电解质平衡的调节较差，故容易发生水、电解质紊乱及酸中毒等。

2. 排尿特点

（1）排尿次数 1周后的新生儿每日可排尿20～25次，以后逐渐减少，学龄前和学龄期每日排尿6～7次。

（2）排尿控制 3岁时已能控制排尿。少数小儿3岁后出现白天尿频、尿急，偶然尿失禁或夜间遗尿，称为不稳定膀胱。

考点提示

1. 不同年龄小儿的正常尿量。

2. 不同年龄小儿少尿、无尿的标准。

（3）每日尿量 小儿每日排尿量与饮食、气温、活动量及精神等因素有关，个体差异较大。正常婴儿尿量约为400～500ml/d，幼儿500～600ml/d，学龄前儿童600～800ml/d，学龄儿童800～1400ml/d。学龄儿童每日尿量<400ml、学龄前儿童<300ml、婴幼儿<200ml时，即为少尿；每日尿量<50ml为无尿。

直通护考

正常学龄前儿童每昼夜排尿量

A. 400～500ml　　　　B. 500～600ml　　　　C. 600～800ml

D. 800～1400ml　　　　E. 1400～1800ml

答案与解析：答案C。本题的考点是不同年龄小儿的正常尿量。

---

3. 尿液特点

（1）外观 正常婴幼儿尿液淡黄透明，在寒冷季节放置后可有乳白色盐类结晶析出，属正常现象。

（2）尿渗透压和尿相对密度 新生儿期均低，后逐渐增高，1岁后接近成人。

（3）酸碱度 在生后头几天因尿酸盐较多而酸性较强，以后接近中性或弱酸性，pH多为5～7。

（4）尿蛋白 正常小儿尿中含微量蛋白，定量通常≤100mg/（m²·24h），定性为阴性。

（5）尿沉渣检查 正常新鲜尿液离心后沉渣镜检，红细胞<3个/高倍视野（HP），白细胞<5个/高倍视野，偶见透明管型。12h尿沉渣计数（Addis count）：红细胞<50万，白细胞<100万，管型<5000个。

第二节　急性肾小球肾炎患儿的护理

案例

患儿，男，8岁，因水肿、少尿、肉眼血尿3天入院。查体：T 36.8℃，BP 140/80mmHg，P 88次/min，血常规正常；尿常规：尿蛋白（+），红细胞20～25/HP，白细胞0～2/HP。发育正常，营养中等。神志清，精神尚可。请问：

1. 初步考虑什么病？还需问哪些健康史？

2. 若患儿出现烦躁、气促、端坐呼吸、双肺底小水泡音、肝脏增大，该如何解释？

3. 该患儿存在哪些护理问题？

4. 你能为该患儿制定出护理措施吗？应如何指导家长做好家庭护理？

【疾病概述】

急性肾小球肾炎简称急性肾炎，是一组不同病原所致的感染后免疫反应造成的急性弥漫性肾小球损害的疾病。临床上以水肿、少尿、血尿、高血压为特点。多见于5～14岁小儿，男女之比为2∶1。可分为急性链球菌感染后肾小球肾炎和非链球菌感染后肾小球肾炎，临床以前者多见，在此重点介绍。

（一）病因

绝大多数是A组乙型溶血性链球菌感染后引起的免疫复合物性肾小球肾炎。其他细菌及病毒、肺炎支原体等也可引起，但少见。

引起急性肾小球肾炎最常见的病原体。

（二）发病机制

目前认为急性肾小球肾炎主要与A组溶血性链球菌中的致肾炎菌株感染有关，这些细菌的菌体抗原刺激机体产生相应抗体，形成抗原抗体复合物，引起一系列免疫损伤和炎症反应，导致肾小球基底膜损伤及肾小球毛细血管管腔变窄甚至闭塞，结果使血细胞和蛋白外漏、肾小球血流量减少，滤过率降低，体内水、钠潴留，导致细胞外液容量增加，临床出现血尿、少尿、水肿、高血压等表现（图13-1）。

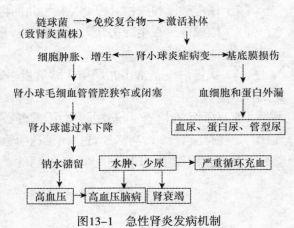

图13-1　急性肾炎发病机制

【护理评估】

（一）健康史

询问患儿发病前1～4周有无链球菌感染史，秋冬季有无呼吸道感染如扁桃体炎、咽炎、猩红热等，夏秋季有无皮肤感染如脓疱疮等。一般呼吸道感染所致者从感染到肾炎发病约1～2周，皮肤感染所致者从感染到肾炎发病约2～4周。评估既往有无类似疾病的发生及治疗情况等。

（二）身心状况

1. 身体状况 临床表现轻重悬殊，轻者可无临床症状，仅于尿检时发现异常；重者在病初1～2周内因病情迅速进展而危及生命。

（1）一般表现 病初可有全身不适、发热、乏力、头晕、食欲减退、恶心、呕吐等症状，部分患儿可见呼吸道感染或皮肤感染残存病灶。

（2）典型表现

①水肿、少尿 是最常见和最早出现的症状，为就诊的主要原因。70%的病例有水肿，一般仅累及眼睑和颜面（图13-2），晨起为著，重者1～2天内波及全身。一般多为轻、中度水肿，呈非凹陷性。水肿同时伴少尿，重者可出现无尿。一般在1～2周内随着尿量增多水肿逐渐消退。

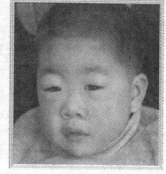

②血尿 起病时几乎均有血尿，约50%～70%患儿有肉眼血尿。酸性尿时呈浓茶色或烟灰水样，中性或碱性尿时则呈红色或洗肉水样。肉眼血尿多在1～2周内逐渐消失，转为镜下血尿，镜下血尿一般持续1～3个月或更长时间。并发感染时或运动后血尿可暂时加剧。

图13-2　颜面水肿

③高血压 约30%～80%患儿可有高血压，出现头痛、头晕、恶心、眼花等症状，血压多在120～150/80～110mmHg（16.0～20.0/10.7～14.4kPa），一般在1～2周内随尿量增多而降至正常。

（3）严重表现 少数患儿在起病1～2周内（尤其是第1周）出现下列严重表现，若不及早发现、及时治疗，可危及生命。

①严重循环充血 由于水、钠潴留，血浆容量增加所致。表现类似心力衰竭，出现呼吸增快、咳嗽、肺部细湿啰音，严重者出现呼吸困难、端坐呼吸、频繁咳嗽、咳粉红色泡沫痰、颈静脉怒张、心脏扩大甚至出现奔马律、肝大而硬、水肿加剧等。

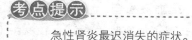

考点提示

急性肾炎最迟消失的症状。

②高血压脑病 由于病初血压骤升引起脑血管痉挛，导致脑缺血、缺氧，血管渗透性增高而发生脑水肿。也有认为是脑血管扩张使脑组织灌注量急剧增多所致。血压常在（150～160）/（100～110）mmHg以上，患儿出现剧烈头痛、恶心呕吐、复视或一过性失明，甚至惊厥和昏迷等。

③急性肾衰竭 病初出现严重少尿或无尿，引起暂时性氮质血症、代谢性酸中毒及电解质紊乱（高钾、低钠）等，一般持续3～5日，不超过10天，在尿量逐渐增多后，病情好转；若持续数周不恢复，则预后差。

> **考点提示**
>
> 急性肾炎患儿的严重表现以及出现的时间。

 知识链接

◌ 急性肾炎的非典型表现 ◌

1. 无症状性急性肾炎

有前驱感染病史，临床上无水肿、高血压等表现，仅有镜下血尿，血清链球菌抗体可增高，一过性血清补体降低。

2. 肾外症状性急性肾炎

患儿水肿、高血压症状明显，甚至出现严重循环充血或高血压脑病，而尿改变轻微或无改变，但有链球菌前驱感染病史和血C_3水平明显降低。

3. 以肾病综合征为表现的急性肾炎

以急性肾炎起病，但水肿和蛋白尿突出，伴轻度低蛋白血症和高胆固醇血症，表现似肾病综合征，症状持续时间长，预后较差，部分可演变为慢性进行性肾炎。

2. 心理-社会状况 患儿多为年长儿，个性、心理及心理社会行为的发展已趋完善，开始注意他人对自己的态度和评价。由于医疗上对活动及饮食的严格限制、与家人及伙伴的分离、学习生活的中断、担心住院使得家庭经济负担加重等，可产生紧张、焦虑、抑郁、抱怨、悲观、失望、否认、对抗等心理，表现为情绪低落、烦躁易怒、隐瞒、说谎、不合作等。家长因缺乏本病有关知识，可产生焦虑、失望、自责、沮丧等心理，表现为烦躁、不知所措，渴望寻求帮助，对医护人员的言行较敏感。亲戚、朋友、学校老师和同学的认知水平及态度对患儿及家长影响也很大。

（三）辅助检查

1. 尿液检查 尿沉渣镜检可见较多红细胞，早期可见白细胞和上皮细胞（并非感染），有透明、颗粒、红细胞等多种管型。尿蛋白（＋～＋＋＋）。

2. 血液检查

（1）血常规检查常有轻度至中度贫血，主要与血容量增加、血液稀释有关，白细胞一般轻度升高或正常。

（2）血沉增快。

（3）血清总补体（CH50）和补体C3 90%早期显著下降，多在6～8周恢复正常。

（4）血清抗链球菌溶血素"O"（ASO）大多增高（咽炎引发者明显，皮肤感染引发的升高者不多）。

（5）肾功能 少尿期有轻度氮质血症，尿素氮、肌酐暂时升高，肾小管功能正常。

（四）治疗要点

本病为自限性疾病，无特异治疗。主要是休息，控制钠及水的入量，对症处理及防止严重表现。治疗用药如下。①利尿剂：一般用氢氯噻嗪口服，重者呋塞米静脉注射或口服；②降压药：经休息、限制钠水摄入及利尿而血压仍高者，首选硝苯地平口服或舌下含服，伴蛋白尿者给予巯甲丙脯酸口服，高血压脑病首选硝普钠静脉点滴；③抗感染药：应用青霉素10～14天，主要是清除残存感染灶。

> **考点提示**
>
> 急性肾炎患儿应用青霉素的目的。

【护理问题】

（1）体液过多 与肾小球滤过率降低、水钠潴留有关。

（2）营养失调——低于机体需要量 与水肿、限盐致食欲下降有关。

（3）活动无耐力 与水肿、高血压有关。

（4）潜在并发症 严重循环充血、高血压脑病、急性肾衰竭、药物副作用。

（5）焦虑 与医疗性限制、病程长及缺乏对疾病的了解等有关。

【护理措施】

（一）协助减轻及消除水肿

1. 休息 起病2周内卧床休息。待水肿消退、血压正常、肉眼血尿消失，可下床轻微活动或户外散步；1～2个月内限制活动量，3个月内避免剧烈活动；尿内红细胞＜10个/HP、血沉正常可以上学，但应避免重体力活动；Addis计数正常后或尿常规正常3个月后可恢复正常活动。

> **考点提示**
>
> 如何控制急性肾炎患儿的活动量。

2. 限制钠、水的摄入 少尿和水肿期间，应限制水和钠盐的摄入，每日食盐量1～2g。

3. 注意肾区保暖 每日热敷腰部1次，每次约15～20min，可解除肾血管痉挛，促进血液循环，增加肾血流量，使尿量增多，减轻水肿。

4. 按医嘱用利尿药 早期具有明显水肿、少尿、高血压及全身循环充血者，均应按医嘱给予利尿剂，用药后注意观察药效和不良反应。氢氯噻嗪对胃肠道有刺激，应餐后服用。呋塞米静脉注射后注意观察有无水、电解质紊乱。

5. 评估并记录患儿水肿变化情况 准确记录24h出、入水量，每日或隔日测体重1次，以了解水肿消长情况和治疗效果。

（二）调整饮食

1. 选择适当食物 早期供给易消化的高糖、高维生素、适量脂肪的低盐或无盐饮食，少食多餐。一般不必严格控制蛋白质的摄入，但有氮质血症时应限制蛋白质入量，可给优质动物蛋白0.5g/（kg·d）。限制含钾多的食物，如柑橘、香蕉、马铃薯等。尿量增加、水肿消退、血压正常后逐渐恢复到正常饮食。

2. 与患儿及家长共同制定食谱 胃肠道黏膜水肿及低盐饮食使患儿食欲下降，在不违反饮食原则的前提下尽量满足患儿的饮食习惯和要求。可利用糖、醋及其他调料来满足味觉需要，保证营养的摄入。也可在做菜时不放盐，吃时蘸适量盐水，既可刺激食欲，又能控制盐量摄入。

（三）密切观察病情变化，预防严重病例发生

1. 预防严重循环充血 观察患儿呼吸、心率、肝脏大小和精神状态，如患儿出现烦躁不安、发绀、呼吸困难、不能平卧、肝脏增大等，警惕发生严重循环充血，立即让患儿取半坐位、吸氧，及时报告医生，按心力衰竭护理。

2. 预防高血压脑病 监测血压变化，每日测血压2次，必要时按医嘱给予降压药。如血压突然升高、出现剧烈头痛、呕吐、一过性失明、惊厥等，提示可能发生高血压脑病。立即让患儿卧床，头部稍抬高，并立即报告医生，配合救治。常用硝普钠，注意药液要在使用前新鲜配制，放置4h后不能再用；整个输液系统用黑纸或铝箔包裹，以免药物遇光失

应用硝普钠的注意事项。

效；药液不要漏到血管外，以免引起组织坏死。用药时严密监测血压、心率和药物副作用，根据血压随时调整滴速，每分钟不宜超过$8\mu g/kg$，以防发生低血压。

3. 预防急性肾衰竭 注意观察尿量、尿色及水肿情况，每日测体重，准确记录24h出入量，按医嘱准确留取尿标本送检，每周2次，以了解病情变化。若持续少尿甚至无尿，提示可能发生急性肾衰竭，及时报告医生，进行相应处理。

（四）帮助缓解焦虑

1. 创造良好的环境 病室布置应适合小儿心理特点，体现人文关怀，医护人员态度要和蔼、亲切，多与患儿交谈、游戏，减轻陌生环境造成的心理压力。根据患儿年龄特点提供其喜爱的床上娱乐物品，如图书、画报、拼装玩具等，病房配备电视机，以缓解长时间卧床所致的焦虑，使患儿在和谐的氛围中愉快地接受治疗和护理。

2. 解释限制活动的原因 向患儿解释限制活动利于疾病及早治愈，可以缩短治疗时间，避免患儿误认为被惩罚。

3. 增加探视和陪伴 对学龄期患儿帮助联系其同学和老师来院探视，并帮助补习功课，解除因不能上学产生的心理压力；年幼患儿允许家长24h陪伴，增加安全感，减轻焦虑。

【健康指导】

（1）向患儿及家长介绍病情、护理要点和预后估计 说明本病是一种自限性疾病，95%以上能完全痊愈。

（2）强调限制患儿活动和饮食的重要性并给予指导 说明休息可增加肾血流量，减轻水钠潴留，减轻心脏负担，防止发生严重表现。

（3）做好出院指导　出院后要按要求限制患儿活动，每周到医院查尿常规1次，病程2个月后改为每月1次，随访6个月。

（4）强调预防本病的关键是防治链球菌感染　一旦发生上呼吸道或皮肤感染，要及早应用抗生素彻底治疗，感染后1～4周内应随访尿常规。

第三节　原发性肾病综合征患儿的护理

患儿，男，8岁，因颜面部浮肿1周入院。患儿近2月出现双眼睑颜面浮肿，以晨起明显。无发热。尿量稍减少，无尿频、尿急及肉眼血尿。偶有腹痛。无头痛、呕吐。查体：T 36.5℃，P 90次/min，R 23次/min，BP 100/70mmHg。神志清，精神不振，颜面部及双眼睑浮肿。两肺呼吸音清。心律齐，心音有力。腹软，肝脾肋下未及。尿常规：蛋白＋＋＋，红细胞（－）。请问：

1. 初步考虑什么病？找出诊断依据。

2. 该患儿应继续做哪些辅助检查？

3. 该患儿存在哪些护理问题？

4. 你能够为该患儿制定出护理措施吗？

【疾病概述】

肾病综合征简称肾病，是一组由多种病因引起的肾小球基底膜通透性增高，导致血浆内大量蛋白从尿中丢失的临床综合征。其临床特点是大量蛋白尿、低蛋白血症、高胆固醇血症和明显水肿，即"三高一低"四大特征。按病因分为原发性、继发性及先天性三大类。原发性肾病约占

考点提示

肾病综合征的四大特征。

儿童时期肾病综合征的90%，依临床表现又分单纯性和肾炎性肾病，其中以单纯性肾病多见。继发性肾病指在诊断明确的原发病基础上出现肾病表现，多继发于系统性红斑狼疮、过敏性紫癜、乙型肝炎、糖尿病、恶性肿瘤等；先天性肾病为常染色体隐性遗传，在生后6个月内发病，少见，预后差。本节重点介绍原发性肾病。

本病的病因和发病机制尚未明确，多认为单纯性肾病的发病可能与T细胞免疫功能紊乱有关；而肾炎性肾病患儿常可发现免疫球蛋白和补体在肾内沉积，提示与免疫病理损伤有关（图13-3）。主要病理生理改变如下。

1. 大量蛋白尿　由于功能紊乱导致肾小球基底膜通透性增高，血浆中的清蛋白大量滤出，其他如免疫球蛋白、凝血因子、维生素D结合蛋白等也可滤出，超过肾小管的吸收能力，蛋白随尿排出而出现大量蛋白尿，长时间持续大量蛋白尿促进肾小球系膜硬化和间质病变，可致肾功能不全。大量蛋白尿是最根本的病理生理改变，是引起其他三大临床特点的基本原因。

2. 低蛋白血症 由于大量血浆蛋白自尿中丢失、肝脏合成蛋白的速度和蛋白分解代谢率的改变、胃肠道可有少量蛋白丢失，导致血浆蛋白降低。血浆白蛋白降低影响机体内环境的稳定及脂类代谢，是病理生理改变中的关键环节。

3. 高胆固醇血症 低蛋白血症时肝脏合成脂蛋白增加，大分子脂蛋白难以自肾排出而蓄积于体内，形成高脂血症，血中胆固醇和低密度脂蛋白增高，高密度脂蛋白正常或降低，促进动脉硬化的形成；持续高脂血症可导致肾小球硬化和间质纤维化。

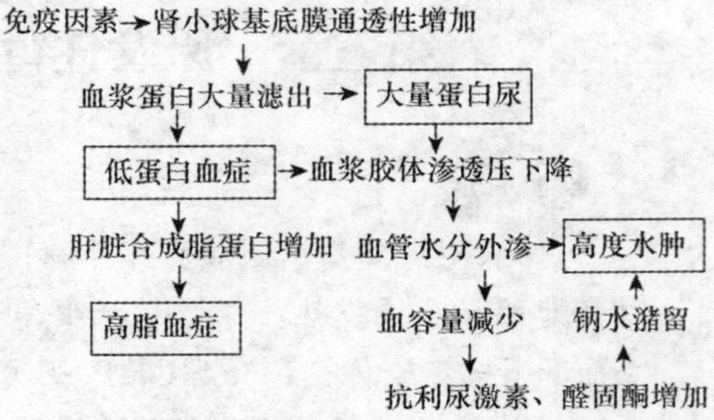

4. 水肿 低蛋白血症使血浆胶体渗透压降低，水分外渗到组织间隙而出现水肿，同时循环血量减少，激活肾素–血管紧张素–醛固酮系统，导致钠水潴留，进一步

图13-3 肾病发病机制

加重了水肿。血浆蛋白低于25g/L时，液体滞留在间质区，表现为全身凹陷性水肿；低于15g/L则可有腹水或胸腔积液形成。

【护理评估】

（一）健康史

询问患儿起病急缓，有无感染、劳累等诱因，患儿是否为过敏体质，近来有无预防接种史，是初发还是复发，发病后的治疗情况等。

（二）身心状况

1. 身体状况

（1）单纯性肾病 发病年龄在2~7岁，男孩较女孩多见［（2~4）:1］。一般起病隐匿，多无明显诱因。水肿最常见，始于眼睑，以后逐渐遍及全身，以颜面、下肢、阴囊最为明显，重时两眼难以睁开，阴囊皮肤薄而透明，甚至可有液体渗出，可有腹水、胸腔积液。患儿病初一般情况好，继之出现面色苍白、疲倦、食欲减退、精神萎靡等。水肿严重者可有少尿，但大多无血尿和高血压。

（2）肾炎性肾病 发病年龄多在7岁以上。水肿一般不严重，除"三高一低"四大特征外，还具备以下4项中的1项或多项。①持续镜下血尿或发作性肉眼血尿；②持续或反复高血压；③持续性氮质血症；④血清总补体和补体C3降低。

（3）并发症

①感染 是最常见的并发症，尤其是上呼吸道感染。感染可使病情加重或反复，并且影响激素疗效。

> **考点提示**
>
> 肾病综合征最根本的病理生理改变。

> **考点提示**
>
> 1. 单纯性肾病和肾炎性肾病的主要区别。
> 2. 肾病综合征患儿并发感染的常见部位。
> 3. 肾病综合征患儿最易发生血栓的部位。

②电解质紊乱　常见低钠血症、低钾血症，主要由于长期限盐、大量使用利尿剂等所致。另外，由于钙可随清蛋白自尿中丢失，维生素D结合蛋白也由尿中丢失，使得维生素D水平降低；大量激素治疗的影响等原因，可出现低钙血症，表现为惊厥、手足搐搦和骨质疏松等。

③血栓形成　肾病综合征高凝状态易致各种动、静脉血栓形成，以肾静脉血栓最常见，可突发腰痛或腹痛、出现血尿或血尿加重、少尿甚至急性肾衰竭。

④低血容量休克　多见于起病或复发时，或大量利尿后，有效循环血量明显减少，出现烦躁不安、四肢湿冷、皮肤花纹、脉搏细速、心音低钝、血压下降等。

2. 心理–社会状况　年长儿对长期应用激素治疗引起的满月脸、向心性肥胖、多毛等形象的改变会产生自卑心理（图13-4）；由于学习中断、与同伴分离等可产生焦虑、抑郁、烦躁、隐瞒、否认等心理反应。年幼患儿主要是分离性焦虑。家长因为知识缺乏，担忧患儿的严重水肿及激素治疗的副作用，渴望获得相关知识，愿意与医护人员配合。老师和同学因知识缺乏会忽略对患儿的心理支持。

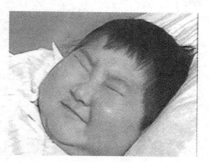

图13-4　库欣综合征外貌特征

（三）辅助检查

1. 尿液检查　蛋白定性多为（+++ ~ ++++），24h尿蛋白定量＞0.1g/kg，可见透明管型和颗粒管型，肾炎性肾病患儿尿内红细胞可增多。

2. 血液检查　血浆总蛋白及清蛋白明显减少；胆固醇增多；血沉增快。肾炎性肾病者可有血清补体降低、不同程度的肾功能障碍及氮质血症。

3. 其他检查　怀疑血栓形成可行B超或数字减影血管造影，必要时可行诊断性肾活检。

（四）治疗要点

1. 肾上腺糖皮质激素治疗　肾上腺糖皮质激素为首选药物，常用泼尼松2mg/（kg·d），分3次口服。尿蛋白转阴后至少再巩固2周，改为隔日早餐后顿服4周，以后每2 ~ 4周减2.5 ~ 5mg，直至停药，疗程6 ~ 9个月（中长程疗法）。

2. 免疫抑制剂治疗　主要用于频繁复发、激素耐药、激素依赖或出现严重副作用的患儿，常加用免疫抑制剂，最常用环磷酰胺。一般剂量2.0 ~ 2.5mg/（kg·d），分3次口服，疗程8 ~ 12周。也可用环磷酰胺冲击疗法，连续2天为1个疗程，每2周重复1个疗程，累积量＜150 ~ 200mg/kg。

3. 一般治疗及对症治疗　休息、饮食管理及利尿、防治感染等。

【护理问题】

（1）体液过多　与低蛋白血症导致水分外渗和钠水潴留有关。

（2）营养失调——低于机体需要量　与蛋白丢失、消化吸收功能降低有关。

（3）有感染的危险　与水肿及免疫力低下有关。

（4）潜在并发症　电解质紊乱、血栓形成、药物副作用等。

（5）焦虑　与病程长、学习中断、形象改变和知识缺乏有关。

【护理措施】

（一）协助减轻水肿

1. 适当休息　重度水肿、低血容量、高血压者需卧床休息，以减轻心脏和肾脏负担，因胸腔积液、腹水导致呼吸困难者，取半卧位；一般不必严格限制活动，每日可定时下床轻微活动，可促进血液循环，防止血栓形成，但不要过度劳累，以免病情反复。

2. 调整钠、水入量　一般不必过分限制钠、水的入量，重度水肿和严重高血压者适当限制。

3. 按医嘱用药　按医嘱正确应用利尿剂、低分子右旋糖酐及清蛋白，并观察患儿用药前、后尿量及水肿变化。

4. 评估水肿变化情况　每天测体重1次或按压水肿部位观察，有腹水者每日测腹围1次，同时记录24h液体出、入量。

（二）调整饮食

1. 活动期饮食调整　一般不需特别限制饮食，但因消化道黏膜水肿使得消化能力减弱，应给易消化的饮食，如优质动物蛋白、低脂肪、足量糖类和高维生素饮食。大量蛋白尿期间蛋白摄入量控制在2g/（kg·d)为宜。因摄入过量蛋白可造成肾小球高滤过，使肾小管细胞功能受损。加用免疫抑制剂治疗时注意与患儿沟通，制定可口食谱，保证营养摄入。

2. 恢复期饮食调整　尿蛋白消失后长期用糖皮质激素治疗期间应增加蛋白质的摄入，因糖皮质激素使机体蛋白质分解代谢增强，出现负氮平衡；少食动物性脂肪，以植物性脂肪或鱼油为宜，同时增加富含可溶性纤维的饮食如燕麦、米糠及豆类等控制脂类的吸收；糖皮质激素有排钾作用，长期应用可造成机体缺钾，鼓励患儿进食富含钾的食物如香蕉、橘子等；注意补充钙及维生素D。

（三）预防感染

1. 实行保护性隔离　与感染性疾病患儿分住，有条件者安排单人病室。严格执行探视制度，拒绝有明显感染表现的探视者进入病室，病室应定期消毒。避免患儿到人多的公共场所。

考点提示

肾病综合征患儿的皮肤护理。

2. 加强皮肤护理　保持床铺整洁、干燥，被褥松软，在外踝、足跟、肘部等受压部位衬棉垫以减轻局部压力。水肿严重时，在臀部和四肢受压部位衬棉垫圈，或用气垫床，防止受压部位循环障碍而发生感染。阴囊水肿时可用棉垫或丁字带托起，保持局部干燥，防止皮肤破损。帮助患儿每1～2h翻身1次。注意保持皮肤清洁、干燥，每日用温水清洗皮肤，擦干后在皮肤皱褶处撒爽身粉。帮助患儿勤剪指甲，勿让患儿抓伤皮肤。严格无菌操作，静脉穿刺时要求一次成功，拔针后按压局部直至不渗液为止。重度水肿时尽量避免肌内注射，以防药液外渗而导致局部潮湿、糜烂或感染。皮肤破损处涂碘伏预防感染。

3. 监测体温及白细胞计数 观察患儿有无发热、咳嗽等感染表现，检测体温和白细胞数。一旦发生感染，及时报告医生应用抗生素。

直通护考

患儿，男，3岁，因"肾病综合征"入院，现阴囊皮肤高度水肿。首要的护理措施是

A. 绝对卧床休息　　　　　B. 给予高蛋白饮食

C. 用丁字带托起阴囊，并保持干爽　　　　D. 严格控制水的入量

E. 保持床单位清洁干燥

答案与解析：答案C。本题的考点是皮肤护理中阴囊水肿的护理。

（四）密切观察病情，防止并发症

1. 注意观察有无低钠、低钾和低钙血症表现 监测电解质变化，一旦发生，及时通知医生给予相应处理。

2. 按医嘱正确用药，注意观察药物疗效及副作用

（1）激素疗效判断　泼尼松治疗8周进行疗效判断。①激素敏感：8周内水肿消退，尿蛋白转阴；②激素部分敏感：8周内水肿消退，但尿蛋白仍在+～++；③激素耐药：治疗已满8周尿蛋白仍在++以上；④激素依赖：对激素敏感，但停药或减量2周内复发，再次用药或恢复用量后尿蛋白又转阴，重复2次以上者（除外感染及其他因素）；⑤复发或反复：尿蛋白已转阴，停用激素4周以上，尿蛋白又≥++为复发；若在激素用药过程中出现上述变化为反复；⑥频复发或频反复：半年内复发或反复≥2次，1年内≥3次。

（2）观察糖皮质激素的疗效及副作用

①注意观察水肿、每日尿量、尿蛋白变化及血浆蛋白恢复情况。

②注意观察激素的副作用，如高血压、消化道溃疡、库欣综合征、高凝状态等。监测血压变化，每日测血压1～2次，发现异常及时报告医生。注意保护胃黏膜，避免空腹吃药，不吃坚硬及有刺激的食物，观察患儿大便颜色，若有黑便及时报告医生，必要时按医嘱加用抗胆碱药或抗酸药等。注意库欣综合征如满月脸、多毛、向心性肥胖、皮肤紫纹等表现。注意观察有无突发腰痛及肉眼血尿（肾静脉血栓）；有无两侧肢体水肿程度差别固定，不随体位改变而变化（下肢深静脉血栓）；有无下肢疼痛伴足背动脉搏动消失（下肢动脉血栓）等。

（3）观察免疫抑制剂的副作用　环磷酰胺主要副作用有白细胞减少、脱发、胃肠道反应、肝功能损害、出血性膀胱炎，远期副作用为性腺损害，因此用药期间应多饮水，定期检测白细胞计数，避免青春前期和青春期用药。

（五）帮助缓解焦虑

（1）关心、爱护患儿，多与患儿及家长沟通，鼓励患儿说出内心感受。协助患儿及家长根据病情适当安排娱乐、学习和休息。

（2）对由于形象改变而引起焦虑者，多给予解释，说明药物反应是暂时的，停药后会逐渐恢复正常。注意不要以患儿的形象改变开玩笑。其他见急性肾炎焦虑的护理。

【健康指导】

1. 讲解病情及治疗、护理要点　向患儿及家长讲解本病有关知识、患儿病情、护理要点、预后等；强调激素治疗的重要性，使得患儿和家长能够主动配合并按计划服药；介绍如何观察并发症的早期表现以及并发症的预防方法。

2. 做好出院指导　强调要遵医嘱继续按时服用激素，定期来院复查，逐渐递减激素剂量，不可随便减量或停药，以免复发；说明感染和劳累是造成复发的主要诱因，讲解预防措施，一旦发生感染应及时治疗；预防接种应在停药1年后进行；教会较大儿童和家长用试纸检测尿蛋白的变化。

> **考点提示**
>
> 　肾病综合征患儿进行预防接种的时间。

第四节　尿路感染患儿的护理

患儿，女，1.5岁，因发热、排尿时哭闹3日来院就诊。体检：T 37.5℃，P 120次/min，R 26次/min。发育正常，营养中等。神志清，精神可，呼吸平稳。咽无充血，双扁桃体Ⅰ度肿大、无充血。两肺呼吸音粗，未闻及干、湿啰音。心脏检查未见异常。尿道口充血。请问：

1. 初步考虑什么病？找出诊断依据。

2. 该患儿应做哪些辅助检查？

3. 该患儿存在哪些护理问题？

4. 你能为该患儿制定出护理措施吗？

【疾病概述】

尿路感染是指病原体直接侵入尿路，在尿液中生长繁殖，侵犯并损伤尿路黏膜或组织而导致的炎症，又称泌尿道感染。临床上根据感染部位分为上尿路感染（肾盂肾炎）和下尿路感染（膀胱炎或尿道炎）。因婴幼儿时期炎症很少局限于某一部位，故统称为泌尿道感染。临床以脓尿和（或）菌尿为特征，可有膀胱刺激征、发热、腰痛等症状；也可无症状。本病可发生于任何年龄，2岁以下多见，女孩多于男孩。

（一）病因

细菌、真菌、支原体均可引起尿路感染，以革兰阴性杆菌为主，其中大肠埃希菌最常见；革兰阳性球菌少见，主要为表皮葡萄球菌、白色葡萄球菌及肠球菌，金黄色葡萄球菌多见于血行感染。真菌感染常继发于长期应用广谱抗生素和肾上腺皮质激素的患儿。病毒致病少见。

考点提示

尿路感染最常见的致病菌。

（二）发病机制

细菌引起尿路感染是宿主内在因素和细菌致病性相互作用的结果。

1. 感染途径

（1）上行感染　上行感染为最主要的感染途径。致病菌自尿道口上行并进入膀胱、输尿管、肾脏，引起感染。膀胱输尿管反流常为细菌上行感染的直接通道。

考点提示

尿路感染最主要的感染途径。

（2）血行感染　通常为全身性败血症的一部分。任何部位的细菌感染，只要引起菌血症或败血症，细菌均可随血流到达肾脏，引起尿路感染，主要见于新生儿和小婴儿。

（3）淋巴感染　较少见。结肠内的细菌和盆腔感染可通过淋巴管感染肾脏或膀胱。

（4）直接蔓延　更少见。肾脏周围邻近器官和组织的感染如肾周脓肿、阑尾脓肿也可直接蔓延至肾脏。

直通护考

小儿发生泌尿道感染的主要途径是

A. 泌尿道先天畸形　　B. 淋巴感染　　C. 下行感染

D. 血行感染　　　　　E. 上行感染

答案与解析：答案E。本题的考点是尿路感染最主要的感染途径。

---

2. 易感因素　小儿泌尿系统的解剖生理特点，如女婴尿道短、外口暴露且靠近肛门等；婴幼儿坐地玩耍、蛲虫移行等；受凉、营养不良及长期应用免疫抑制剂等导致机体抵抗力降低；尿路畸形、免疫缺陷；泌尿道器械检查、留置导尿管、尿路损伤、异物等。

3. 细菌毒力　若无特殊易感因素，微生物的毒力是决定细菌能否引起尿路感染的主要因素。

【护理评估】

（一）健康史

评估患儿有无抵抗力降低的诱因，如受凉、营养不良及长期应用免疫抑制剂等；

发病前有无大便后未及时清洗被污染会阴部、幼儿坐地玩耍导致尿道口污染、留置导尿管以及尿路损伤或异物等诱因。慢性感染或反复感染者注意有无泌尿道畸形。

（二）身心状况

1. 身体状况 急性尿路感染 因年龄不同表现不一。

（1）新生儿 多由血行感染引起。临床表现极不典型，症状轻重不一，轻者可仅为无症状性菌尿，重者可呈严重败血症表现。多以全身症状为主，如发热或体温不升、苍白、拒乳、呕吐、腹泻、体重不增、黄疸、嗜睡、烦躁甚至惊厥等。局部排尿刺激症状多不明显。

（2）婴幼儿 女孩多见，临床症状也不典型，仍以全身症状为主，以发热最突出，拒食、呕吐、腹泻等症状也较明显。局部排尿刺激症状不明显，细心观察可发现部分患儿有尿线中断、排尿时哭闹、夜间遗尿、尿布有臭味和顽固性尿布皮炎等。

（3）年长儿 表现与成人相似。下尿路感染以膀胱刺激症状如尿频、尿急、尿痛等局部刺激症状为主，全身症状轻微，尿液混浊，有时可见终末血尿或遗尿；上尿路感染以发热、寒战、腰痛、腹痛等全身症状明显，常伴有肾区叩击痛及肋脊角压痛等。

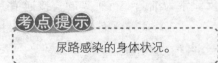

考点提示

尿路感染的身体状况。

2. 心理状态 各年龄小儿心理状况差别较大。婴儿主要表现为哭闹，幼儿出现退行性行为以及习惯的改变，年长儿自尊心较强，若病后出现遗尿，常担心被人嘲笑而产生紧张不安、抑郁、沮丧等心理。家长则由于患儿哭闹、频繁排尿或遗尿，会出现焦虑、抱怨、歉疚等心理反应。

（三）辅助检查

1. 尿液检查

（1）尿常规检查 取清晨首次中段尿离心后镜检，白细胞＞5个/HP，有时可见脓细胞成堆或白细胞管型。膀胱炎者可有血尿。肾盂肾炎患者有中等蛋白尿、白细胞管型。

（2）尿细菌学检查

①尿细菌培养及菌落计数 是诊断尿路感染的主要依据。取中段尿培养，菌落计数≥10^5/ml可确诊，$10^4 \sim 10^5$/ml为可疑，菌落≤10^4/ml为污染。通过耻骨上膀胱穿刺获取的尿标本进行培养，只要发现有细菌生长，即有诊断意义。

②尿液直接涂片法找细菌 取新鲜尿1滴直接涂片染色，油镜下如每个视野都能找到1个细菌，表明尿中菌落计数≥10^5/ml。

2. 影像学检查 对反复感染或迁延不愈者应进行影像学检查，以明确有无泌尿系畸形和膀胱输尿管反流。常用B型超声检查、静脉肾盂造影加断层摄片、排泄性膀胱尿路造影、肾核素造影、CT扫描等。

（四）治疗要点

治疗的关键是控制感染、去除病因、缓解症状、防止复发和保护肾功能。其中主要是正确应用有效的抗菌药物，上行感染首选磺胺类药，连服7～10天；血行感染或全身症状重者多选用青霉素类、头孢菌素类药物，单独或联合应用10～14天。开始治疗后连续3天进行尿细菌培养，若用药24h时后尿培养阴性，表明所用药物有效，否则应按尿培养药物敏感试验的结果调整用药。停药1周后需再做尿培养1次。

【护理问题】

（1）体温过高　与感染有关。

（2）排尿障碍　与泌尿道炎症刺激有关。

（3）知识缺乏　与患儿及家长缺乏疾病的预防和护理知识有关。

【护理措施】

（一）维持正常体温

急性期卧床休息，鼓励患儿多饮水，以利降温，并可以增加尿量以冲洗尿路，减少细菌在尿路的停留时间，促进细菌、毒素、炎症分泌物的排出。给营养丰富、易消化的流质或半流质饮食。密切观察体温变化，超过38.5℃时给予物理降温或按医嘱给予药物降温。

（二）减轻排尿异常

1. 提供合适的排尿环境　将患儿安排在离厕所较近的床位或将便器具放在易取的位置，做好消音和消臭处理；观察并记录患儿排尿频率、尿量、排尿时的表情及尿液性状。

2. 协助减轻尿道刺激症状　尿道刺激症状明显者可按医嘱给予山莨菪碱等抗胆碱药解痉，或适当应用苯巴比妥、地西泮等镇静剂。也可口服碳酸氢钠，以碱化尿液，减轻膀胱刺激症状。

3. 按医嘱正确留取尿培养标本　要做到无菌操作，先用肥皂将外阴清洗干净，然后用0.1%的苯扎溴铵冲洗2次后留取中段尿。若30分钟未留到尿液，需再次消毒。细菌在尿液中繁殖很快，因此标本要在30min内送检，否则应放在4℃冰箱内。

> **考点提示**
>
> 留取尿培养标本的注意事项。

4. 按医嘱正确应用抗菌药物　口服抗菌药物可出现食欲下降、恶心、呕吐等胃肠道反应，饭后服用可减轻胃肠道症状；服用磺胺类药物应多饮水，注意观察有无血尿、尿少、过敏反应等。

【健康指导】

向患儿及家长介绍本病的护理和预防要点，指导家长取尿送检；为婴儿勤换尿布、便后清洗臀部；每日冲洗外阴1～2次，保持会阴部清洁、干燥；防治蛲虫病；尽量避免导尿或泌尿系的器械检查；及时矫治泌尿道先天畸形；按时服药，定期复查，防止复发。急性感染疗程结束后每月随访1次，行尿常规检查和中段尿细菌培养，连续3个月。反复发作者，每3～6个月复查1次，随访2年或更长时间。

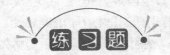

一、A₁型题

1. 与急性肾炎发病有关的细菌是

    A. 金黄色葡萄球菌   B. 大肠埃希菌   C. 溶血性链球菌

    D. 肺炎链球菌   E. 流感嗜血杆菌

2. 急性肾炎患儿应用青霉素是为了

    A. 控制肾脏感染   B. 预防肾脏炎症进一步发展

    C. 清除体内残余病灶内的细菌   D. 防止其他合并症

    E. 防止继发感染

3. 单纯性肾病临床特征不包括

    A. 大量蛋白尿   B. 低蛋白血症   C. 高脂血症

    D. 高血压   E. 高度水肿

4. 小儿泌尿道感染最常见的病原体是

    A. 病毒   B. 细菌   C. 支原体

    D. 衣原体   E. 真菌

二、A₂型题

1. 某患儿因"急性肾炎"入院。今晨突然出现呼吸困难，不能平卧，咳嗽，咳泡沫痰，尿量减少，考虑此患儿出现了

    A. 肺炎   B. 高血压脑病   C. 急性肾功能衰竭

    D. 胸腔积液   E. 严重循环充血

2. 8岁男孩，发热，尿频、尿痛3日，不咳嗽，血压正常，最可能患了以下哪种疾病

    A. 尿路感染   B. 肾结石   C. 急性肾炎

    D. 肾病综合征   E. 上呼吸道感染

3. 4岁女孩，因大量蛋白尿，高度浮肿，高胆固醇血症，低蛋白血症而入院。该患儿诊断为何种疾病

    A. 急性肾炎   B. 尿路感染   C. 肾病综合征

    D. 过敏性肾炎   E. 尿路结石

4. 患儿，男，3岁，因全身浮肿，以"肾病综合征"入院。应首选哪种药物进行治疗

    A. 泼尼松   B. 呋塞米   C. 环磷酰胺

    D. 抗生素   E. 左旋咪唑

5. 4岁女孩，2周前患脓疱病，2日来眼睑水肿、尿少，有肉眼血尿，血压150/95mmHg，应考虑

    A. 肾病综合征   B. 慢性肾炎   C. 肾炎性肾病

D. 急性肾炎　　　　　　　　　E. 泌尿道感染

6. 患儿，女，10岁。急性肾炎入院，治疗1周余，现水肿已消退，血压正常，但尿液检查仍有较多红细胞。此时最重要的健康教育是

A. 介绍急性肾炎的发生原因　　B. 解释限制饮食的意义　　C. 解释限制活动的重要性

D. 说明急性肾炎的预防要点　　E. 介绍预后估计

7. 患儿，男，9岁。因"颜面水肿2天"就诊。查体：T 37℃，P 120次/min，R 28次/min，BP150/100mmHg，面部及下肢水肿，呈非凹陷性。尿化验：红细胞（++），有多种管型。诊断为急性肾炎。今上午突然出现剧烈头痛、视物模糊。该患儿可能是并发了

A. 尿路感染　　　　　　　　　B. 严重循环充血　　　　　　C. 高血压脑病

D. 肾病综合征　　　　　　　　E. 急性肾衰竭

三、A₃型题

（1～3题共用题干）

患儿，8岁，4周前曾患"急性化脓性扁桃体炎"，近日眼睑浮肿，尿少，有肉眼血尿，血压140/90mmHg。

1. 该患儿入院初诊断为

A. 急性肾炎　　　　　　　　　B. 慢性肾炎　　　　　　　　C. 肾炎性肾病

D. 单纯性肾炎　　　　　　　　E. 急进性肾炎

2. 该患儿应低盐饮食至

A. 肉眼血尿消失　　　　　　　B. 镜下血尿消失　　　　　　C. 水肿消失、血压正常

D. 艾迪计数正常　　　　　　　E. 血沉正常、尿常规正常

3. 该患儿可以上学的指标

A. 血压恢复正常　　　　　　　B. 血沉恢复正常　　　　　　C. 肉眼血尿消失

D. 镜下血尿消失　　　　　　　E. 阿迪计数正常

四、A₄型题

（1～5题共用题干）

患儿，男，6岁，因全身浮肿，以"肾病综合征"入院。查体：面部、腹壁及双下肢浮肿明显，阴囊壁变薄透亮。化验检查：尿蛋白（++++），胆固醇升高，血浆蛋白降低。

1. 该患儿当前最主要的护理问题是

A. 焦虑　　　　　　　　　　　B. 排尿异常　　　　　　　　C. 有继发感染的可能

D. 体液过多　　　　　　　　　E. 有皮肤完整性受损的可能

2. 目前应给予的最主要护理措施是

A. 卧床休息　　　　　　　　　B. 高蛋白饮食　　　　　　　C. 无盐饮食

D. 高脂肪饮食　　　　　　　　E. 肌内注射给药

3. 应用肾上腺糖皮质激素治疗，长程疗法为

A. 8～12周　　　　　　　　　B. 1～2个月　　　　　　　　C. 3～4个月

D. 5 ~ 6个月   E. 9 ~ 12个月

4. 病情好转，出院时健康指导应强调

    A. 介绍本病的病因   B. 遵医嘱继续服药，不能随便停药

    C. 讲解预防复发的注意事项   D. 说明本病的治疗反应

    E. 说明不能剧烈活动的重要性

（冷丽梅）

神经系统疾病患儿的护理

要点导航

◎ **学习要点**

1. 了解小儿脑脊液的正常值和腰穿的位置。

2. 掌握化脓性脑膜炎、病毒性脑膜炎、脑炎的常见病原体。

3. 掌握小儿惊厥的急救措施。

4. 掌握化脓性脑膜炎、病毒性脑膜炎、脑炎、小儿惊厥的护理问题和护理措施。

◎ **技能要点**

能运用有关知识对化脓性脑膜炎、病毒性脑膜炎、脑炎、小儿惊厥的患儿进行护理评估、提出护理问题、制定相应的护理措施，并对小儿、家庭及社区提供保健指导与卫生宣教。

第一节　小儿神经系统解剖、生理特点

神经系统包括脑、脊髓及与脑髓和脊髓相连的脑神经、脊神经和神经节等。中枢神经管理身体各个系统、器官、组织间活动的协调，保持机体与外界环境的平衡。小儿的神经系统发育尚未完善，无论在解剖还是在生理方面都具有不同特点。

一、解剖特点

1. 脑　小儿出生时脑相对较重，约370g，占体重的10% ~ 12%。在大体形态上与成人无明显差别，表面已经有主要的沟和回。各层细胞随年龄的增长体积增大、突触增多，功能逐渐成熟和复杂化。3岁时脑细胞分化基本完成，8岁时与成人无明显区别。

2. 脊髓　小儿脊髓与脊柱的发育不平衡，出生时脊髓的末端位于第3 ~ 4腰椎间隙，4岁时脊髓末端位于第1 ~ 2腰椎间隙。故婴幼儿时期做腰椎穿刺的位置要低，以4 ~ 5腰椎间隙为宜，4岁以后与成人相同。

考点提示

婴幼儿腰穿的位置。

227

二、生理特点

小儿脑神经髓鞘生后3个月形成，周围神经髓鞘3岁后形成，当外界刺激作用于神经传导至大脑时，因缺乏髓鞘的隔离作用，有可能将兴奋传入邻近神经纤维，所以小儿对外来刺激反应常较慢而且易于泛化。出生时大脑皮层的发育尚未成熟，皮质下中枢兴奋性较高，因而新生儿常表现无意识的手足徐动和肌肉紧张力高。

三、神经反射

反射是神经活动的基础，小儿出生时，已具备各种维持生命所必须的非条件反射。

考点提示

小儿神经反射的特点。

1. 出生时已存在以后逐渐消失的反射 吸吮反射、觅食反射、握持反射、颈肢反射和拥抱反射，于生后3～6个月消失。这些反射在该出现时不出现，该消失时不消失均提示神经系统异常。

2. 出生时已存在以后永不消失的反射 角膜反射、瞳孔反射、咽反射、结膜反射、吞咽反射等。这些反射减弱或消失提示神经系统有病理改变。

3. 出生时不存在以后逐渐出现并永不消失的反射 腹壁反射、提睾反射以及各种腱反射。

4. 病理反射 小儿2岁以内可出现巴宾斯基征阳性为生理现象，若单侧出现或2岁以后出现此反射均为病理现象；颈强直、布鲁津斯基征、克匿格征出生3～4个月阳性无病理意义。

直通护考

下列神经反射属于出生时已存在以后永不消失的反射是

A. 觅食反射　　　　　　B. 角膜反射　　　　　　C. 拥抱反射

D. 吸吮反射　　　　　　E. 巴宾斯基征

答案与解析：答案B。本题的考点是小儿神经反射的特点。

四、脑脊液

新生儿脑脊液量少，约为50ml，压力为30～80mmH$_2$O，随年龄增长，脑脊液量逐渐增多，压力为70～180mmH$_2$O，外观无色透明，细胞数不超过10×10^6/L(新生儿可达20×10^6/L)，糖2.8～4.4mmol/L，蛋白不超过400mg/L，氯化物118～128 mmol/L。

第二节 化脓性脑膜炎患儿的护理

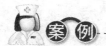

案例

患儿，女，9个月，因发热、呕吐5次入院。3天前曾"感冒"，入院后患儿面色苍白，烦躁不安，两眼凝视，前囟紧张，查体：T 39℃，脑膜刺激征阳性，脑脊液检查：外观浑浊，压力增高，白细胞$1000×10^6$/L，以中性粒细胞为主，糖含量降低。请问：

1. 初步考虑什么病？并找出诊断依据。

2. 制定出相应的护理措施。

【疾病概述】

（一）概念

化脓性脑膜炎是由各种化脓性细菌感染引起的脑膜炎症，以发热、呕吐、头痛、烦躁、抽搐、嗜睡及惊厥，并伴有脑膜刺激征及脑脊液改变为主要临床特征的神经系统急性感染性疾病。化脓性脑膜炎是小儿严重感染性疾病之一，尤其是婴幼儿多见，本病的病死率为5%～10%，存活者神经系统后遗症较多。

（二）病因

1. 病原菌 2/3以上患儿是由脑膜炎奈瑟菌、肺炎链球菌、流感嗜血杆菌引起。2个月以下患儿以大肠埃希菌、变形杆菌、铜绿假单胞菌和金黄色葡萄球菌为主；3个月～3岁小儿以流感嗜血杆菌为主；年长儿以脑膜炎奈瑟菌和肺炎链球菌感染为主。

2. 感染途径 细菌大多从呼吸道侵入，也可由皮肤黏膜侵入，少数可因中耳炎、乳突炎、外伤等直接侵入脑膜。

3. 诱发因素 患儿发病前有呼吸道、消化道或皮肤感染史，新生儿有脐带感染史。此外，患儿还有鼻窦炎、中耳炎、乳突炎、穿通性头颅外伤、脑脊膜膨出等病史。

> **考点提示**
>
> 1. 化脓性脑膜炎常见的病原体。
> 2. 化脓性脑膜炎的感染途径。

【护理评估】

（一）健康史

了解患儿有无上呼吸道感染、肠道感染和皮肤感染的病史，新生儿有无脐部感染。

（二）身心状况

多为急性起病，90%以上在生后1～5个月发病。一年四季均有发生。

1. 身体状况

（1）典型表现 发热、烦躁、萎靡、嗜睡、惊厥、昏迷等感染中毒症状；剧烈的头痛、喷射性呕吐、尖叫等颅内压增高症状，严重者合并脑疝，表现为两侧瞳孔不等大，对光反应迟钝等；脑膜刺激征（颈强直、布鲁津斯基征、克匿格征）为阳性。

（2）非典型表现　3个月以下患儿症状不典型，表现为体温升高或降低、哭声微弱、反应低下、拒乳、呕吐、发绀，呼吸不规则、哭声增高、双目凝视、前囟隆起（由于颅缝和前囟未闭，颅内压增高和脑膜刺激征不明显）、头围增大等症状。

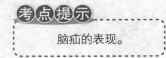

考点提示

脑疝的表现。

（3）并发症　硬脑膜下积液、脑室管膜炎、脑积水以及耳聋、失明、智力低下和癫痫等。其中最常见的是硬脑膜下积液。

2. 心理状态　由于本病病死率及后遗症较高，应注意评估家长及患儿有无出现焦虑、恐惧和沮丧心理。个别家长由于患儿神经系统受到损伤出现后遗症，或医疗费过重而做出弃婴行为，从而引发一系列社会问题。

3. 辅助检查

（1）血常规检查　周围血白细胞计数明显增高，以中性粒细胞为主，占80%以上。

（2）脑脊液检查　脑脊液检查是确诊本病的重要依据。压力增高、外观混浊，白细胞数多在$1000 \times 10^6/L$以上，以中性粒细胞为主。蛋白质含量增高，氯化物和糖含量明显下降。涂片或细菌培养可找出致病菌。

考点提示

化脓性脑膜炎脑脊液的改变。

 知识链接

☙ 脑脊液检查会导致残疾吗? ☙

脑脊液是由脑室脉络膜分泌的，填充在脑和脊髓的蛛网膜下隙，主要起保护大脑和脊髓，缓冲震动，维持颅内压平衡，同时为脑和脊髓输送营养和代谢产物的作用。正常情况脑脊液压力和成分是恒定的，当大脑发生病变时脑脊液会发生变化，所以检查脑脊液可以为临床提供重要诊断依据。抽取时很简单，一般仅需几毫升，而且很快得到补充，穿刺之后只要去枕平卧4~6h，不会有什么反应。所以抽取脑脊液检查是不会导致残疾的。家长担心的残疾是有些中枢神经系统病变留下的后遗症，与抽脑脊液无关。

（三）治疗要点

1. 抗生素治疗　选用敏感、可通过血脑屏障、毒性低的抗生素，联合、早期、足量、足疗程静脉给药。常用青霉素、氨苄西林、头孢三嗪等。

2. 肾上腺皮质激素治疗　抑制炎症因子、降低血管通透性以减轻脑水肿和颅内高压症状。

3. 支持及对症治疗　高热时降温，颅内高压时降低颅内压，控制惊厥，保证能量摄入及水、电解质的平衡。

【护理问题】

（1）体温过高　与细菌感染有关。

（2）潜在并发症　颅内压增高、脑疝、硬脑膜下积液、脑积水。

（3）有受伤的危险　与惊厥有关。

（4）营养失调——低于机体需要量　与摄入不足、机体消耗增多有关。

（5）恐惧　与预后不良及对疾病的了解缺乏有关。

【护理措施】

1. 维持正常体温　高热的患儿每4h测体温1次，体温超过38.5℃时，及时给予物理降温或药物降温，以防惊厥。

给予抗生素治疗，控制感染。了解各种药物的使用要求、毒副作用及配伍禁忌，如青霉素稀释后应在1h内输完，以免影响疗效。

2. 病情观察　密切注意患儿的生命体征、意识、面色、瞳孔、囟门及呕吐情况，特别注意有无呼吸衰竭、脑水肿、脑疝、惊厥及其他并发症的发生。应经常巡视、密切观察、详细记录，以便及早发现，如患儿有颅内压增高，遵医嘱给予20%甘露醇、呋塞米、地塞米松等。对惊厥患儿应保持呼吸道通畅、给氧，遵医嘱使用镇静、止惊剂，如地西泮、苯巴比妥等。静脉输液速度不宜太快，以免加重脑水肿。随时做好各种抢救准备，备好氧气、脱水剂、呼吸兴奋剂、人工呼吸机、吸引器、硬脑膜下穿刺包（化脓性脑膜炎发病率最高的并发症是硬脑膜下积液）及侧脑室引流包。

> **考点提示**
> 化脓性脑膜炎病情观察的内容。

3. 防止外伤和意外

（1）保持安静、尽量避免各种刺激（包括声、光）。

（2）卧床休息，保持头肩抬高15°～30°及头侧位，惊厥发生时，拉好床档，以免坠床。

（3）注意加强口腔护理，及时清除呕吐物，保持清洁，防止误吸。并给予口腔保护，以防舌咬伤。

4. 保证足够营养供应　神志清醒者给予易消化、富营养、清淡的流质或半流质饮食，意识障碍者给予鼻饲或静脉高营养。满足患儿机体的能量需求，维持水、电解质的平衡。

5. 心理护理　对患儿及家长给予关心、安慰和爱护，使其接受疾病的事实，鼓励战胜疾病的信心，依据患儿和家长的理解能力，介绍病情、护理的目的与方法，使其积极配合治疗。

> **考点提示**
> 化脓性脑膜炎患儿的心理护理。

直通护考

患儿，男，1岁，3天前出现发热、咳嗽、流涕，现体温39.5℃，嗜睡，出现喷射性呕吐，初步诊断为化脓性脑膜炎，需做腰椎穿刺，此时重要的护理是

A. 对患儿讲明腰椎穿刺的目的和意义　　　B. 固定患儿于屈曲位

C. 给患儿备皮　　　　　　　　　　　　D. 准备腰椎穿刺包

E. 安慰家长并说明此项操作的意义和安全性

答案与解析：答案E。本题的考点是腰椎穿刺术的心理护理。

知识链接

腰椎穿刺的心理护理

1. 先向患儿或家长讲明腰椎穿刺的意义和目的，并强调对身体无明显伤害。

2. 协助医生固定患儿于合适体位。

3. 穿刺后告知家长让患儿去枕平卧4~6h，以防发生头痛。因其是有创伤性的操作，家长会非常担心其安全性，所以最重要的护理就是安慰家长并说明其操作的意义和安全性。

【健康指导】

（1）大力宣传预防化脓性脑膜炎的知识，介绍预后估计，给他们心理支持，增强信心，使其主动配合。

（2）向患儿家长介绍病情、用药原则及护理方法，解释避免刺激及头肩抬高侧卧的护理目的，示范清洁、翻身的操作方法，使家长协助做好生活护理。

（3）指导患儿家长观察呼吸、脉搏、神志、面色等情况，及时发现并发症的出现。

（4）需做腰椎穿刺的患儿在穿刺前向家长解释检查脑脊液的目的，强调检查的安全性，以消除恐惧心理并取得配合。

（5）对于恢复期患儿，要给予耐心的解释和安慰，制定相应的功能训练计划，指导家长具体的护理措施，减少后遗症发生。

第三节　病毒性脑膜炎、脑炎患儿的护理

患儿，男，5岁，因发热伴头痛、呕吐3天，惊厥1次急诊入院。查体：T38.5℃，P135次/min，神志不清，哭笑无常，脑膜刺激征（－）。脑脊液检查诊断：病毒性脑炎。请问：

1. 该病最常见的病毒是什么?

2. 该患儿有哪些护理问题?

3. 对该患儿制定哪些护理措施?

【疾病概述】

（一）概况

病毒性脑膜炎、脑炎是指由多种病毒感染引起的中枢神经系统的脑实质炎症，常表现为发热、头痛、精神异常、抽搐、意识障碍和脑脊液改变等。本病轻者多具有自限性，危重者可导致后遗症或死亡。根据炎症累及部位不同可表现为病毒性脑炎或脑膜炎。本病80%为肠道病毒引起，治疗要点为抗病毒及对症治疗。

> **考点提示**
> 病毒性脑炎的临床特征。

（二）病因

80%为肠道病毒（柯萨奇病毒、埃可病毒），其次为疱疹病毒、腮腺炎病毒、虫媒病毒（乙脑病毒）等。

> **考点提示**
> 病毒性脑膜炎、脑炎的常见病原体。

【护理评估】

（一）健康史

了解患儿有无呼吸道、消化道感染史；接触动物或昆虫叮咬史；传染病发病史。

（二）身心状况

多急性起病，病情轻重与病变部位有关。

1. 身体状况

（1）病毒性脑膜炎　主要表现为发热、恶心、呕吐，婴儿常有烦躁不安，易激惹；年长儿可有头痛，颈、肩、下肢痛，较少有严重的意识障碍，惊厥和局限性神经系统体征，检查脑膜刺激征阳性。

（2）病毒性脑炎　主要表现为发热、意识障碍、惊厥及颅内压增高。意识障碍轻者出现表情淡漠、嗜睡，重者神志不清、谵望、昏迷。颅内压增高出现头痛、呕吐、局限性或全身性抽搐，严重者导致脑疝，甚至呼吸、循环衰竭而死亡。运动功能根据受损部位不同，可表现为面瘫、偏瘫、不自主运动和吞咽障碍等。病变如累及额叶底部、颞叶边缘系统可出现精神异常，发生躁狂、定向力障碍、幻觉及失语等。

2. 心理状态　年长儿得知自己脑内有病，焦虑非常明显，家长面对病情危重可导致后遗症甚至危及生命的患儿，对预后过分担心、焦虑，常产生沮丧、恐惧的心理，了解家长对本病的认识程度。

3. 辅助检查

（1）脑脊液检查　外观清亮，压力增高或正常，白细胞数（25～250）×10^6/L，初期以中

> **考点提示**
> 病毒性脑炎脑脊液的改变。

性粒细胞为主，以后以淋巴细胞为主。蛋白质轻度增高，氯化物和糖含量一般正常。

（2）病毒学检查　部分患儿脑脊液病毒分离阳性及特异性抗体检测阳性。

直通护考

患儿，男，5岁，因发热伴头痛、呕吐3天，惊厥1次急诊入院。体检：T38.5℃，P135次/min，脑膜刺激征阳性。脑脊液检查诊断：病毒性脑炎。脑脊液特点不包括

A. 白细胞总数明显增高　　　　　B. 后期以淋巴细胞为主

C. 早期以中性粒细胞为主　　　　D. 蛋白轻度增高

E. 外观清亮

答案与解析：答案A。本题的考点是病毒性脑炎脑脊液改变。

（三）治疗要点

无特异性治疗。

1. 支持、对症治疗　卧床休息，保证能量，降温、降颅压、止惊、维持呼吸及循环功能。

2. 抗病毒治疗　一般采用静脉滴注，常选用无环鸟苷、三氮唑核苷、阿糖胞苷等。

【护理问题】

（1）体温过高　与病毒血症有关。

（2）急性意识障碍　与脑实质炎症有关。

（3）躯体移动障碍　与昏迷、肢体瘫痪有关。

（4）营养失调——低于机体需要量　与摄入不足有关。

（5）潜在并发症　颅内压增高。

【护理措施】

1. 维持正常体温　病室保证通风换气，体温在38.5℃以上，遵医嘱给予物理降温或药物降温方法。降低大脑耗氧量。

考点提示

病毒性脑炎的护理措施。

2. 积极促进功能恢复　对昏迷或吞咽困难的患儿，取平卧位，一侧背部稍垫高，头偏向一侧，以便让分泌物排出。卧床期间协助患儿洗漱、进食、大小便及个人卫生等。适当使用气垫、气圈等预防压疮，保持瘫痪肢体于功能位置，每2h翻身1次，轻拍背促痰排出，避免坠积性肺炎。

保持肢体功能位置，病情稳定后及早进行肢体的被动和主动功能锻炼。在锻炼中要注意循序渐进，耐心帮助，加强指导，采取保护措施。

3. 供给充足营养　保证营养给予，满足机体需要量。注意口腔、皮肤清洁，进食清淡、易消化的饮食，对不能进食者尽早给予鼻饲，保证热量供给。

4. 病情观察

（1）观察体温、面色、瞳孔及呼吸变化，保持呼吸道通畅，必要时吸氧，如发现呼吸节律不规则、两侧瞳孔不等大、对光反应迟钝，多提示有脑疝及呼吸衰竭发生。应配合做好抢救呼吸、循环衰竭的准备工作。

（2）观察抽搐、意识变化　如患儿出现烦躁不安、意识障碍，应警惕是否存在脑水肿。遵医嘱使用镇静止惊剂、脱水剂、利尿剂、营养脑细胞药物、高压氧、抗病毒药物等。

5. 心理护理　耐心向患儿及家长解释本病的防治知识，介绍患儿的病情、告诉本病多数预后良好。多关爱患儿，减轻患儿及家长对本病预后的担忧、焦虑和恐惧心理。

【健康指导】

（1）大力宣传病毒性脑炎的预防知识，积极预防上呼吸道、消化道等病毒感染性疾病，预防昆虫叮咬。

（2）做好患儿及家长的心理护理，向家长提供日常生活护理及保护患儿的一般知识。

（3）介绍患儿的病情，要多关爱患儿，经常与患儿进行交流，促进其语言功能的恢复。

（4）恢复期患儿，鼓励并协助患儿进行智力训练和肢体主动功能锻炼，活动时要循序渐进、防止碰伤、注意安全。运动功能障碍后遗症的患儿，应尽早配合理疗、体疗，进行运动功能康复训练。

（5）有继发癫痫患儿，要告诫其家长，按时坚持服药是癫痫治疗的关键。

第四节　惊厥患儿的护理

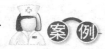

　　患儿，男，1岁。1天前因受凉而出现发热、流涕及咳嗽，突然发生抽搐，伴昏迷入院。查体：T41℃，P140次/min，R30次/min，神志不清，两眼上翻，双手握拳。双肺呼吸音较粗，未闻及干、湿性啰音，心、腹未见异常。四肢肌张力增高。请问：

　　1. 该患儿应考虑发生了什么情况？

　　2. 惊厥发生时如何护理？

【疾病概述】

（一）概况

惊厥俗称"抽风"、"惊风"，是指全身或局部肌群突然发生不自主收缩，常伴有意识障碍。是小儿常见而重要的急症，小儿惊厥发病率是成人的10～15倍。是一种暂时性神经系统功能紊乱。主要是由于婴幼儿大脑皮质功能发育尚未完善，神经髓鞘未完全形成，因此受刺激后神经系统功能暂时紊乱，神经细胞突然大量、异常、反复放电而致惊厥。

（二）病因

引起惊厥的原因很多，大体上分为两类。

1. 感染因素

（1）颅内感染 细菌、病毒、真菌、原虫等病原体引起的脑炎、脑膜炎、脑脓肿等神经系统感染。

（2）颅外感染 高热惊厥、其他部位感染引起的中毒性脑病、中毒性菌痢、肺炎、败血症、破伤风、瑞氏综合征等。其中高热是小儿惊厥最常见的原因。

2. 非感染因素

（1）颅内疾病 癫痫、婴儿痉挛症、脑肿瘤、脑血肿、脑外伤、脑血管畸形、脑积水、脑退行性病等。

（2）颅外疾病

①代谢性 如低钙血症、低血糖、低血镁、低血钠、维生素缺乏等。

> **考点提示**
>
> 小儿惊厥最常见的是高热惊厥。

②中毒性 药物、植物、农药、化学物质等各种中毒。

③心源性 严重心律失常、克山病等。

④肾源性 肾炎并发高血压脑病、尿毒症等。

⑤其他 窒息、缺血缺氧性脑病、溺水、严重的心肺疾病等。

【护理评估】

（一）健康史

了解患儿有无感染、传染病、中毒，新生儿出生时有无产伤、缺氧，既往有无发作史等。有无发热和其他伴随症状。

（二）身心状况

1. 身体状况

（1）惊厥典型表现 常见于癫痫大发作。起病急，突然意识丧失，头向后仰，眼球固定、上翻或斜视，口吐白沫，牙关紧闭，面部及四肢肌肉不自主地强直性或阵挛性抽搐，部分有大小便失禁。惊厥可持续数秒至数分钟或更长时间，发作停止后多转入嗜睡或昏迷状态。少数患儿抽搐时神志清楚，小婴儿惊厥表现可不典型，仅有呼吸暂停、口角抽动、一侧肢体抽动、两眼凝视等。亦有部分患儿发作前可先有惊跳、精神恍惚、烦躁不安等表现。

（2）惊厥持续状态 惊厥发作持续30min以上或两次发作间歇期意识不能完全恢复者。若惊厥反复发作或呈持续状态，常提示病情严重。惊厥时多伴有原发病的其他表现，多见于癫痫大发作、破伤风、脑肿瘤、严重的颅内感染等。长时间的惊厥引起缺血缺氧性脑损害，导致脑水肿甚至死亡。

（3）高热惊厥 约占30%，是小儿惊厥最常见的原因。多见于1～3岁小儿。常在上呼吸道感染

> **考点提示**
>
> 高热惊厥的特点。

初期，体温急剧上升时发生；在一次发热疾病中，一般只发作1次，很少有连续发作；抽搐数秒至10min，意识恢复快，无神经定位症状，一般预后好。热退后1周脑电图正常。部分患儿有既往发作史。

直通护考

患儿，1周岁，支气管肺炎。T39.6℃，抽搐2次，疑诊高热惊厥。其发作特点是

A. 发作时神志清醒 　　　　　 B. 发作持续时间较长

C. 伴有脑脊液异常 　　　　　 D. 大多发生在体温急剧上升后的12h

E. 发作2周后脑电图仍有异常

答案与解析：答案D。本题的考点是小儿高热惊厥的表现。

2. 心理状态　心理改变随年龄不同而表现不同，年长儿可产生自卑、恐惧心理，担心再次发作而长时间处于紧张状态。年幼的小儿由于家长惊厥知识的缺乏，会出现惊慌失措，甚至采用一些错误的处置方法。

3. 辅助检查　可查血、尿、粪便常规，根据病情选择检查项目，如血培养、血生化等，及尿素氮、脑脊液等的测定。必要时可做眼底检查、脑电图检查、颅骨X线平片、颅脑B超及CT或MRI等。

（三）治疗要点

控制惊厥，及时发现和治疗病因，预防惊厥复发。

【护理问题】

（1）急性意识障碍　与惊厥发作有关。

（2）有窒息的危险　与惊厥发作、呼吸道堵塞有关。

（3）有受伤的危险　与抽搐及意识障碍有关。

（4）体温过高　与感染及惊厥持续状态有关。

（5）知识缺乏　家长缺乏惊厥发作时急救及预防的知识。

【护理措施】

1. 预防窒息　惊厥发作时立即让患儿平卧，头转向一侧，解开衣领，及时清除咽部分泌物，保持呼吸道通畅，防止窒息。轻轻向外牵拉舌头，防止舌后坠阻塞呼吸道。严重惊厥时给予氧气吸入。备好急救用品，如开口器、吸痰器、气管插管用具等。遵医嘱使用止惊剂，首选地西泮（剂量按每次0.1～0.3mg/kg静脉缓注），也可选用苯巴比妥钠（新生儿常用，6～10mg/kg肌内注射）、10%水合氯醛（40～60mg/kg配成5%溶液保留灌肠）、苯妥英钠（地西泮无效时用，适用于癫痫持续状态，10～20mg/kg静脉注射）等。或选用针刺疗法，取穴人中、合谷、十宣、内关、涌泉针刺。观察并记录用药后呼吸和血压的变化。

2. 预防受伤　惊厥发作时保持安静，用纱布包裹压舌板放在上、下磨牙之间，防

止舌咬伤。牙关紧闭时，不要用力撬开，以免损伤牙齿。床边加床挡，避免坠床，同时在床挡处放置棉垫，并移开床上硬物，防止碰伤。就地急救时，移开一切危险物品，不能强力按压或牵拉患儿肢体，以免骨折或脱臼。对可能发生惊厥的患儿要有专人看护，避免发作时受伤。

考点提示

小儿高热惊厥发作时的急救方法。

3. 维持正常体温 体温在38.5℃以上，遵医嘱给予物理降温或药物降温。

4. 密切观察病情，预防脑水肿的发生 惊厥发作时保持安静，禁止一切不必要的刺激，因为各种刺激均可使惊厥加重或持续时间延长。密切观察患儿生命体征、意识、瞳孔的改变，高热者可用药物或物理降温，脑水肿者及时通知医生，遵医嘱给予静脉注射甘露醇或地塞米松，遵医嘱给予止惊药，防止惊厥时间过长而加重脑损伤或脑水肿。严重惊厥患儿给予氧气吸入。针对不同病因，给予抗感染，纠正低血钙、低血糖，维持水、电解质平衡。

5. 心理护理 关怀体贴患儿，处置轻柔，操作熟练、准确，争取患儿和家长的信任，消除恐惧心理。使患儿和家长主动配合各项检查和治疗。

【健康指导】

（1）向家长详细交代患儿的病情，给予家长安慰，解释惊厥的病因和诱因，争取合作。

（2）指导家长掌握预防惊厥的措施。告诉家长及时控制体温是预防惊厥的关键，发热时及时进行物理降温或药物降温。

（3）告诉家长惊厥发作时要保持镇静，向家长演示急救的方法（平放孩子，按压人中、合谷穴）。发作缓解时迅速将患儿送往医院。

（4）经常和患儿及家长交流，解除他们的焦虑和自卑心理，建立战胜疾病的信心。强调定期门诊随访。

（5）对惊厥发作持续时间长或频繁发作者，注意观察有无耳聋、肢体活动障碍、智力低下等神经系统后遗症，及时给予治疗和康复锻炼。

知识链接

☾ **高热惊厥就是癫痫吗?** ☽

癫痫是多种因素(包括遗传及后天获得的各种不同因素)引起的脑功能异常，是一种慢性疾病，表现为反复发作的惊厥，多有脑电图的异常，高热惊厥的好发年龄在6个月至3岁，依据世界各地的报告：平均每20~50个小儿就有1个经历1次高热惊厥，其中有1/3的小儿可能再一次经历高热惊厥，有1/6的小儿每当发热就会出现惊厥，但绝大多数小儿在3岁以后就不再发作，只有极少数（约2%~7%）可转变为癫痫。因此，高热惊厥并不能诊断为癫痫，不需要长期治疗。但定期对高热惊厥小儿进行追踪随访是必要的。

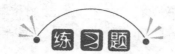

一、A₁型题

1. 新生儿期间不易引出的神经反射是

    A. 腹壁反射　　　　　　B. 拥抱反射　　　　　C. 颈肢反射

    D. 觅食反射　　　　　　E. 吸吮反射

2. 化脓性脑膜炎和病毒性脑炎确诊的主要依据是

    A. 头部CT　　　　　　　B. 病史　　　　　　　C. 脑超声波检查

    D. 脑脊液病原学检查　　E. 临床表现

3. 化脓性脑膜炎患儿护理措施不包括哪项

    A. 病室保持安静　　　　B. 定期翻身　　　　　C. 密切观察病情

    D. 保证充分的营养和水分　E. 惊厥昏迷时采取仰卧位

4. 典型的化脓性脑膜炎脑脊液改变是

    A. 细胞数增高、蛋白增高、糖增高　　　　B. 细胞数增高、蛋白正常、糖增高

    C. 细胞数增高、蛋白增高、糖下降　　　　D. 细胞数正常、蛋白增高、糖下降

    E. 细胞数增高、蛋白增高、糖正常

5. 病毒性脑膜炎最常见的病原菌是

    A. 脑膜炎双球菌　　　　B. 乙脑病毒　　　　　C. 疱疹病毒

    D. 腮腺炎病毒　　　　　E. 柯萨奇病毒

二、A₂型题

1. 患儿，女，9个月，因发热、呕吐5次入院。3天前曾 "感冒"，入院后患儿面色苍白，烦躁不安，两眼凝视，前囟紧张，查体：T 39℃，脑膜刺激征阳性，为确诊需做腰椎穿刺，腰椎穿刺的位置应选

    A. 第1~2腰椎间隙　　　B. 第2~3腰椎间隙　　C. 第3~4腰椎间隙

    D. 第4~5腰椎间隙　　　D. 平第2腰椎

2. 患儿，男，10个月。因 "抽搐2次伴意识丧失" 入院。T39.6℃，嗜睡状，呕吐1次，四肢抽动。脑脊液检查：压力升高、外观清亮，白细胞数200×10⁶/L，以淋巴细胞为主，糖和氯化物正常，1周前曾患上呼吸道感染。该患儿可能的诊断是

    A. 病毒性脑膜炎　　　　B. 化脓性脑膜炎　　　C. 结核性脑膜炎

    D. 颅内高压　　　　　　E. 脑疝

3. 2岁患儿，晨起流涕，午后发热，晚上突然惊厥。惊厥约持续 1~2min，赴医院途中惊厥停止，大声哭吵，神态转清。查体：T39.8℃，神志清，咽红，心肺无异常，颈无抵

抗，克氏征阴性。可能的诊断及进一步检查是

　　　　A.中枢神经系统感染，做腰穿　　　　　　　　B.癫痫，做脑电图

　　　　C.上呼吸道感染，高热惊厥，1周后做脑电图　　D.败血症，做血培养

　　　　E.婴儿手足搐搦症，查血钙

4.1岁男婴，高热、频繁呕吐1天。体查：面色较苍白，双眼凝视，心、肺无异常，颈软，克氏征(−)、布氏征(−)。血常规：白细胞18×10^9/L，中性粒细胞0.85，淋巴细胞0.15。最不能排除下列哪种疾病

　　　　A.上呼吸道感染　　　　　B.早期结核性脑膜炎　C.早期化脓性脑膜炎

　　　　D.病毒性脑炎　　　　　　E.急性胃炎

5.患儿，1岁，急诊入院时，牙关紧闭、口吐白沫、两手紧握、两眼上翻、全身肌肉痉挛、有痰鸣、头向后仰。作为护士最关键的护理措施是

　　　　A.给予安静的房间，尽量减少刺激　　　　B.20%甘露醇静脉注射，防止脑水肿

　　　　C.立即静脉点滴抗生素控制感染　　　　　D.迅速给予降温处理

　　　　E.立即止惊并清除口、鼻分泌物，维持呼吸道通畅

6.2岁女性患儿，因高热惊厥入院，为防止惊厥再次发生，护士护理的重点是

　　　　A.纠正水、电解质紊乱　　　B.给予持续低流量吸氧　　　　C.多晒太阳

　　　　D.体温过高时及时降温　　　E.持续给予镇静剂

7.患儿，4个月。发热、咳嗽、呕吐3天入院，查体：体温高达39.8℃，精神萎靡，目光呆滞，前囟饱满，肺部呼吸音粗糙，脑膜刺激征阳性。初步诊断为化脓性脑膜炎。其最常见的病原体是

　　　　A.肺炎链球菌　　　　　　B.疱疹病毒　　　　　C.脑膜炎奈瑟菌

　　　　D.大肠埃希菌　　　　　　E.流感嗜血杆菌

8.患儿，3岁，1周前流涕，发热2天，伴头痛、呕吐来诊。初步诊断为病毒性脑膜炎。治疗中患儿突然出现呼吸节律不规则，双侧瞳孔不等大，对光反应迟钝，主管护士应考虑并发了

　　　　A.脑水肿　　　　　　　　B.脑疝　　　　　　　C.颅内出血

　　　　D.脑性瘫痪　　　　　　　E.呼吸衰竭

三、A₃/A₄型题

（1～3题共用题干）

患儿，女，7个月，惊厥，查体：T40℃，喷射性呕吐，前囟饱满，脑脊液检查：白细胞数增高（中性粒细胞为主），蛋白质增高，糖降低，氯化物降低。

1.该患儿最可能的诊断是

　　　　A.病毒性脑炎　　　　　　B.颅内出血　　　　　C.化脓性脑膜炎

　　　　D.结核性脑膜炎　　　　　E.以上都不正确

2.该患儿首要的护理问题是

　　　　A.体温升高　　　　　　　B.疼痛　　　　　　　C.有体液不足的危险

  D. 急性意识丧失   E. 调节颅内压能力下降

3. 以下的护理措施哪项是不正确的

  A. 保持室内安静   B. 抬高床头10°～15° C. 增加补液量

  D. 观察生命体征   E. 给予甘露醇

（4～6题共用题干）

  患儿，女，4岁。发热1天，咳嗽2天，突发抽搐，急诊入院。查体：神志清醒，体温41℃，脉搏125次/min,咽明显充血，颌下淋巴结肿大，余无异常。

4. 患儿最有可能的考虑是

  A. 化脓性脑膜炎   B. 上感并高热惊厥 C. 低钙性惊厥

  D. 癫痫发作   E. 病毒性脑膜炎

5. 该患儿抽搐发作时，护士首先考虑选用的药物是

  A. 甘露醇   B. 苯巴比妥   C. 水合氯醛

  D. 地西泮   E. 苯妥英钠

6. 抽搐发作时，护士采用的急救措施哪项不正确

  A. 放胶布于患儿的手中或腋下   B. 抽搐时立即送医院

  C. 松解患儿衣领   D. 去枕平卧，头侧位

  E. 在上下牙之间放置纱布包裹的压舌板

（田 洁）

传染病患儿的护理

要点导航

◎ **学习要点**

1. 了解传染性疾病的疾病概述。

2. 掌握传染性疾病患儿的护理评估。

3. 掌握传染性疾病的护理问题。

4. 掌握传染性疾病患儿的护理措施。

◎ **技能要点**

能运用有关传染病的知识对患儿进行护理评估、提出护理问题、制定相应的护理措施，运用传染病的防治知识对小儿、家庭及社区提供预防保健指导与卫生宣教。

第一节 麻疹患儿的护理

 案 例

7岁患儿，发热、咳嗽、流涕4天入院。患儿于发病第3天开始出疹，皮疹开始于耳后发际，继之发展到全身，查体：T39.3℃，为充血性斑丘疹，疹间皮肤正常，心肺正常。请问：

1. 该患儿应考虑是什么疾病？为什么？

2. 该患儿有哪些护理问题？

3. 对该患儿需要隔离的时间为多长？

【疾病概述】

（一）概况

麻疹是由麻疹病毒引起的一种急性出疹性呼吸道传染病。临床特征为发热、流涕、咳嗽、眼结合膜炎、柯氏斑（口腔麻疹黏膜斑）及全身皮肤斑丘疹。麻疹传染性极强，易并发肺炎。病后大多可获得终身免疫。随着我国自1965年开始接种麻疹疫苗以来,麻疹发病率大幅度下降，目前我国的总发病率低于0.1%。

（二）病因及发病机制

1. 病因 病原体是麻疹病毒。

知识链接

💮 **麻疹病毒的特性** 💮

麻疹病毒属副黏液病毒，在外界生活能力不强，不耐热，对日光和消毒剂均敏感，但耐低温，在55℃时经15min即被破坏，在流通的空气或日光中30min失去活力。病毒在室内空气中传染性一般不超过2h。

2. 发病机制 麻疹病毒侵入呼吸道上皮细胞和局部淋巴结，在此部位短期繁殖，同时少量病毒侵入血液，形成第一次毒血症；然后被单核-巨噬细胞吞噬后大量复制、繁殖，病毒再次大量侵入血液，引起第二次毒血症，此时传染性最强，临床表现为高热和出疹。

（三）流行病学

1. 传染源 麻疹患者是唯一的传染源。

2. 传播途径 患儿口、鼻、咽、气管和眼的分泌物均含有麻疹病毒，主要通过咳嗽、打喷嚏、说话等由飞沫传播，即呼吸道传播。

3. 易感人群 未接种过麻疹疫苗。

【护理评估】

（一）健康史

了解患儿有无接种麻疹疫苗，是否接触过麻疹患者，既往有无麻疹病史。

（二）身心状况

本病好发于6个月至5岁的小儿。

1. 身体状况 临床经过可分为4期。

（1）潜伏期 一般为6～18天，平均10天，在潜伏期末有精神萎靡、轻度发热、全身不适等。

（2）出疹前期 一般3～4天，主要表现类似上呼吸道炎症。发热为首发症状，同时出现咳嗽、流涕、喷嚏、畏光流泪、结膜充血、眼睑浮肿等卡他症状。麻疹黏膜斑一般在出疹前24～48h出现，出疹后1～2天迅速消失。位于上下磨牙对应的颊黏膜处，灰白色，周围有红晕，直径约1.0mm（具有早期诊断价值）。

（3）出疹期 第4天左右开始出疹，一般为3～5天。皮疹首先开始于耳后发际，渐延及颈部、颜面、躯干、四肢，最后到手掌和足底。皮疹初为稀疏淡红色斑丘疹，略高出皮肤，压之褪色，直径2～4mm，皮疹痒，疹间皮肤正常。此期全身中毒症状及咳嗽加剧，肺部闻及少量啰音，易并发肺炎、喉炎等并发症。

（4）恢复期　出疹3～5天后体温下降，皮疹按出疹顺序消退，可留有糠麸样脱屑及淡褐色色素沉着，1～2周后消退。体温随之下降，全身情况好转。

常见的并发症有肺炎、喉炎、中耳炎、气管及支气管炎、心肌炎、脑炎、营养不良和维生素A的缺乏。

考点提示

1．麻疹黏膜斑对麻疹具有早期诊断价值。

2．麻疹皮疹的特点。

知识链接

6个月内婴儿会不会患麻疹？

当地麻疹流行时，李女士抱着5个月的孩子到处串门，并说自己孩子5个月不会患麻疹，这种说法对吗？

一般情况下，唯一可以透过胎盘的IgG抗体可以维持6个月内的小儿较少患传染病。但如果母亲未感染过麻疹病毒，只接种过麻疹疫苗，则体内麻疹抗体较自然感染要低，因此生下的婴儿体内的免疫力也低。所以，6个月内婴儿，母亲未患过麻疹的也可患病，麻疹流行期也要注意预防。

2. 心理状态　麻疹大多预后良好，若治疗护理不当则可能并发肺炎、喉炎、脑炎等，使原有疾病恶化，甚至危及生命。所以应注意了解家长对疾病的认识程度和护理能力，以及病情较严重时家长的忧虑和恐惧心理。

3. 辅助检查

（1）血液检查　血白细胞总数减少，淋巴细胞相对增多。继发细菌感染时，中性粒细胞增多。皮疹出现1～2天内，血清中可检出特异性IgM抗体，有早期诊断价值。

（2）病原学检查　从鼻、咽分泌物中分离出麻疹病毒。

（三）治疗要点

目前尚无特异性药物治疗。主要是支持、对症治疗、中药治疗及并发症的防治。

【护理问题】

（1）体温过高　与病毒血症及继发感染有关。

（2）皮肤完整性受损的危险　与麻疹病毒感染及继发细菌感染有关。

（3）营养失调——低于机体需要量　与食欲差、摄入量少、高热消耗有关。

（4）有感染的危险　与机体免疫力低下有关。

（5）潜在并发症　肺炎、喉炎、脑炎等。

（6）有传播感染的危险　与呼吸道排出麻疹病毒有关。

【护理措施】

1. 维持正常体温　卧床休息至皮疹消退、体温正常为止。麻疹患儿发热时不宜用物理及

考点提示

1．麻疹患儿体温升高的护理措施。

2．麻疹并发症的观察。

3．麻疹患儿隔离时间。

药物方法强行降温，禁用冷敷或乙醇擦浴，这样不利于出疹。如果高热至40℃以上，可遵医嘱用小剂量退热镇静剂或温水擦浴，避免出现高热惊厥。患儿衣被合适，勿捂汗，保持干燥。如发现患儿面色发青、呼吸困难、神志昏迷、抽搐等应立即报告医生，并做好抢救准备。

2. 保持皮肤黏膜完整性 每日用温水擦浴并更衣，保持床单清洁干燥；勤剪指甲，防止患儿因搔痒抓伤皮肤造成皮肤损伤和感染；预防干眼症，遵医嘱加服维生素A；防止继发感染，遵医嘱用生理盐水清洗双眼，再用抗生素眼膏或眼药水保护眼睛；保持口腔清洁，多饮开水，常用生理盐水或2%硼酸溶液漱口；如有口疮，应加强口腔护理，或用3%双氧水清洗口腔；防止眼泪及呕吐物流入双耳道，引起中耳炎。如透疹不畅，可用鲜芫荽煎水服用并拭身使疹出透。

3. 保证营养供给 宜给易消化、清淡、富含热量和维生素的流质或半流质饮食，少食多餐。并鼓励多饮水，以利于退热、排毒、透疹。保证营养供给，患麻疹期间无需忌口。

4. 观察病情 密切观察病情及时发现麻疹并发症，观察患儿出现咳嗽加重、声音嘶哑、犬吠样咳声、气促，呈吸气性呼吸困难（提示并发喉炎）；患儿出现高热不退、呼吸困难、鼻翼煽动、口唇发绀、咳嗽频繁（提示并发肺炎，临床最常见）；患儿出现高热、昏睡、惊厥甚至昏迷、脑膜刺激征（提示并发脑炎）；当出现以上情况，要即时报告医生，积极配合抢救与治疗。

5. 预防感染的传播 病室每天通风换气，进行紫外线消毒，患儿衣物及玩具要暴晒2h；隔离患儿从治疗至出疹后5天，有并发症患儿应住院隔离治疗，隔离期延长至出疹后10天。有密切接触的易感儿，也需隔离观察3周。同时减少不必要的探视，正确处理患儿分泌物、排泄物。

6. 心理护理 耐心向家长介绍本病防治知识，解答家长的询问，关爱体贴患儿，减轻家长的担心、焦虑、恐惧心理，积极配合治疗，防止并发症。

【健康指导】

（1）宣传控制传染病的知识，介绍麻疹的病因、传染源、传播途径、病程、隔离时间、早期症状等知识，做好传染病隔离，阻断传染病的传播。

（2）指导家长保持室内温暖及空气流通，空气进行紫外线消毒，患儿的被褥、衣服、玩具要在阳光下暴晒；同时减少不必要的探视；流行期间避免探访亲友。

（3）指导家长应隔离患儿，在家隔离从治疗至出疹后5天。有并发症患儿应住院隔离治疗，隔离期延长至出疹后10天。

（4）解释重点的护理措施，及时评估透疹情况，如透疹不畅，可用鲜芫荽煎水服用并拭身使疹出透。指导家长密切观察病情，及时发现麻疹并发症。

（5）流行期易感儿应尽量避免去公共场所。①主动免疫：8个月以上未患过麻疹者应接种麻疹减毒活疫苗，7岁时复种。②被动免疫：在接触患者后5日内注射人血丙种球蛋白可防止发病。

第二节 水痘患儿的护理

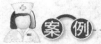 **案 例**

患儿，男，8岁，发热、皮肤水疱疹1天伴瘙痒就诊。查体：T38℃，躯干部可见散在红色斑丘疹和疱疹，疱疹周围有红晕，四肢少。初步诊断：水痘。请问：

1. 水痘的疹子特点是什么？

2. 该患儿预防皮肤感染的护理措施是什么？

3. 对该患儿需要隔离的时间为多长？

【疾病概述】

（一）概况

水痘是由水痘—带状疱疹病毒感染所致的小儿急性出疹性疾病，临床特征为全身症状轻微、皮肤和粘膜相继出现并同时存在斑疹、丘疹、疱疹和结痂。本病传染性极强。感染水痘后可获得持久性免疫，成年后潜伏再发则表现为带状疱疹。

（二）病因

病原体为水痘-带状疱疹病毒。该病毒对外界抵抗力弱，不耐碱、不耐酸、对乙醚敏感，在痂皮中不能存活。本病一年四季均可发生，多发生在冬末、初春季节。病毒存在于鼻、咽分泌物和疱疹液中，通过飞沫、空气或直接接触传播。水痘结痂后病毒消失，故传染期自出疹前1~2天至疱疹结痂为止，约7~8天。

（三）流行病学

1. 传染源 水痘患儿是唯一的传染源。

2. 传播途径 患儿鼻、咽分泌物及疱疹液中均存在病毒，主要通过飞沫或直接接触传播。

3. 易感人群 1~6岁婴幼儿。

 考点提示

水痘的病原体、传染源、传播途径。

【护理评估】

（一）健康史

了解患儿近期有无接触水痘或带状疱疹患者，有无长期使用肾上腺糖皮质激素及免疫抑制剂，有无接种水痘-带状疱疹病毒减毒活疫苗。

（二）身心状况

潜伏期10~21天，一般2周左右。

1. 身体状况 前驱期仅1天，表现为发热、头痛、不适、流涕、厌食及咳嗽等类似上呼吸道感染的

 考点提示

水痘皮疹的特点。

症状。常在当日或次日出现皮疹。

皮疹以红斑疹、丘疹、疱疹、脓疱、结痂顺序演变。水痘皮疹的特点：①皮疹分批出现，每批历时1～2天，先为红色斑疹或斑丘疹，迅速发展为清亮、椭圆型、周围有红晕、无脐眼的3～5mm小水疱，经24h，水疱内容物变混浊，此时疱疹出现脐凹，水疱易破溃，常伴瘙痒，疱疹持续2～3天，然后从中心开始干缩，迅速结痂，脱痂后一般不留瘢痕（由于皮肤病变仅限于表皮棘细胞层），同一时间可见3种形态的皮疹同时存在（水痘皮疹重要特征）；②皮疹呈向心性分布，集中在皮肤受压或易受刺激处，先从躯干开始，以后至面部、头皮，四肢末梢较少；③黏膜疱疹可发生在口腔、咽、结膜、生殖器等处，易破溃形成浅溃疡，疼痛明显。水痘为自限性疾病，一般10日左右自愈。

并发症常见为继发性皮肤细菌感染，少数患儿可并发水痘脑炎、肺炎和心肌炎等。

直通护考

患儿，男，4岁，发热、皮肤水疱疹1天伴瘙痒就诊。查体：T38℃，躯干部可见散在红色斑丘疹和疱疹，疱疹周围有红晕，四肢少。患儿最有可能考虑是

A. 水痘   B. 麻疹   C. 猩红热   D. 幼儿急疹   E. 药物疹

答案与解析：答案A。本题的考点是水痘皮疹的特点。

2. 心理状态 水痘发病率极高，传染性极强，预后大多良好，应注意了解家长对疾病的认识程度和护理能力，防止不良的生活陋习而导致疾病的加重和传播。

3. 辅助检查 白细胞总数一般正常，继发细菌感染者，白细胞总数增高。补体结合抗体高滴度或双份血清抗体滴度4倍以上可明确病原体。

（三）治疗要点

该病的治疗要点为：抗病毒治疗（首选阿昔洛韦）和对症治疗，预防皮肤感染。

【护理问题】

（1）皮肤完整性受损　与水痘疱疹病毒感染引起的皮肤损害有关。

（2）体温过高　与病毒血症有关。

（3）有传播感染的危险　与患儿排出传染性病毒有关。

（4）潜在并发症　继发细菌感染。

【护理措施】

1. 减轻皮肤病损，恢复皮肤完整性 勤换内衣，保持皮肤清洁、干燥；剪短指甲，戴连指手套，避免抓伤（继发感染或留下瘢痕）；皮肤瘙痒时，可用温水洗浴，局部涂炉甘石洗剂或5%碳酸氢钠溶液。遵医嘱使用阿昔洛韦（水痘发病24h内使用有效）、维生素B_{12}等。疱疹破溃可涂1%甲紫，或用抗生素软膏预防继发感染。

2. 降低体温　一般不用药物降温。高热时可用物理降温或药物降温，忌用阿司匹林。给予清淡富含营养的饮食，多饮水，保证足够的营养。出疹期禁用肾上腺皮质激素。

考点提示

水痘的药物护理。

3. 预防感染传播　将患儿收治在传染病隔离病室（不住院者在家隔离），隔离患儿至皮疹全部结痂为止；易感儿接触后应隔离观察3周。保持室内温暖及空气流通，同时减少不必要的探视；正确处理患儿分泌物、排泄物。

考点提示

水痘隔离的时间。

4. 心理护理　耐心向家长解释本病防治知识，解答家长的询问，告诉家长水痘病情较轻，不必紧张，但传染性强，注意预防传染。

【健康指导】

1. 宣传控制传染病的知识　水痘传染性极强，应隔离患儿至皮疹全部结痂为止；易感儿接触后应隔离观察3周。及时发现患儿，做好疫情报告。

2. 指导家长护理方法　隔离期间注意休息，保证充足的营养，给予清淡的饮食，多饮水。为家长示范皮肤护理方法，避免继发感染。

3. 指导切断传播途径的方法　室内通风换气，减少不必要的探视；托幼机构在水痘流行季节宜加强晨检和采用紫外线进行空气消毒，防止扩散。易感儿在流行期间避免到公共场所。

4. 增强人群免疫力，保护易感者

（1）主动免疫　国外已开始使用水痘减毒活疫苗，副作用少，接触患儿后立即给予即可预防发病。

（2）被动免疫　对使用大剂量激素、免疫功能受损、恶性病患儿，在接触水痘72h内可给予水痘带状疱疹免疫球蛋白（VZIG），可以起到减轻症状或预防作用。易感孕妇在妊娠早期如患水痘，终止妊娠是最佳选择，母亲在分娩前5天或分娩后2天内感染水痘的新生儿，亦推荐使用VZIG。

第三节　猩红热患儿的护理

案例

患儿，男，7岁，体温突然升高2天，最高达39.2℃，自述头痛、咽痛。查体：T39℃,双侧扁桃体肿大，可见脓点，全身皮肤充血，有红色细小点状皮疹，皮疹略高出皮肤表面，触之有粗糙感，皮疹之间无正常皮肤存在。请问：

1. 该患儿初步诊断是什么？

2. 该患儿有哪些护理问题？护理措施有哪些？

【疾病概述】

（一）概况

猩红热是由A族乙型溶血性链球菌（A组β溶血性链球菌）引起的儿童急性呼吸道传染病，临床以发热、杨梅舌、咽峡炎、全身弥漫性鲜红色皮疹和退疹后片状脱皮为特征。少数患儿病后2～3周可并发急性肾小球肾炎和风湿热。冬春季多见。

（二）病因

猩红热病原体主要是A族乙型溶血性链球菌，革兰染色阳性，红疹毒素（该菌产生侵袭力很强的外毒素）是导致猩红热的主要原因。该细菌在外界生存能力较强，在痰液、脓液和渗出物中可存活数周，但对热及一般消毒剂敏感。

（三）流行病学

1. 传染源 患者和带菌者是主要的传染源。

2. 传播途径 主要通过飞沫传播，也可经物品(食物、玩具、衣服等)或创口、产道感染传播。从发病前1天至疾病高峰时传染性最强。

3. 易感人群 人群普遍易感，但5～15岁儿童发病率高。

【护理评估】

（一）健康史

了解有无猩红热患者的接触史；既往有无猩红热发病史；当地的流行情况。

（二）身心状况

1. 身体状况

（1）潜伏期 1～7天。

（2）前驱期 多为持续性发热起病，热度高低不等，一般5～7天降至正常，用抗生素后24h即可正常；咽部和扁桃体红肿，有脓性分泌物，并伴颈部淋巴结肿大（咽峡炎表现）。

（3）出疹期 皮疹多在发热后第2天出现。自颈部开始，迅速扩展到胸、背、腹及上肢，24h波及全身。皮疹特点如下。①弥漫性充血的皮肤上出现分布均匀的针尖大小的丘疹，压之褪色，触之有砂纸感，疹间无正常皮肤，伴有痒感。②皮疹在腋窝、肘窝、腹股沟等皮肤皱褶处密集，因皮肤摩擦有皮下出血点形成紫红色的线条称帕氏线。③患儿面部潮红，有少量皮疹，但口唇周围无皮疹，呈苍白，称为口周苍白圈。④病初舌被白苔覆盖，2～3天后白苔脱落，舌面光滑呈绛红色，舌乳头突出，称草莓舌（杨梅舌）。

（4）恢复期 体温降至正常，一般情况好转。皮疹按出疹时顺序于3～4天内消退。病后1周末开始糠皮样脱屑，手足可呈大片状脱皮，呈"手套"、"袜套"状。无色素沉着。

> **考点提示**
>
> 猩红热皮疹的特点。

并发症多在病程的2～3周出现，主要有急性肾炎、风湿热等。

2. 心理状态 由于猩红热皮疹明显，发热等症状重，患儿常有焦虑、烦躁。应注意评估患者家长的心理状况及应对方式。

（三）辅助检查

（1）血常规　白细胞增高可达（10～20）×10⁹/L，中性粒细胞占80%以上。

（2）病原学检查　咽拭子或其他病灶分泌物培养可得到乙型溶血性链球菌。

（四）治疗要点

治疗首选青霉素，疗程7～10天。中毒症状重或伴休克症状者，给予肾上腺皮质激素等治疗。同时防止并发症发生。

【护理问题】

（1）体温过高　与链球菌感染、毒血症有关。

（2）皮肤完整性受损　与毒素致皮疹、脱皮有关。

（3）潜在并发症　急性肾小球肾炎、风湿热。

（4）有传播感染的可能　与病毒排出有关。

【护理措施】

1. 维持正常体温　急性期绝对卧床休息2～3周。高热时选择物理降温，如头部冷敷、温水擦浴，忌用冷水或酒精擦浴。必要时服用退热剂。

2. 保持皮肤完整性　衣被勤换洗，可用温水清洗皮肤，禁用肥皂水。剪短患儿指甲，避免抓伤而感染。脱皮时涂凡士林或液体石蜡，用消毒剪刀修剪，勿用手剥皮。皮肤瘙痒可涂炉甘石洗剂。急性期给予营养丰富、易消化的流质、半流质饮食，多饮水，用温生理盐水或稀释2～5倍的朵贝溶液漱口，每天4～6次，以避免口腔黏膜损伤。

3. 观察病情　注意观察血压变化，如有眼睑浮肿、尿量减少及血尿等提示并发肾炎；如有皮下结节、心脏炎、环形红斑的表现提示并发急性风湿热。积极配合医生，做好相关护理。

4. 预防感染传播　患儿呼吸道隔离至症状消失后1周，连续咽拭子培养3次阴性。接触者观察7天。患儿的分泌物、排泄物、用品用含氯消毒液消毒。

> **考点提示**
> 1. 猩红热的皮肤护理。
> 2. 猩红热的隔离时间。

5. 心理护理　耐心向家长介绍本病防治知识，解释家长的疑问，关爱体贴患儿，减轻家长的担心、焦虑、恐惧心理。

【健康指导】

（1）大力宣传控制猩红热的知识，对患儿呼吸道隔离至症状消失后1周，连续咽拭子培养3次阴性。对密切接触患儿的易感儿童可应用青霉素预防。

（2）指导家长急性期要绝对卧床休息，保证充足的营养，给予清淡的饮食，多饮水。为家长示范皮肤护理方法，避免继发感染。

（3）室内通风换气或用紫外线照射进行消毒，保持室内空气新鲜。患儿的分泌物或污染物要及时消毒。易感儿在流行期间避免到公共场所。

（4）加强体育锻炼，增强机体免疫力。

第四节　流行性腮腺炎患儿的护理

 案　例

患儿，女，8岁，发热伴右耳垂下肿痛2天，腹痛半天就诊。查体：T39.5℃，咽部充血，右侧腮腺肿大，边界不清，右上腹有压痛，无反跳痛。请问：

1．初步考虑该患儿可能是什么疾病？

2．还需进一步做哪项检查？

【疾病概述】

（一）概况

流行性腮腺炎是由腮腺炎病毒引起的小儿时期急性呼吸道传染病。临床特征为发热、腮腺肿大及疼痛，还可累及其他腺体组织及脏器，系非化脓性炎症。

（二）病因

病原体为腮腺炎病毒。

 知识链接

☙ **腮腺炎病毒特征** ☙

腮腺炎病毒为RNA病毒，属副黏液病毒，人是自然界中该病毒的唯一宿主。病毒主要存在于患者的唾液、血液、尿及脑脊液中。此病毒对理化因素抵抗力不强，加热至55~60℃ 20min或甲醛、紫外线照射等很容易灭活，但在低温下可存活较久。

（三）流行病学

1．传染源　早期患者和隐性感染者是传染源，自腮腺肿大前1天至腮腺消肿后3天有高度传染性。

2．传播途径　主要通过直接接触、经呼吸道飞沫或唾液污染的食物、玩具等传播。

3．易感人群　人类对该病毒普遍易感，最常见2～15岁小儿。本病是自限性疾病。流行性腮腺炎全年均可发病，以冬、春季为主,在儿童集体机构中易造成暴发流行。

【护理评估】

（一）健康史

了解有无腮腺炎疫苗接种史；近期有无接触腮腺炎患者史；既往腮腺炎或急、慢性传染病史。

（二）身心状况

潜伏期14～25天，平均为18天。

1. 身体状况　前驱表现有发热、乏力、厌食、头痛、肌痛等。主要表现为腮腺肿大，一侧腮腺肿大是最早出现的体征，2～3天内波及对侧，也有两侧同时肿大或始终局限一侧。肿大以耳垂为中心，向前、后、下发展，边界不清，局部不红，有压痛，进食时疼痛加重。腮腺管口早期常有红肿，但压之无流脓。3～5天腮腺肿大达高峰，7天左右渐消退。有时还可累及其他腺体组织及脏器，如颌下腺、舌下腺、胰腺、性腺等。

常见的并发症为脑膜脑炎、睾丸炎、急性胰腺炎、卵巢炎、心肌炎和肾炎等。

直通护考

患儿，女，8岁，发热伴右耳垂下肿痛2天，腹痛半天就诊。查体：T39.5℃，咽部充血，右侧腮腺肿大，边界不清，右上腹有压痛，无反跳痛。考虑患儿可能是

A. 腮腺炎并发胃肠炎 　　　　　B. 腮腺炎并发肾炎

C. 腮腺炎并发胰腺炎 　　　　　D. 腮腺炎并发卵巢炎

E. 腮腺炎并发脑膜炎

答案与解析：答案C。本题的考点是腮腺炎的首发症状和并发症。

2. 心理状态　预后大多良好，只有部分患儿可并发脑炎、脑膜脑炎、睾丸炎等，则会担心留下神经系统后遗症或不育，由此患儿和家长会产生焦虑、恐惧和悲观心理。

（三）辅助检查

外周血白细胞正常或稍降低，淋巴细胞相对增多。也可检测血清中特异性IgM抗体。病程早期血清和尿液淀粉酶增高。

（四）治疗要点

本病为自限性疾病，无特殊治疗，主要为对症治疗。

【护理问题】

（1）疼痛　与腮腺肿胀有关。

（2）体温过高　与病毒感染有关。

（3）潜在并发症　脑膜脑炎、胰腺炎、睾丸炎。

（4）有传播感染的可能　与病毒排出有关。

【护理措施】

1. 减轻疼痛　应给予富有营养、易消化的半流质或软食。忌给予酸、辣、硬而干燥的食物，否则可引起唾液分泌增多及咀嚼，使腺体肿痛加剧。由于腮腺肿痛，影

响吞咽，口腔内残留食物易致细菌繁殖，应经常用温盐水漱口。婴幼儿应帮助其多饮水。冷敷腮腺局部，使血管收缩，可减轻炎症充血程度及疼痛。也可用中药湿敷，用如意金黄散调茶水或食醋敷于患处，保持局部药物湿润，以发挥药效，防止干裂引起疼痛。

2. 降温　发热时可采用头部冷敷、温水或乙醇浴进行物理降温或服用退热剂，同时鼓励患儿多饮水。发热伴有并发症者应卧床休息至体温正常。发热早期可遵医嘱给予抗病毒治疗，选用利巴韦林、干扰素或板蓝根等。

3. 观察病情　密切观察病后1周左右，患儿有无睾丸肿大等睾丸炎症状；有无出现持续高热、剧烈头痛、呕吐、颈强直、嗜睡、烦躁等脑膜炎症状。出现上述情况应及时报告医生做相应处理。

 知识链接

腮腺炎真的会影响宝宝生殖功能吗？

　　腮腺炎可以并发睾丸炎和卵巢炎，常见于青春期和成年人，一般发生在腮腺炎后7天。睾丸炎主要表现为发热，10岁后男孩约20％发生睾丸炎，多为单侧受累，很少双侧受累。即使双侧受累，也很少发生双侧睾丸完全萎缩，只有双侧睾丸都完全萎缩，才可影响生殖功能。此外，7％青春期后女性患腮腺炎可并发卵巢炎，表现为下腹疼痛，病程平均4天，但一般不影响生殖功能。

4. 预防感染传播　发现患儿立即隔离，以免传染，应隔离至腮腺肿大完全消退后3天为止。对患儿口、鼻分泌物及污染物进行消毒，患儿的居室经常通风换气，这样既能使居室内空气新鲜，又可以达到消毒目的。易感儿接触后应观察3周，也可接种减毒腮腺炎活疫苗。

 考点提示

　　流行性腮腺炎隔离的时间。

5. 心理护理　无并发症的腮腺炎患儿可在家里接受治疗，向家长讲解本病防治知识，耐心解释家长的咨询，并告诉家长流行性腮腺炎大多预后良好，以减轻家长的心理负担，缓解紧张情绪。

【健康指导】

（1）向家长讲解流行性腮腺炎的有关知识，流行期间避免接触患儿，尽量避免带孩子去公共场所，居室内要经常通风，空气要新鲜。

（2）指导家长生活护理，急性期卧床休息，多饮水，进食清淡、易消化的半流质食物或软食，避免干、硬、酸、辣的食物。学会观察病情，及时发现并发症，及时就诊。

（3）腮腺炎流行期间对易感儿可接种腮腺炎减毒活疫苗，90％可产生抗体。被动免疫可给予腮腺炎免疫球蛋白。

（4）单纯腮腺炎患儿可在家隔离治疗，要隔离至腮腺肿大完全消退后3天为止。对患儿口、鼻分泌物及污染物进行消毒。

第五节 中毒型细菌性痢疾患儿的护理

 案 例

患儿，5岁，高热6h，腹泻1天，惊厥1次入院。查体：T39℃，有里急后重感。询问有不洁饮食史。请问：

1. 患儿最可能发生的情况是什么？

2. 为了确诊还需做什么检查？

3. 制定相关护理措施。

【疾病概述】

（一）概况

细菌性痢疾是由志贺菌属引起的肠道传染病，中毒型细菌性痢疾是急性细菌性痢疾的危重型，简称毒痢。起病急，临床特征是突发高热、嗜睡、反复惊厥、迅速发生休克和昏迷，甚至循环衰竭和（或）呼吸衰竭。病死率高。以2～7岁体质较好的儿童多见。

（二）病因

由痢疾杆菌引起，该菌属志贺菌属，革兰阴性染色。痢疾杆菌对外界环境抵抗力较强，耐寒、耐湿，但加热到60℃时10min可灭活，对各种化学消毒剂均敏感。

 知识链接

◎ 中毒型细菌性痢疾发病机制 ◎

痢疾杆菌经口进入体内，侵入结肠上皮细胞并生长繁殖，释放内毒素和外毒素。内毒素是引起全身中毒症状的主要原因。内毒素可引起周身和（或）脑的急性微循环障碍，产生休克和（或）脑病。外毒素具有细胞毒性（可使肠黏膜细胞坏死）、神经毒性（吸收后产生神经系统表现）和肠毒性（使肠内分泌物增加）。抽搐的发生与神经毒素有关。毒痢并无严重的结肠黏膜病变，其发病更主要的原因是机体对细菌毒素产生异常强烈的反应引起，致使全身小血管内皮细胞肿胀、血浆渗出、周围组织水肿。此外，脑神经细胞变性、点状出血，肾上腺皮质变薄、萎缩；胸腺可有肥大。其中脑组织病变最显著。

（三）流行病学

1. 传染源 患者和带菌者是传染源。

2. 传播途径 经粪-口途径传播。

3. 易感人群 人群普遍易感，以2～7岁体质较好的儿童多见。全年均有发生，7～9月为高峰季节。

【护理评估】

（一）健康史

了解患儿平时健康状况、有无不洁饮食史、痢疾病人接触史、腹泻史。

（二）身心状况

1. 身体状况 潜伏期一般为1～2天，起病急骤，体温突然升高到40℃以上，常在出现肠道症状前发生惊厥，数小时内可出现严重的全身中毒症状。

临床按其主要表现分为3型。

（1）休克型 以周围循环衰竭为主。主要表现为感染性休克。患儿面色苍白、四肢厥冷、脉搏细速、呼吸增快、血压正常或下降，继而唇指发绀、皮肤花纹，血压明显降低或测不出，心音低钝、少尿或无尿及不同程度的意识障碍；后期可伴心、肺、肾等多系统功能障碍。

（2）脑型 以颅内压增高、脑水肿、脑疝和呼吸衰竭为主。此型大多数患儿无肠道症状而突然起病，早期即出现剧烈的头痛、嗜睡、面色苍白、心率相对缓慢、肌张力增高、反复惊厥、血压增高、很快昏迷，继之出现呼吸节律不整、两侧瞳孔不等大、对光反射迟钝或消失，常因呼吸骤停而死亡。

（3）肺型 以呼吸窘迫综合征(RDS)为主。常由休克型或脑型发展而来，导致肺微循环障碍，患儿表现为突然呼吸加深加快，呈进行性呼吸困难，直至呼吸停止。病情危重，病死率高。

（4）混合型 同时或先后出现以上两型或三型表现，病情最严重，预后最差。

本病主要应与流行性乙型脑炎、败血症、流行性脑脊髓膜炎、中毒性肺炎相鉴别。

2. 心理状态 因病情较重，家长及患儿容易出现对疾病的恐惧，及时评估患儿的病情，了解家长对现实的态度、对住院的顾虑和对患儿预后的焦虑。

（三）辅助检查

（1）血常规 周围血白细胞总数和中性粒细胞增加。

（2）大便常规 黏液脓血样，镜检有分散的红细胞，成堆脓细胞、巨噬细胞。当患儿尚无腹泻，可用冷盐水灌肠取便，必要时重复进行。

（3）大便培养 可培养出志贺菌属痢疾杆菌，为确诊最直接的依据。

（4）免疫学检查 用免疫荧光抗体检测粪便的细菌抗原等方法，有助于早期诊断。

（四）治疗原则

1. 抗生素治疗 为迅速控制感染，选用对痢疾杆菌敏感的抗生素，如丁胺卡那霉

考点提示

1. 引起中毒型细菌性痢疾的病原体。
2. 中毒型细菌性痢疾的传播途径。

考点提示

大便培养出痢疾杆菌是确诊最直接的依据。

素、头孢噻肟钠、头孢曲松钠等静脉用药，病情好转后改口服，疗程不短于5～7天，以减少恢复期带菌。

2. 对症治疗 高热时选用物理降温或药物降温或亚冬眠疗法。反复惊厥者可用地西泮或10%水合氯醛止惊。

 知识链接

∽ 什么是亚冬眠疗法? ∽

　　亚冬眠疗法适用于各种原因的一般治疗无效的高热、超高热。方法是氯丙嗪、异丙嗪各0.5 ～ 1mg/（kg·次），加5% ～ 10%葡萄糖2 ～ 10ml/（kg·次）静脉点滴，用1次体温不退,可间隔4h重复。用1次后热退可不必重复，如患者需保持在安静入睡状态则可每4h给1次，连续用1 ～ 2天。冬眠前尽量下胃管，因为冬眠过程中禁食，以防止胃食管反流物吸入。冬眠前后每10~15min准确记录体温、呼吸、心率、血压1次。仔细观察神志、面色、指甲颜色、四肢，呼吸及心音变化、腹部外形、肝脾大小，肌力、肌张力，出凝血功能。保持气道通畅，保证充分换气。

3. 防治脑水肿及呼吸衰竭 保持呼吸道通畅，给氧。20%甘露醇与利尿剂交替使用降颅压，必要时用东莨菪碱改善脑微循环、使用呼吸兴奋剂或辅以机械通气等。

4. 防治循环衰竭 迅速扩充血容量，维持水电解质平衡，可用2∶1等张含钠液或5%低分子右旋糖酐扩容；用5%碳酸氢钠溶液纠正酸中毒；用莨菪碱类药物或多巴胺解除微循环痉挛；及早使用肾上腺皮质激素。

【护理问题】

（1）体温过高　与痢疾杆菌毒素作用有关。
（2）组织灌流量改变　与脑微循环障碍和周围血管微循环障碍有关。
（3）腹泻　与肠内细菌感染有关。
（4）有传播感染的可能　与病原体排出有关。
（5）潜在并发症　脑水肿、呼吸衰竭。
（6）焦虑　与疾病危重有关。

【护理措施】

1. 降低体温，控制惊厥 保证室内空气流通，温湿度适宜，绝对卧床休息，监测体温变化，综合使用物理降温、药物降温、亚冬眠疗法，争取在短时间内将体温维持在36 ～ 37℃，以防高热惊厥致脑缺氧、脑水肿加重，惊厥发作时遵医嘱给予镇静剂。

2. 维持有效血液循环 休克患儿取平卧位，注意保温，密切监测病情，迅速建立并维持静脉通道。使用丁胺卡那霉素、头孢噻肟钠等大剂量联合静脉给药，对明显尿少者，不宜立即使用肾毒性药物，注意观察药物的副作用。注意调节好输液速度，速度过慢则休克难纠正，过快导致心衰、肺水肿。

3. 腹泻的护理 给予营养丰富、易消化、少渣、不易引起胀气的流质或半流质食物，多饮水，促进毒素的排出。记录大便次数、性状及量，正确估计水分丢失量作为补液参考。勤换尿布，便后及时清洗，防止臀红发生。及时准确采集大便标本（在使用抗生素前并取脓血部分）送检，必要时用取便器或肛门拭子采取标本。

4. 预防感染传播 患儿采取肠道隔离至临床症状消失后1周，3次粪便培养阴性为止。尤其要加强患儿粪便、便器及尿布的消毒处理。及时向家属强调隔离消毒的重要性，具体指导消毒方法，并使其自觉遵守，配合好医院的各项隔离消毒制度。有密切接触者应医学观察1周。易感儿在流行期间可口服痢疾减毒活菌苗预防。

5. 密切观察病情 专人监护，密切观察生命体征、神志、面色、尿量、瞳孔和呼吸节律的变化。及时发现并发症，及时报告医生，及时处理。

6. 心理护理 主动向患儿和家长解释病情，消除心理紧张和顾虑，使之配合治疗并得到充分的休息。经常巡视病房，及时解决患儿的问题。保持环境安静，护理患儿时冷静、耐心，减轻家长焦虑心理。

【健康指导】

（1）对家长及患儿进行卫生教育，患儿及家长能说出饮食卫生的重要性，讲究饮食卫生，饭前便后要洗手，不喝生水、不吃变质食品，提高保健意识，养成良好习惯。

（2）指导家长和患儿学会观察大便的性状、量及伴随症状，及时发现病情。

（3）指导家长及患儿正确用药，自觉遵守、密切配合医疗工作。

（4）及时向家长强调隔离消毒的重要性，患儿要采取肠道隔离至临床症状消失后1周或3次粪培养阴性为止。有密切接触者应医学观察1周。尤其要加强患儿粪便、便器及尿布的消毒处理。易感儿在流行期间可口服痢疾减毒活菌苗预防。

（5）对餐饮工作者及托幼机构工作人员定期做大便培养，及时发现带菌者。

考点提示

1. 要采集大便标本（在使用抗生素前并取脓血部分）送检。

2. 中毒型细菌性痢疾患儿隔离的时间。

直通护考

患儿，5岁，被诊断为细菌性痢疾，经治疗目前临床症状已消失，家长询问护士小儿何时可以上学

A. 临床症状消失后5天

B. 1次粪便培养阴性

C. 连续2次粪便培养阴性

D. 连续3次粪便培养阴性

E. 目前即可

答案与解析：答案D。本题的考点是中毒型细菌性痢疾患儿要隔离的时间。

第六节 结核病患儿的护理

一、原发性肺结核

案例

8岁小儿，1个月来午后低热、食欲减退、消瘦、乏力。查体：T38℃，颈部淋巴结肿大，心肺（－），肝肋下1cm。请问：

1. 还需做什么检查以明确诊断？

2. 若胸片示右中上肺可见哑铃状阴影，最可能的诊断为什么？

【疾病概述】

（一）概况

原发性肺结核为结核杆菌初次侵入人体后发生的原发感染，是小儿肺结核的主要类型。包括原发综合征与支气管淋巴结结核。两者除X线表现不同外，临床上很难区别，故两者常并为一型统称原发性肺结核。一般预后良好，严重病例可继续发展，引起血行播散而导致粟粒性结核和结核性脑膜炎，使病死率增加。

（二）病因及病理改变

病原体为结核杆菌。

知识链接

结核杆菌属于分枝杆菌，革兰染色阳性，具有抗酸性，为需氧菌。对人类致病的为人型和牛型结核杆菌，我国小儿结核病大多数由人型结核杆菌引起。结核杆菌含有类脂质、蛋白质和多糖体。结核菌蛋白质能使机体致敏，产生变态反应而致病；类脂质对细菌具有保护作用，使其对酸、碱、消毒剂的耐受力增强，冰冻1年半仍保持活力，但对湿热敏感，结核菌干热100℃20min可灭活，湿热65℃30min即可灭活；痰液内结核菌用5％石碳酸或20％漂白粉须经24h处理才能杀灭。

原发综合征由肺部原发病灶、支气管淋巴结病灶和二者相连的淋巴管炎组成。支气管淋巴结结核以胸腔内肿大的淋巴结为主，查不出肺部原发病灶和淋巴管炎。临床上以后者多见。肺部原发病灶多位于胸膜下、肺上叶底部和肺下叶的上部，右侧多见。其基本的病变为渗出、增殖与坏死。结核性炎症的主要特征为上皮样细胞结节和朗格汉斯细胞浸润。

（三）流行病学

1. 传染源 结核病患者是主要传染源。

2. 传播途径 主要通过呼吸道传播，也可经消化

考点提示

原发性肺结核是小儿肺结核的主要类型。

道传播，经皮肤或胎盘传染者较少。

3. 易感人群 0~14岁小儿结核平均感染率为9.6%。

【护理评估】

（一）健康史

了解患儿卡介苗的接种史，开放性肺结核患者接触史，既往麻疹、百日咳等急性传染病史。

（二）身心状况

1. 身体状况 原发性肺结核一般起病缓慢，症状轻重不同。轻者可无任何症状，仅在体检时才发现。可有低热、干咳、食欲差、体重不增、疲劳等症状。重者可有低热、轻咳、盗汗、乏力、食欲不佳、消瘦等结核中毒症状，部分患儿出现结核变态反应表现（疱疹性结膜炎、皮肤结节性红斑、关节炎等），胸内肿大淋巴结压迫气管支气管分叉处出现类似百日咳样痉挛性咳嗽、喘鸣、肺气肿、肺不张等。

体检可见周围淋巴结不同程度肿大，婴儿可伴有肝脾肿大，而肺部体征不明显，与肺内病变不一致。

2. 心理状态 询问患儿的生活营养状况、居住环境，了解患儿家长对本病的病因、检查、治疗、预后及护理的认知程度。患儿有无因治疗时间长、学习中断而产生焦虑心情；评估家长对预后的担心或因疾病传染而产生的担忧、焦虑和恐惧心理。

（三）辅助检查

1. 胸部X线检查 是诊断肺结核的重要方法。①原发综合征：X线胸片表现原发病灶、淋巴管炎和肺门淋巴结炎组成的哑铃形双极影，现典型的哑铃形双极影已少见；②支气管淋巴结结核：X线片呈炎症型、结节型和微小型阴影改变。

2. 结核菌检查 是确诊的重要手段。从痰、胃液、脑脊液及抽取物中找结核菌。

3. 结核菌素试验 呈强阳性或由阴性转为阳性。

4. 血沉 活动性肺结核血沉可增快，但无诊断特异性。

考点提示

结核菌检查是确诊结核的重要手段。

直通护考

8岁小儿，1个月来午后低热、食欲减退、消瘦、乏力。查体：T38℃，颈部淋巴结肿大，心肺（－），肝肋下1cm。还需做什么检查以明确诊断

A. 结核菌素试验　　　B. 胸部X线检查　　　C. 血沉

D. 结核菌检查　　　E. 血常规

答案与解析：答案D。本题的考点是结核菌检查是确诊结核的重要手段。

（四）治疗要点

主要应用抗结核药物治疗。用药原则是：早期、适量、联合、规律、全程。小儿

结核病需要较长时期的抗结核治疗，才能有效地控制病原菌的生长繁殖，直至完全杀死达到持久的治愈。

1. 常用的抗结核药物 全杀菌药物：异烟肼（INH）和利福平（RFP）；半杀菌药物：链霉素（SM）和吡嗪酰胺（PZA）；抑菌药物：乙胺丁醇（EMB）和乙硫异烟胺（ETH）。

2. 化疗方案

（1）标准疗法 无明显症状的原发性肺结核，每日用INH、RFP和（或）EMB，疗程9～12个月。

（2）短程化疗 用于活动性原发性肺结核、急性粟粒型肺结核和结核性脑膜炎。①强化治疗阶段：联用3～4种杀菌药物，INH、RFP、PZA或SM，消灭敏感菌。②巩固治疗阶段：2～3个月后，用INH、RFP和（或）EMB巩固维持治疗。常用方案2HRZ/4HR。

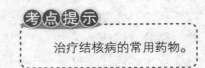

考点提示

治疗结核病的常用药物。

【护理问题】

（1）营养失调——低于机体需要量 与食欲下降、疾病消耗过多有关。

（2）活动无耐力 与结核中毒症状有关。

（3）有传播感染的可能 与呼吸道排出结核菌有关。

（4）潜在并发症 药物副作用及原发型结核进展或恶化。

（5）知识缺乏 家长及患儿缺乏隔离及服药的知识。

【护理措施】

1. 保证充足的营养供给 肺结核是一种高消耗性疾病，加强营养尤为重要，供给高能量、高蛋白、高维生素、富含钙质的饮食，注意食品的调剂，鼓励患儿进食，并宣传营养对疾病恢复的重要性。

2. 建立合理生活制度 注意呼吸道隔离，防止对别人的传染；保持室内空气流通、阳光充足，定时通风换气，环境要清洁、舒适、安静；每日要进行空气消毒。患儿出汗多，应勤洗澡、勤换衣，保持皮肤清洁干燥。患儿机体消耗增加，分解代谢旺盛，容易疲劳，应注意休息，重症患儿要绝对卧床休息。可适当活动以增加机体抵抗力。积极防治各种传染病，避免受凉引起上呼吸道感染，防止病情恶化。

3. 观察药物不良反应 抗结核药物均有胃肠道反应，要注意患儿食欲的变化，定期检查肝功能、尿常规及时发现肝、肾损伤。使用链霉素的患儿要密切注意有无听神经的损害，发现异常及时协助医生处理。

考点提示

结核病药物治疗的不良反应。

4. 预防感染的传播 活动性原发性肺结核患儿需要长期呼吸道隔离，对患儿的分泌物、餐具等进行消毒，避免与其他传染病患者接触，以免加重病情。对原发性肺结核要早诊断、早治疗、合理化疗。

5. 观察病情 密切注意体温、呼吸、脉搏及神志变化，如出现烦躁、嗜睡、头痛、呕吐、惊厥等脑膜炎症状，应及时通知医生处理。

6. 对症护理　高热患儿遵医嘱给予物理降温或药物降温处理。对气促、阵咳、喘憋、发绀、呼吸困难的患儿，要保持呼吸道通畅，需要时应立即给予吸氧、吸痰等。定时翻身拍背，有利于痰液排出。

7. 心理护理　结核病病程长，治疗时间也长，要对患儿关怀体贴，操作动作轻柔，及时解除患儿痛苦。耐心解释家长的疑虑和给予心理上的支持，使其克服焦虑心理，密切配合治疗护理。

> **直通护考**
>
> 预防肺结核流行最主要的措施是
> A. 不要随地吐痰　B. 减少人群聚集
> C. 提高生活质量　D. 全面接种卡介苗
> E. 发现患者立即离开
> 答案与解析：答案D。本题的考点是预防肺结核传播的最主要措施。

【健康指导】

（1）向家长及患儿说明结核病的特点、药物治疗及护理的注意事项。最有效的预防措施是接种卡介苗。

（2）指导家长做好患儿的日常护理、饮食护理、消毒隔离及预防各种传染病的方法。最好让患儿单居一室，室内保持通风换气，注意餐具的消毒，被褥、书籍、玩具在阳光下暴晒6h以上，外出时要戴口罩。

（3）注意劳逸结合，告知家长结核病药物治疗的不良反应，强调坚持规律、全程、合理用药的重要性。

（4）定期复查，及时调整治疗方案。

二、结核性脑膜炎

患儿，男，6岁，因咳嗽、发热10天，头痛、呕吐3天入院。曾用多种抗生素治疗无效。体检：T38.5℃，神志清，精神萎靡，颈抵抗（＋），双肺呼吸音粗，心脏正常，脑膜刺激征阳性。胸部X线摄片：肺门淋巴结核。请问：

1. 该患儿还需做什么检查以明确诊断？

2. 该患儿有哪些护理问题？

3. 说出该患儿的健康指导内容。

【疾病概述】

结核性脑膜炎简称结脑，是结核菌侵犯脑膜所引起的炎症，常为全身性粟粒性结核的一部分，通过血行播散而来，是小儿结核病中最严重的一型，病死率及后遗症发生率较高，常在结核原发感染后1年内发生，尤其3～6月最易发生。一年四季均可发病，但以冬春季为多。

【护理评估】

（一）健康史

了解患儿有无原发性结核病或粟粒性结核病的病史，询问有无接种过卡介苗，近期是否患过急性传染性疾病如麻疹、百日咳、水痘等。

（二）身心状况

1. 身体状况 多慢性起病，婴儿可以骤起高热或惊厥起病，结核性脑膜炎临床分3期。

（1）早期（前驱期） 约1～2周。主要是性格改变，表现为精神呆滞、烦躁好哭、少言懒动、易倦易怒、不喜欢游戏。同时伴有低热、盗汗、消瘦、便秘等。年长儿可诉头痛。

（2）中期（脑膜刺激期） 主要是颅内压增高的表现，如持续性头痛、喷射性呕吐、嗜睡或惊厥及脑膜刺激征阳性。婴儿表现为前囟隆起、颅缝裂开。也可出现面神经瘫痪、动眼神经与外展神经瘫痪。眼底检查可见视神经乳头水肿、脉络膜粟粒状结核结节等。

（3）晚期（昏迷期） 约1～3周。上述症状加重，并且由意识模糊逐渐进入昏迷。频繁的惊厥、极度消瘦，常出现水、电解质代谢紊乱。最终因颅内压急剧增高导致脑疝死亡。

2. 心理状态 本病病情严重、预后差、住院时间长、治疗费用高。了解患儿家长对本病治疗、预后的认识程度。注意家长有无担忧、焦虑、恐惧的心理反应。少数家长由于经济、预后差等原因会做出弃婴的行为，导致一定的社会问题。

（三）辅助检查

1. 脑脊液检查 外观透明或毛玻璃状，压力增高，蛋白增加，白细胞（50～500）×10⁶/L，淋巴细胞占多数；糖、氯化物减少（典型改变），脑脊液放置12～24h后，可见网状薄膜，取之涂片可查到结核菌，阳性可确诊结脑。

> **考点提示**
>
> 结核性脑膜炎脑脊液改变。

2. 胸部X线检查 85%有原发性肺结核X线胸片改变。

3. 结核菌素试验 早期呈阳性，晚期可呈假阴性。

4. 眼底 脉络膜边缘可有粟粒状结节。

直通护考

典型的结核性脑膜炎脑脊液改变是

A. 细胞数增高、蛋白增高、糖增高　　　　B. 细胞数增高、蛋白正常、糖增高

C. 细胞数增高、蛋白增高、糖下降　　　　D. 细胞数正常、蛋白增高、糖下降

E. 细胞数增高、蛋白增高、糖正常

答案与解析：答案C。本题的考点是结核性脑膜炎脑脊液检查特点。

（四）治疗要点

一是抗结核治疗，早期、规律、联合、适量、全程、分段应用抗结核病药，二是降低颅内压（脱水剂、利尿剂或手术）。并做好加强营养、皮肤护理、对症治疗与心理护理等。

【护理问题】

（1）潜在并发症　颅内高压症。

（2）营养失调——低于机体需要量　与呕吐、摄入不足及疾病消耗有关。

（3）皮肤完整性受损　与长期卧床、排泄物刺激有关。

（4）焦虑　与病情重、病程长、后遗症发生率高有关。

【护理措施】

1. 观察病情，维持生命体征　密切观察患儿神志、瞳孔大小、体温、呼吸节律、脉搏、血压及尿量的情况，及时发现颅内压增高或脑疝发生，及时报告医生并积极配合抢救。如患儿有颅内高压者，遵医嘱使用脱水剂、利尿剂、肾上腺皮质激素等，注意液体的滴速。应用甘露醇时，若有结晶可将药瓶放入热水中浸泡待结晶消失后再用，注意不可与其他药液混合静脉滴注。配合做好腰椎穿刺术或侧脑室引流术，以降低颅内压，做好术后护理。有惊厥者，避免一切不必要的刺激，保持呼吸道的通畅，遵医嘱用止惊剂等。遵医嘱合理使用抗结核药物，控制颅内感染，但要注意药物不良反应。

知识链接

　　临床上常用的抗结核药有异烟肼、利福平、吡嗪酰胺和乙硫异烟胺。异烟肼主要在肝内代谢可引起肝细胞损害、转氨酶升高等；利福平也主要在肝中代谢，两药合用时肝毒性更大；吡嗪酰胺主要副作用是肝损害、转氨酶升高等；乙硫异烟胺副作用以胃肠道反应最常见，但也容易损害肝脏，导致转氨酶升高等。因此需每月检查肝功能1次。

2. 做好生活护理　饮食应给予高热量、高蛋白质、高维生素的流食或半流食，保证机体营养以增强机体抵抗力；昏迷不能吞咽的患儿，可按医嘱进行鼻饲或静脉高营养，鼻饲速度不宜过快，防止引起呕吐；必要时遵医嘱输新鲜全血或血浆，以维持水、电解质、酸碱平衡。避免颅内压增高，保持患儿安静，头部处于正中位，护理动作轻柔，不可猛力转动患儿头部和翻身，抬高床头30°左右，疑有脑疝者宜平卧。

3. 保持皮肤、黏膜的完整性　保持床单清洁、干燥、平整，大小便后及时更换尿布，清洗臀部，防止压疮和继发感染。呕吐者要做好口腔护理，每日清洁2～3次，并及时清理颈部、耳部残留的呕吐物；昏迷及瘫痪患儿每2h翻身、拍背1次，防止坠积性肺炎和压疮，骨突出部位可垫软垫，防止压疮发生。昏迷眼不能闭合患儿，用盐水纱布覆盖并涂以消毒眼膏保护角膜。

4. 消毒隔离　应采取呼吸道隔离，因大部分患儿伴有肺部结核病灶。病房要每日进行紫外线消毒。餐具、玩具要严格消毒处理，痰液、呕吐物等分泌物用5%石炭酸或20%漂白粉严格处理。

5. 心理护理 结核性脑膜炎病情严重、预后差、住院时间长、治疗费用高，根据患儿及家长存在的心理问题，医护人员应耐心解释有关本病知识，缓解家长的担忧、焦虑、恐惧心理。护理治疗中要处处关心体贴患儿，态度和蔼，动作轻柔，及时解除患儿不适。增加医患双方的信任感和战胜疾病的信心，克服焦虑心理，积极配合治疗和护理工作。

【健康指导】

（1）大力宣传结核病的防治知识，有针对性地进行卫生知识宣教。

（2）要有长期治疗的心理准备。坚持按医嘱应用抗结核药，并注意药物毒副作用的观察，定期门诊复查。

（3）为患儿制定合理的作息时间，适当进行户外活动。保证患儿充足的营养。增强机体的抵抗力。

（4）避免继续与开放性结核病患者接触，以防重复感染，加重病情。积极防治各种急性传染病。

（5）对部分留有肢体瘫痪后遗症的患儿，可以进行理疗、针灸、按摩等治疗，帮助肢体功能恢复，防止肌肉萎缩。对留有失语和智力低下者，应进行语言训练等。

练习题

一、A₁型题

1. 水痘的传染源及主要传播途径是

    A. 患者，飞沫传播   B. 患者，虫媒传播   C. 土壤，消化道

    D. 受感染的动物，飞沫传播   E. 病原携带者，飞沫传播

2. 引起猩红热的病原体是

    A. 白色念珠菌   B. 表皮葡萄球菌   C. 金黄色葡萄球菌

    D. 肺炎链球菌   E. A族乙型溶血性链球菌

3. 麻疹早期的主要诊断依据是

    A. 发热3~4天   B. 有呼吸道卡他症状   C. 有麻疹接触史

    D. 口腔黏膜颊部可见麻疹黏膜斑   E. 典型皮疹

4. 儿童肺结核的主要类型是

    A. 急性粟粒性肺结核   B. 原发性肺结核   C. 纤维空洞型肺结核

    D. 结核性胸膜炎   E. 结核性脑膜炎

二、A₂型题

1. 患儿,4岁,麻疹入院,该患儿处于麻疹恢复期,今天突然出现体温升高,伴咳嗽加剧、发绀、憋喘,听诊：肺部湿啰音增多,考虑患儿可能并发

    A. 脑炎　　　　　　B. 肺炎　　　　　　C. 喉炎　　　　　　D. 心肌炎

    E. 支气管炎

2. 患儿，5岁，发热2天后出现皮疹入院。查体：T39℃，R30次/min，精神一般，头皮及躯干有散在淡红色丘疹及疱疹，护士考虑该患儿可能是

    A. 水痘　　　　　　B. 麻疹　　　　　　C. 猩红热　　　　　　D. 腮腺炎

    E. 带状疱疹

3. 5岁小儿，2个月来纳差、消瘦、乏力和低热。查体：颈部淋巴结肿大，心肺（－），肝肋下1cm，结核菌素试验（＋＋＋）。胸片：右中上肺可见哑铃状阴影。最可能诊断为

    A. 支气管肺炎　　　　B. 支气管淋巴结核　　　C. 原发综合征　　　D. 淋巴结核

    E. 支气管炎

4. 6岁小儿，因皮肤疱疹2天就诊，伴低热、乏力、纳差和全身不适。查体：体温37.2℃，患儿躯干部可见红色斑疹、丘疹、水疱和脓疱疹，伴瘙痒，余（－）。此患儿首要护理问题为

    A. 皮肤完整性受损　　B. 体温过高　　　　C. 营养失调　　　　D. 潜在并发症

    E. 以上都不是

5. 6岁患儿，患流行性腮腺炎第4天，持续高热，头痛、呕吐、颈强直、嗜睡、惊厥，护士考虑该患儿可能并发了

    A. 脑膜脑炎　　　　　B. 肺炎　　　　　　C. 喉炎　　　　　　D. 心肌炎

    E. 胰腺炎

6. 7岁患儿，发热、咳嗽、流涕4天入院。患儿于发病第3天开始出疹，皮疹开始于耳后发际，继之发展到全身，查体：T39.3℃，为充血性斑丘疹,疹间皮肤正常，心肺正常。诊断为麻疹。关于麻疹发热护理正确的是

    A. 温水擦浴　　　　　B. 乙醇溶液擦浴　　　C. 冷水擦浴　　　　D. 冷盐水灌肠

    E. 冷敷

7. 患儿，4岁，因发热、咽痛3天入院。查体：T39.8℃，躯干可见少量斑疹、丘疹，诊断为水痘，护理中应避免使用的药物是

    A. 抗生素　　　　　　B. 阿昔洛韦　　　　C. 对乙醇酰胺基酚

    D. 糖皮质激素　　　　E. 维生素

8. 患儿，男，6岁，主因咳嗽、发热10天，头痛、呕吐3天入院。曾用多种抗生素治疗无效。查体：T神志清，精神萎靡，颈抵抗（＋），双肺呼吸音粗，心脏正常，脑膜刺激征阳性。疑诊为结核性脑膜炎。诊断为结核性脑膜炎的依据是

    A. 结核菌素试验阳性　　　　　　　　　　B. 典型的症状、体征

    C. 发现肺部原发灶　　　　　　　　　　　D. 脑脊液中找到结核杆菌

    E. 脑脊液检查糖、氯化物均降低

9. 6岁患儿，因高热、腹泻1天，惊厥1次急诊入院。查体：T39.5℃，面色苍白、意识模糊，急查WBC14×10⁹/L，初步诊断为中毒型细菌性痢疾。为了确诊需做粪便检查。护士留取标本正确的是

    A. 在抗生素治疗开始后   B. 采集的时间只能选择在早晨

    C. 多次采集，集中送检   D. 取有脓血部分送检

    E. 可用开塞露灌肠取便送检

10. 患儿，男，7岁，因猩红热入院。1周末开始糠皮样脱屑，手足可呈大片状脱皮，此时护士应该采取的皮肤护理错误的是

    A. 脱皮时用手轻轻撕掉   B. 大片脱皮时用消毒剪刀修剪

    C. 温水清洗皮肤，禁用肥皂水   D. 剪短患儿指甲，避免抓伤而感染

    E. 脱皮时涂凡士林或液体石蜡

11. 患儿，女，3岁，发热伴右耳垂下肿痛2天就诊。查体：T38.5℃，咽部充血，右侧腮腺肿大，边界不清，初步考虑该患儿可能是

    A. 麻疹   B. 腮腺炎   C. 中耳炎   D. 上呼吸道感染

    E. 猩红热

三、A₃型题

（1~2题共用题干）

患儿，7岁。昨日中午体温突然升高至39℃，头痛、咽痛，舌面被白苔覆盖，今日发现全身皮肤呈红色细小点状皮疹，皮疹略高出皮肤表面，触之有粗糙感，全身皮肤弥漫性潮红，皮肤之间无正常皮肤存在。

1. 考虑小儿所患的疾病是

    A. 麻疹   B. 幼儿急疹   C. 荨麻疹   D. 猩红热

    E. 风疹

2. 该患儿应隔离至

    A. 患儿呼吸道隔离至症状消失后1周   B. 连续咽拭子培养2次阴性

    C. 患儿呼吸道隔离至症状消失后3天   D. 咽拭子培养1次阴性

    E. 患儿呼吸道隔离至症状消失后5天

（3~5题共用题干）

患儿，男，4岁，发热4天，伴咳嗽、流涕就诊。查体：T40℃，耳后、颈部、发缘可见不规则红色丘疹，疹间皮肤正常，心肺正常。

3. 该患儿最可能的诊断是

    A. 水痘   B. 麻疹   C. 猩红热   D. 风疹

    E. 幼儿急疹

4. 确诊后护士可采取的护理措施是

    A. 及早使用抗生素预防并发症   B. 高热立即药物降温

    C. 关闭门窗以防患儿着凉   D. 注意休息，多饮水

E. 高热时乙醇擦浴
5. 护士应指导家长隔离患儿至出疹后

　　A. 3天　　　　　　　B. 5天　　　　　　　C. 7天

　　D. 9天　　　　　　　E. 14天

（田　洁）

实训指导

实训一 小儿生长发育的监测

【实训目的】

1. 掌握小儿体重、身高、坐高、头围、胸围、上臂围的测量方法。

2. 学会通过测量来评估小儿的生长发育状况。

【实训内容】

1. 测量不同年龄小儿的体重、身高、坐高、头围、胸围、上臂围。

2. 统计所测量的小儿平均体重、身高、坐高、头围、胸围、上臂围。

3. 对不同年龄小儿的生长发育状况进行评价。

【计划实施】

一、实训方法

1. 实训地点 有一定规模的幼儿园。

2. 方法

（1）用物准备 备好体重杠杆秤、身高、坐高计各一件，软尺5条。

（2）带习老师集中讲解并演示各测量的方法及注意事项。

（3）按3岁、4岁、5岁、6岁4个年龄组，分男、女各随机抽取5名儿童。

（4）以5~8人为一组，每小组负责一项（体重、身高、坐高、头围、胸围、上臂围）全部抽取小儿的测量工作并作好记录。组长负责协调并计算。

二、注意事项

1. 注意防止发生意外伤害。

2. 计数要准确。

3. 检测者脱去衣物、鞋帽时，应注意保暖。

【评价】

1. 体重、身高、坐高、头围、胸围、上臂围的测量方法正确，计数准确。

2. 评估小儿的生长发育状况方法掌握标准、健康指导正确。

3. 未发生安全意外事故。

【实训作业】

1. 完成 _____ 幼儿园 _____ 岁小朋友体格测量汇总表。

2. 讨论各年龄小朋友生长发育状况并作出评价。

_____ 幼儿园 _____ 岁小朋友体格测量汇总表

实训班级：　　　　实训地点：　　　　实训日期：

性别	人数	体重	身高	坐高	头围	胸围	上臂围
男							
女							

评价：

（明是非）

实训二 小儿营养与喂养

【实训目的】

1. 能够配制鲜牛乳、全脂乳粉、配方乳粉，根据婴儿需要提供适宜的人工喂养食品。

2. 学会乳瓶喂乳的喂养方法。

3. 实训结束后完成实训报告。

【临床案例】

某小儿，男，2月，母亲无母乳，怎样指导家长进行正确的人工喂养？

【活动分析】

1. 护生应详细询问小儿的年龄、喂养史、有无呕吐、大小便情况等。

2. 重点检查患儿身高、体重、精神状况。

3. 做好解释工作，取得家长和小儿的配合。

【计划实施】

一、实训方法

1. 实训地点　学校护理模拟实训室或儿科医院配乳室、病房。

2. 方法

（1）教师先示范对患儿进行健康史的询问，演示配乳方法和喂乳方法。

（2）每6~8个同学一组，每组选1名同学进行操作，其他同学观摩，并讨论、评议操作过程。

二、操作流程

见实训表2-1、2-2。

实训表2-1 配乳法操作流程

步 骤

素质要求	服装鞋帽整洁，戴口罩，态度认真，操作规范
核 对	核对配乳卡，计算婴儿所需的全日乳量、水量、糖量
操作准备	1. 环境及护士 （1）用消毒液抹布擦盘、台、车。（2）洗手。（3）环境整洁、舒适、安全
	2. 用物准备 配乳卡、天平、大量杯、乳瓶、广口杯，搅拌棒、汤匙、鲜牛乳、全脂乳粉、配方乳粉
操作过程	1. 鲜牛乳配制法
	（1）核对配乳卡，计算小儿所需的全日乳量、水量、糖
	（2）用量杯量出所需乳量，如用全脂乳粉配制，则按1：8或1：4，即1g乳粉加8g水或1份乳粉加4份水，配成乳汁备用
	（3）用天平称出所需的糖量
	（4）将奶液和糖分别置于广口杯中，用搅拌棒搅拌均匀
	（5）将配制好的乳液放于乳锅中加热煮沸3~4min（如为全脂乳粉配制，则不需要加热煮沸）
	（6）按小儿1日所需喂养次数将清洁消毒的乳瓶排列，挂上号牌（号牌上标明床号、姓名、年龄、每次乳量及时间）
	（7）用量杯量出所需牛乳，注入乳瓶中，盖好瓶盖，待凉后放入冰箱备用
	2. 配方乳配制法 根据婴儿年龄、体重、食欲、配方乳粉说明制定喂乳量和次数
	（1）将煮沸的开水冷却至适宜的温度（一般40℃左右）
	（2）用量杯量出一次的水量，放入清洁消毒的乳瓶中。
	（3）用配方乳粉罐中配备的量匙量取适量的乳粉（根据每种配方乳粉的说明量取），置于乳瓶中，盖好乳瓶盖，摇动至乳粉完全溶解，备用。
	（4）配方乳一般在每次喂哺前配制，如需一次配制全天的乳量，未用的乳液应置于冰箱内冷藏，在24h内用完
操 作 后	1. 整理 整理配乳操作台，用具摆放整齐
	2. 用物处理 配乳用具及时清洁、消毒，放于专用柜中备用
	3. 洗手、记录

实训表2-2 乳瓶喂乳法操作流程

步 骤

素质要求	服装鞋帽整洁，戴口罩，态度认真，操作规范，富有爱心
核 对	核对床号、姓名、年龄、喂乳种类、量、时间
操作准备	1. 环境及护士 （1）用消毒液抹布擦盘、台、车。（2）洗手。（3）环境整洁、舒适、安全
	2. 用物准备 备好乳液的乳瓶、饭巾、滴管、广口杯、胃管消毒包等
	3. 小儿准备 更换尿布
操作过程	1. 核对床号、姓名、乳液种类和乳量
	2. 将小儿抱于怀中，喂哺者坐于凳上，围好饭巾，小儿头颈部枕于喂哺者左前臂，使其呈半卧位
	3. 喂哺者将乳液滴1~2滴于自己的前臂内侧，试乳液温度，以温热为宜
	4. 用乳瓶乳头轻触婴儿口唇，刺激其吸吮，使其含住乳头，开始吸吮。喂哺者应将乳瓶倾斜，使乳液始终充满乳头。哺乳过程中应观察婴儿情况

续表

步 骤	
	喂乳完毕，竖抱婴儿，面向喂哺者，使其头靠于肩上，轻拍婴儿背部，排出咽下的空气，轻放婴儿于床上，右侧卧位
	5. 将婴儿放于床上，取右侧卧位，注意观察
操作后	1. 整理用物，及时清洗、消毒
	2. 记录喂乳情况和进乳量

三、注意事项

1. 严格进行核对，确保姓名、年龄、喂乳种类、乳量、喂乳时间的准确。

2. 在配乳过程中，严格执行操作规范。

3. 在喂乳过程中，护士应态度和蔼可亲、富有爱心，取得小儿家长的信任和支持，并应与喂哺小儿有眼神和语言的交流。

【实训评价】

1. 护士服装鞋帽整洁，举止端庄，语言柔和恰当，态度和蔼可亲，严格执行核对制度。

2. 操作准备充分，取得小儿家长的信任和支持。

3. 保持患儿舒适安全，用物处理得当。

【实训作业】

书写实训报告。

（胡志辉）

实训三 新生儿及患病新生儿的护理

【实训目的】

1. 能够对新生儿及患病新生儿进行健康史的资料收集，根据资料分析护理问题，制定护理措施，并能对家长进行健康指导。

2. 在实训中体现人文关怀。

3. 实训结束后完成实训报告。

【临床案例】

患儿，女，5日龄，因新生儿寒冷损伤综合征入院治疗。请问：责任护士还应收集哪些健康资料？做哪些护理体检？

【活动分析】

1. 患儿入院后，护士应重点询问患儿是否早产，生后喂养及保暖情况，是否有感染征象，寻找引起硬肿症的原因。

2. 重点检查患儿的体温、皮肤硬肿的范围，目的是确定病情轻重，指导治疗和护理方案。

3. 做好解释工作，取得家长和患儿的配合。

【计划实施】

一、实训方法

1. 实训地点 儿科病房。

2. 方法

（1）教师先示范对患儿家长进行健康史的询问，对患儿进行护理体检。

（2）每6~8个同学一组，分别讨论患儿的护理问题、护理措施和健康指导的内容。

二、操作流程

见实训表3–1。

实训表3–1 新生儿寒冷损伤综合征患儿护理流程

步 骤	
素质要求	服装鞋帽整洁，举止端庄，语言柔和恰当，态度和蔼可亲
核 对	患儿床号、姓名
操作准备	1. 环境及护士 （1）用消毒液抹布擦盘、台、车。（2）洗手。（3）环境整洁、舒适、安全
	2. 用物准备 （1）纸、笔等记录用物，必要时备"健康评估表"。（2）体温计、听诊器、手电筒、压舌板、棉签、托盘等
	3. 患儿准备 （1）核对、解释：核对床号、姓名，向患儿家长做自我介绍，解释本次询问和体检的目的，作用。（2）体位舒适：协助家长让患儿采取舒适且有利于检查的体位
操作过程	1. 交流内容 患儿一般资料、主诉、母孕及分娩情况、生后保暖及喂养情况，目前健康史、用药史、家族史等
	2. 护理体检内容 生命体征、意识状态、面容表情、发育、营养状态、皮肤黏膜、头面部、颈部、胸部、心脏、血管、腹部、脊柱四肢、神经反射
	3. 操作顺序 自我介绍—一般情况询问、主诉的询问—现病史的采集—个人史—家族史—护理体检
操作后	1. 整理 帮患儿取舒适体位，整理床单
	2. 用物处理 按医院规定处理
	3. 洗手、记录

三、注意事项

1. 健康史采集过程中要注意交谈技巧，避免使用医学术语，避免套问和诱问。

2. 严格执行体检原则及核对制度，注意保护患儿。

【实训评价】

1. 护士服装鞋帽整洁，举止端庄，语言柔和恰当，态度和蔼可亲，严格执行核对制度。

2. 操作准备充分，患儿家长能了解本次操作的目的并配合。

3. 交谈问诊较全面，检查内容及判断正确。

4. 保持患儿舒适安全，用物处理得当。

【实训作业】

1. 书写实训报告 按要求书写实训报告。

2. 病例讨论

患儿，女，3日龄，因吃奶差，哭声低弱2天入院。患儿35周早产，自然分娩，有宫内窘迫史。

护理体检：T 33℃，P 110次/min，R 40次/min，体重2000g。哭声低弱，反应差，拒奶，四肢动作少，全身皮肤冰凉，双小腿外侧硬肿。

实验室检查：红细胞$5.6×10^{12}$/L，血红蛋白160g/L，白细胞$16×10^9$/L，中性粒细胞60%。请问：

（1）根据该患儿的资料，有哪些护理问题？

（2）针对该患儿的病情，制定合适的护理措施。

（3）应向家长进行哪些健康指导？

（王建磊）

实训四 营养不良、佝偻病患儿的护理

【实训目的】

1. 通过实训，能够对营养不良、维生素D缺乏性佝偻病患儿进行健康史的资料收集，根据资料提出护理问题，制定护理措施，并能对患儿家长和社区人群进行健康指导。

2. 在实训中培养护生认真负责、一丝不苟的工作作风，同情和关爱患儿的基本素质。

3. 实训结束后完成实训报告。

【临床案例】

病例一：患儿，男，1岁，因营养不良入院治疗。

病例二：患儿，女，8个月，因维生素D缺乏性佝偻病入院治疗。

请问：对上述患儿责任护士还应询问收集哪些健康资料？做哪些护理体检？指导做哪些实验室检查？

【活动分析】

1. 患儿入院后，护士应询问生产史、喂养史、生活史、既往患病史等，寻找引起造成营养不良的原因。

2. 重点检查患儿的身高、体重、头围、前囟、有无方颅，乳牙萌出情况、精神状况、有无手、足镯征、皮肤黏膜情况、皮下脂肪厚度、肌张力和肌肉情况等。

3. 指导做好血常规、血清白蛋白、胰岛素生长因子、血糖、血胆固醇及各种血生化检查。

4. 做好解释工作，取得家长和患儿的配合。

【计划实施】

一、实训方法

1. 实训地点 实习医院儿科病区或学校护理模拟实训室。

2. 方法

（1）教师先示范对患儿进行健康史的询问，护理体检。

（2）每6~8个同学一组，分别讨论患儿的护理问题、护理措施和健康指导的内容。

二、操作流程

见实训表4-1。

实训表4-1　营养不良、维生素D缺乏性佝偻病患儿的护理流程

	步　　骤
素质要求	服装鞋帽整洁，举止端庄，语言柔和恰当，态度和蔼可亲
核对	患儿床号、姓名
操作准备	1. 环境及护士　（1）用消毒液抹布擦盘、台、车。（2）洗手。（3）环境整洁、舒适、安全 2. 用物准备　（1）纸、笔等记录用物，必要时备"健康评估表"。（2）体温计、听诊器、手电筒、压舌板、软尺、卡尺、棉签、托盘等 3. 患儿准备　（1）核对、解释：核对床号、姓名，向患儿家长做自我介绍，解释本次询问和体检的目的、作用。（2）体位舒适：协助家长让患儿采取舒适且有利于检查的体位
操作过程	1. 交流内容　患儿一般资料、主诉、既往健康史、目前健康史、用药史、生长发育史、家族史等 2. 护理体检内容　生命体征、意识状态、面容表情、发育、营养状态、皮肤黏膜、浅表淋巴结、头面部、颈部、胸部、心脏、血管、腹部、脊柱四肢、神经反射 3. 操作顺序　自我介绍、一般情况询问、主诉的询问—现病史的采集—既往健康史—生长发育史及家族史—护理体检
操作后	1. 整理　协助家长帮患儿取舒适体位，整理床单 2. 用物处理　按医院规定处理 3. 洗手、记录

三、注意事项

1. 健康史采集过程中要注意交谈技巧，避免使用医学术语，避免套问和诱问。

2. 严格执行体检原则及核对制度，注意保护患儿。

【实训评价】

1. 护士服装鞋帽整洁，举止端庄，语言柔和恰当，态度和蔼可亲，严格执行核对制度。

2. 操作准备充分，患儿家长能了解本次操作的目的并配合。

3. 交谈问诊较全面，检查内容及判断正确。

4. 保持患儿舒适安全，用物处理得当。

【实训作业】

1. 书写实训报告　按要求书写实训报告。

2. 病例讨论

病例一：患儿，男，1岁，因半年来精神食欲差，消瘦而就诊。这半年来，患儿反复发生腹泻，大便3~4次/日，家长自行间断给予口服"阿莫西林颗粒"和"思密达"，未给予正规的治疗。患儿不伴发热和咳嗽。

护理体检：T 36.2℃，P 110次/min，R 32次/min，神清，精神弱，体重6.5kg，前囟1cm×1cm，平软，皮肤黏膜苍白，心肺听诊无异常，腹壁皮下脂肪厚0.3cm，腹软，肝肋下1.5cm，四肢肌张力降低，肌肉松弛。

实验室检查：末梢血红蛋白80g/L，红细胞3×10^{12}/L。

病例二：患儿，女，8个月，因未出牙来就诊。患儿平素爱哭闹，夜惊，多汗。该患儿为足月顺产，生后单纯母乳喂养至今，未加辅食，因常感冒，很少户外活动。目前患儿能独坐，不会爬，不会叫爸爸妈妈。

护理体检：T 36.5℃，P 110次/min，R 32次/min，前囟2cm×2cm，方颅，乳牙未萌。双手腕部见手足镯征，心肺听诊无异常，腹软，稍膨隆，肝肋下2cm，四肢肌张力稍低。

实验室检查：血钙2mmol/L，钙磷乘积28，长骨X线检查见干骺端增宽，临时钙化带消失，呈杯口状改变。请问：

（1）对上述患儿进行护理评估，患儿还应进一步做哪些实验室检查？患儿有哪些护理问题？

（2）针对上述患儿的护理问题，制定合适的护理措施。

（3）应向家长进行哪些健康指导？

（胡志辉）

实训五 腹泻患儿的护理

【实训目的】

1. 能够对消化系统疾病患儿进行健康史的资料收集，根据资料分析护理问题，制定护理措施，并能对家长进行健康指导。

2. 在实训中体现踏实的工作态度、人文关怀。

3. 实训结束后完成实训报告。

【临床案例】

患儿，男，8个月，因呕吐、腹泻2天以"腹泻病"入院治疗。请问：责任护士还应收集哪些健康资料？做哪些护理体检？

【活动分析】

1. 患儿入院后，护士应重点询问患儿喂养史，寻找引起腹泻的原因。

2. 重点检查患儿的脱水征，目的是确定脱水的程度，指导治疗。

3. 做好解释工作，取得家长和患儿的配合。

【计划实施】

一、实训方法

1. 实训地点　儿科病房或学校护理模拟实训室。

2. 方法

（1）教师先示范对患儿进行健康史的询问，护理体检。

（2）每6~10个同学一组，分别讨论患儿护理评估的要点、护理问题、护理措施和健康指导的内容。

二、操作流程

见实训表5-1。

实训表5-1 腹泻病患儿护理流程

步　　骤

素质要求	服装鞋帽整洁，举止端庄，语言柔和恰当，态度和蔼可亲
核　　对	患儿床号、姓名
操作准备	1. 环境及护士　（1）用消毒液抹布擦盘、台、车。（2）洗手。（3）环境整洁、舒适、安全
	2. 用物准备　（1）纸、笔等记录用物，必要时备"健康评估表"。（2）体温计、听诊器、手电筒、压舌板、棉签、托盘等
	3. 患儿准备　（1）核对、解释：核对床号、姓名，向患儿家长做自我介绍，解释本次询问和体检的目的，作用。（2）体位舒适：协助家长让患儿采取舒适且有利于检查的体位
操作过程	1. 交流内容　患儿一般资料、主诉、既往健康史、目前健康史、用药史、生长发育史、家族史等
	2. 护理体检内容　生命体征、意识状态、面容表情、发育、营养状态、皮肤黏膜、浅表淋巴结、头面部、颈部、胸部、血管、腹部、脊柱四肢、神经反射
	3. 操作顺序　自我介绍——一般情况询问、主诉的询问—现病史的采集—既往健康史—生长发育史及家族史—护理体检
操 作 后	1. 整理　协助家长帮患儿取舒适体位，整理床单
	2. 用物处理　按医院规定处理
	3. 洗手、记录

三、注意事项

1. 健康史采集过程中注意交谈技巧，避免使用医学术语，避免套问和诱问。

2. 严格执行体检原则及核对制度，注意保护患儿。

【实训评价】

1. 护士服装鞋帽整洁，举止端庄，语言柔和恰当，态度和蔼可亲，严格执行核对制度。

2. 操作准备充分，患儿家长能了解本次操作的目的并配合。

3. 交谈问诊较全面，检查内容及判断正确。

4. 保持患儿舒适安全，用物处理得当。

【实训作业】

1. 书写实训报告　按要求书写实训报告。

2. 病例讨论

患儿，男，10个月，人工喂养。3天来腹泻，排便15~20次/天，蛋花汤样大便，伴发热，偶有呕吐，1天来明显少尿。查体：T 38℃，精神萎靡，口干，眼窝及前囟明显凹陷，皮肤弹性差，四肢凉，血压64/40mmHg，血钠132mmol/L。临床诊断：①婴儿腹泻；②重度等渗性脱水。

（1）根据该患儿的资料，有哪些护理问题？

（2）针对该患儿的病情，制定合适的护理措施。

（3）应向患儿及家长进行哪些健康指导？

（匡萍）

实训六 呼吸系统疾病患儿的护理

【实训目的】

1. 能够对呼吸系统疾病患儿进行健康史的资料收集，根据资料分析护理问题，制定护理措施，并能对家长进行健康指导。

2. 在实训中体现人文关怀。

3. 实训结束后完成实训报告。

【临床案例】

患儿，男，1岁半，因支气管肺炎入院治疗。请问：责任护士还应收集哪些健康资料？做哪些护理体检？

【活动分析】

1. 患儿入院后，护士应重点询问患儿有无受凉、是否接触过呼吸道感染的患者、是否患营养缺乏性疾病或先天性心脏病等，寻找引起支气管肺炎的原因。

2. 重点检查患儿的体温、脉搏、呼吸、肺脏、心脏、肝脏、四肢，目的是确定病情轻重，指导治疗。

3. 做好解释工作，取得家长和患儿的配合。

【计划实施】

一、实训方法

1. 实训地点 儿科病房或学校护理模拟实训室。

2. 方法

（1）教师先示范对患儿进行健康史的询问，护理体检。

（2）每6~8个同学一组，分别讨论患儿的护理问题、护理措施和健康指导的内容。

二、操作流程

见实训表6-1。

实训表6-1 支气管肺炎患儿护理流程

步 骤

素质要求	服装鞋帽整洁，举止端庄，语言柔和恰当，态度和蔼可亲
核 对	患儿床号、姓名
操作准备	1. 环境及护士 （1）用消毒液抹布擦盘、台、车。（2）洗手。（3）环境整洁、舒适、安全
	2. 用物准备 （1）纸、笔等记录用物，必要时备"健康评估表"。（2）体温计、听诊器、手电筒、压舌板、棉签、托盘等
	3. 患儿准备 （1）核对、解释：核对床号、姓名，向患儿家长做自我介绍，解释本次询问和体检的目的、作用。（2）体位舒适：协助家长让患儿采取舒适且有利于检查的体位

续表

步　骤	
操作过程	1. 交流内容　患儿一般资料、主诉、既往健康史、目前健康、用药史、生长发育史、家族史等 2. 护理体检内容　生命体征、意识状态、面容表情、发育、营养状态、皮肤黏膜、浅表淋巴结、头面部、颈部、胸部、腹部、脊柱四肢、神经反射 3. 操作顺序　自我介绍——一般情况询问、主诉的询问—现病史的采集—既往健康史—生长发育史及家族史—护理体检
操作后	1. 整理　协助家长帮患儿取舒适体位，整理床单 2. 用物处理　按医院规定处理 3. 洗手、记录

三、注意事项

1. 健康史采集过程中要注意交谈技巧，避免使用医学术语，避免套问和诱问。

2. 严格执行体检原则及核对制度，注意保护患儿。

【实训评价】

1. 护士服装鞋帽整洁，举止端庄，语言柔和恰当，态度和蔼可亲，严格执行核对制度。

2. 操作准备充分，患儿家长能了解本次操作的目的并配合。

3. 交谈问诊较全面，检查内容及判断正确。

4. 保持患儿舒适安全，用物处理得当。

【实训作业】

1. 书写实训报告　按要求书写实训报告。

2. 病例讨论

患儿，女，1岁，因发热、咳嗽、气促3天入院。

护理体检：T 38.5℃，P 150次/min，R 35次/min。颜面潮红，呼吸急促，精神萎靡，鼻翼扇动，口周发绀，咽部充血，双肺呼吸音粗糙，可闻及细湿啰音及少量哮鸣音，心率150次/min，律齐，心音有力，未闻及杂音。肝肋下1cm。

辅助检查：血常规检查显示白细胞15.6×10^9/L，中性粒细胞比例70%。X线：双肺纹理增粗，有斑片状阴影。请问：

（1）根据该患儿的资料，有哪些护理问题？

（2）针对该患儿的病情，制定合适的护理措施。

（3）应向家长进行哪些健康指导？

（冷丽梅）

实训七　循环系统疾病患儿的护理

【实训目的】

1. 能够对循环系统疾病患儿进行健康史的资料收集，根据资料分析护理问题，制定护理措施，并能对家长进行健康指导。

2. 在实训中体现人文关怀。

3. 实训结束后完成实训报告。

【临床案例】

患儿，男，2岁，因"室间隔缺损"入院治疗。请问：责任护士还应收集哪些健康资料？做哪些护理体检？

【活动分析】

1. 患儿入院后，护士应重点询问健康史，寻找引起室间隔缺损的原因。

2. 重点检查患儿的皮肤黏膜有无青紫、心脏杂音出现的位置，目的是确定室间隔缺损的情况，指导治疗。

3. 做好解释工作，取得家长和患儿的配合。

【计划实施】

一、实训方法

1. 实训地点　儿科病房或学校护理模拟实训室。

2. 方法

（1）教师先示范对患儿进行健康史的询问，护理体检。

（2）每6~8个同学一组，分别讨论患儿的护理问题、护理措施和健康指导的内容。

二、操作流程

见实训表7-1。

实训表7-1　室间隔缺损患儿护理流程

	步　骤
素质要求	服装鞋帽整洁，举止端庄，语言柔和恰当，态度和蔼可亲。
核　对	患儿床号、姓名
操作准备	1. 环境及护士　（1）用消毒液抹布擦盘、台、车。（2）洗手。（3）环境整洁、舒适、安全
	2. 用物准备　（1）纸、笔等记录用物，必要时备"健康评估表"。（2）体温计、听诊器、手电筒、压舌板、棉签、托盘
	3. 患儿准备　（1）核对、解释：核对床号、姓名，向患儿家长做自我介绍，解释本次询问和体检的目的，作用。（2）体位舒适：协助家长让患儿采取舒适且有利于检查的体位
操作过程	1. 交流内容　患儿一般资料、主诉、既往健康史、目前健康史、用药史、生长发育史、家族史等
	2. 护理体检内容　生命体征、意识状态、面容表情、发育、营养状态、皮肤黏膜、浅表淋巴结、头面部、颈部、胸部、心脏、血管、腹部、脊柱四肢、神经反射
	3. 操作顺序　自我介绍—一般情况询问、主诉的询问—现病史的采集—既往健康史—生长发育史及家族史—护理体检
操作后	1. 整理　协助家长帮患儿取舒适体位，整理床单
	2. 用物处理　按医院规定处理
	3. 洗手、记录

三、注意事项

1. 健康史采集过程中要注意交谈技巧，避免使用医学术语，避免套问和诱问。

2. 严格执行体检原则及核对制度，注意保护患儿。

【实训评价】

1. 护士服装鞋帽整洁，举止端庄，语言柔和恰当，态度和蔼可亲，严格执行核对制度。

2. 操作准备充分，患儿家长能了解本次操作的目的并配合。

3. 交谈问诊较全面，检查内容及判断正确。

4. 保持患儿舒适安全，用物处理得当。

【实训作业】

1. 书写实训报告 按要求书写实训报告。

2. 病例讨论

患儿，女，2岁。生长发育缓慢，活动后气促，剧烈哭闹后口周发绀。查体：心前区隆起，胸骨左缘第3~4肋间可闻及Ⅲ~Ⅳ级全收缩期杂音，P_2亢进。X线检查示左、右心室均大，后经超声心动图检查诊断为先天性心脏病（室间隔缺损）。请问：

（1）根据该患儿的资料，有哪些护理问题？

（2）针对该患儿的病情，制定合适的护理措施。

（3）应向家长进行哪些健康指导？

（段慧琴）

实训八 血液系统疾病患儿的护理

【实训目的】

1. 能够对血液系统疾病患儿进行健康史的资料收集，根据资料分析护理问题，制定护理措施，并能对家长进行健康指导。

2. 在实训中体现人文关怀。

3. 实训结束后完成实训报告。

【临床案例】

患儿，男，11个月，因营养性缺铁性贫血入院治疗。请问：责任护士还应收集哪些健康资料？做哪些护理体检？

【活动分析】

1. 患儿入院后，护士应重点询问喂养史，寻找引起缺铁性贫血的原因。

2. 重点检查患儿的皮肤、黏膜，肝、脾、淋巴结，目的是确定贫血的情况，指导治疗。

3. 做好解释工作，取得家长和患儿的配合。

【计划实施】

一、实训方法

1. 实训地点　儿科病房或学校护理模拟实训室。

2. 方法

（1）教师先示范对患儿进行健康史的询问，护理体检。

（2）每6~8个同学一组，分别讨论患儿的护理问题、护理措施和健康指导的内容。

二、操作流程

见实训表8-1。

实训表8-1　营养性缺铁性贫血患儿护理流程

	步　骤
素质要求	服装鞋帽整洁，举止端庄，语言柔和恰当，态度和蔼可亲
核　对	患儿床号、姓名
操作准备	1. 环境及护士　（1）用消毒液抹布擦盘、台、车。（2）洗手。（3）环境整洁、舒适、安全 2. 用物准备　（1）纸、笔等记录用物，必要时备"健康评估表"。（2）体温计、听诊器、手电筒、压舌板、棉签、托盘等 3. 患儿准备　（1）核对、解释：核对床号、姓名，向患儿家长做自我介绍，解释本次询问和体检的目的，作用。（2）体位舒适：协助家长让患儿采取舒适且有利于检查的体位
操作过程	1. 交流内容　患儿一般资料、主诉、既往健康史、目前健康史、用药史、生长发育史、家族史等 2. 护理体检内容　生命体征、意识状态、面容表情、发育、营养状态、皮肤黏膜、浅表淋巴结、头面部、颈部、胸部、心脏、血管、腹部、脊柱四肢、神经反射 3. 操作顺序　自我介绍——般情况询问、主诉的询问—现病史的采集—既往健康史—生长发育史及家族史—护理体检
操作后	1. 整理　协助家长帮患儿取舒适体位，整理床单 2. 用物处理　按医院规定处理 3. 洗手、记录

三、注意事项

1. 健康史采集过程中要注意交谈技巧，避免使用医学术语，避免套问和诱问。

2. 严格执行体检原则及核对制度，注意保护患儿。

【实训评价】

1. 护士服装鞋帽整洁，举止端庄，语言柔和恰当，态度和蔼可亲，严格执行核对制度。

2. 操作准备充分，患儿家长能了解本次操作的目的并配合。

3. 交谈问诊较全面，检查内容及判断正确。

4. 保持患儿舒适安全，用物处理得当。

【实训作业】

1. 书写实训报告　按要求书写实训报告。

2. 病例讨论

患儿，女，1岁，因面色苍白2月入院。近2个月来，患儿食欲减退，不爱活动，经常感冒。该患儿生后单纯母乳喂养，未加辅食。

护理体检：T 36.5℃，P 98次/min，R 32次/min。皮肤黏膜苍白。心率100次/min，律齐，心音低钝，未闻及杂音。肝肋下2cm，脾肋下0.5cm。

实验室检查：红细胞2.6×10^{12}/L，血红蛋白80g/L。血涂片：可见红细胞大小不等，以小细胞为主，中央淡染区变大。门诊以营养性缺铁性贫血收入院。请问：

（1）根据该患儿的资料，有哪些护理问题？

（2）针对该患儿的病情，制定合适的护理措施。

（3）应向家长进行哪些健康指导？

（王晓菊）

实训九 泌尿系统疾病患儿的护理

【实训目的】

1. 能够对泌尿系统疾病患儿进行健康史的资料收集，根据资料分析护理问题，制定护理措施，并能对家长进行健康指导。

2. 在实训中体现人文关怀。

3. 实训结束后完成实训报告。

【临床案例】

患儿，男，8岁，因急性肾炎入院治疗。请问：责任护士还应收集哪些健康资料？做哪些护理体检？

【活动分析】

1. 患儿入院后，护士应重点询问患儿1~4周前有无呼吸道感染如扁桃体炎、咽炎、猩红热、皮肤感染等链球菌感染史，既往有无类似疾病的发生及治疗情况等。

2. 重点检查患儿的体温、脉搏、呼吸、血压、颜面、咽部、肺脏、心脏、肝脏、四肢，目的是确定病情轻重，指导治疗。

3. 做好解释工作，取得家长和患儿的配合。

【计划实施】

一、实训方法

1. 实训地点 儿科病房或学校护理模拟实训室。

2. 方法

（1）教师先示范对患儿进行健康史的询问，护理体检。

（2）每6~8个同学一组，分别讨论患儿的护理问题、护理措施和健康指导的内容。

二、操作流程

见实训表9-1。

实训表9-1　急性肾炎患儿护理流程

步　　骤	
素质要求	服装鞋帽整洁，举止端庄，语言柔和恰当，态度和蔼可亲
核　　对	患儿床号、姓名
操作准备	1. 环境及护士　（1）用消毒液抹布擦盘、台、车。（2）洗手。（3）环境整洁、舒适、安全
	2. 用物准备　（1）纸、笔等记录用物，必要时备"健康评估表"。（2）体温计、听诊器、血压计、手电筒、压舌板、棉签、托盘等
	3. 患儿准备　（1）核对、解释：核对床号、姓名，向患儿家长做自我介绍，解释本次询问和体检的目的、作用。（2）体位舒适：协助家长让患儿采取舒适且有利于检查的体位
操作过程	1. 交流内容　患儿一般资料、主诉、既往健康史、目前健康状况、用药史、生长发育史、家族史等
	2. 护理体检内容　生命体征、意识状态、面容表情、发育、营养状态、皮肤黏膜、浅表淋巴结、头面部、颈部、胸部、腹部、脊柱四肢、神经反射
	3. 操作顺序　自我介绍——一般情况询问、主诉的询问—现病史的采集—既往健康史—生长发育史及家族史—护理体检
操作后	1. 整理　协助家长帮患儿取舒适体位，整理床单
	2. 用物处理　按医院规定处理
	3. 洗手、记录

三、注意事项

1. 健康史采集过程中要注意交谈技巧，避免使用医学术语，避免套问和诱问。

2. 严格执行体检原则及核对制度，注意保护患儿。

【实训评价】

1. 护士服装鞋帽整洁，举止端庄，语言柔和恰当，态度和蔼可亲，严格执行核对制度。

2. 操作准备充分，患儿家长能了解本次操作的目的并配合。

3. 交谈问诊较全面，检查内容及判断正确。

4. 保持患儿舒适安全，用物处理得当。

【实训作业】

1. 书写实训报告　按要求书写实训报告。

2. 病例讨论

病例一：患儿，男，8岁，因眼睑水肿、尿少呈鲜红色2天入院。2周前曾患急性化脓性扁桃体炎。

护理体检：T 36.5℃，P 100次/min，R 24次/min，血压150/100mmHg。眼睑水肿，咽部无明显充血，双扁桃体I度肿大，无充血。心肺未见异常，肝脾未及，双下肢水肿，按压无凹陷。

实验室检查：尿常规检查显示红细胞（+++）、蛋白（+）；抗链球菌溶血素"O"增高、血清补体C_3降低。请问：

（1）根据该患儿的资料，有哪些护理问题？

（2）针对该患儿的病情，制定合适的护理措施。

（3）应向家长进行哪些健康指导？

病例二：患儿，女，5岁，因全身水肿3天入院。

护理体检：T 36℃，P 92次/min，R 24次/min，血压90/60mmHg。面色苍白，颜面水肿，双肺无异常，心音略低钝，腹部膨隆，腹壁静脉显露，肝脾未触及，移动性浊音（+），双下肢重度水肿，指压凹陷明显。

实验室检查：尿蛋白（++++）；血清总蛋白38g/L，白蛋白15g/L，抗链球菌溶血素O、血清补体C_3及肝、肾功均正常。请问：

（1）根据该患儿的资料，有哪些护理问题？

（2）针对该患儿的病情，制定合适的护理措施。

（3）应向家长进行哪些健康指导？

（冷丽梅）

教学大纲

一、儿科护理学的性质和任务

儿科护理学是研究小儿的生长发育、儿童保健、疾病防治和护理的一门临床专业学科。它是护理专业课程的重要组成部分。

课程的主要任务是让学生树立"以小儿的健康为中心"的现代护理理念，掌握儿科护理的专业知识和技能，为小儿进行整体护理，促使小儿的身心健康。

二、课程教学目标

【知识目标】

1. 掌握小儿年龄分期和各期的特点。

2. 掌握评价生长发育各项指标的正常值、计算公式、临床意义。

3. 掌握预防接种常用疫苗初种的时间、接种的方法和注意事项。

4. 掌握小儿对各种营养物质的需要量和主要来源。

5. 掌握母乳喂养的优点、方法和注意事项，人工喂养的方法，乳量的计算，辅食添加的原则和方法。

6. 掌握各年龄期小儿保健的重点和方法。

7. 掌握小儿各系统常见病的病因、身体状况、护理问题、护理措施和健康指导。

8. 熟悉儿科护理学的特点。

9. 熟悉小儿常见病的概念、治疗原则。

10. 了解小儿常见病的辅助检查。

【能力目标】

1. 能对小儿生长发育的状况进行评价。

2. 能指导家长正确喂养小儿。

3. 能对小儿进行正确的预防接种。

4. 能对小儿常见病进行护理评估、提出护理问题、制定护理措施，并能对小儿及家庭进行正确的健康教育。

【态度目标】

1. 关心、体贴、爱护患儿，培养良好的护士职业素质和行为习惯。

2. 以慎独精神去完成每一项护理操作。

3. 培养良好的团队协作能力、人际沟通和交流的能力。

三、教学内容和要求

第一单元　绪论

【知识目标】

1. 掌握小儿年龄分期和各期的特点。

2. 熟悉儿科护理学的特点。

3. 了解儿科护士的角色和素质要求。

第二单元　生长发育

【知识目标】

1. 掌握评价小儿体格发育各项指标的正常值、计算公式和临床意义。

2. 熟悉生长发育的规律和影响因素。

3. 熟悉评价小儿智力发育各项指标的发育过程。

第三单元　儿童保健和疾病预防

【知识目标】

1. 掌握小儿计划免疫各种疫苗初种的时间、接种的方法和注意事项。

2. 掌握青春期保健的重点和方法。

3. 熟悉不同年龄小儿的保健特点。

第四单元　住院患儿的护理

【知识目标】

1. 掌握小儿用药的护理。

2. 熟悉儿科医疗机构组织特点。

3. 熟悉住院小儿皮肤和心理护理。

4. 了解儿科住院护理常规。

第五单元　儿科常用护理技术

【知识目标】

1. 熟悉儿科协助治疗操作的方法。

2. 了解小儿一般护理的方法。

第六单元　小儿营养与喂养

【知识目标】

1. 掌握母乳喂养的优点、方法和注意事项。

2. 掌握人工喂养的方法、乳量计算方法。

3. 掌握辅食添加的原则和方法。

4. 熟悉小儿对各种营养物质的需要量。

第七单元　新生儿和新生儿疾病患儿的护理

【知识目标】

1. 掌握足月儿、早产儿的外观特点和护理措施。

2. 掌握新生儿特殊的生理状况。

3. 掌握新生儿常见疾病的病因、身体状况、护理问题、护理措施和健康指导。

4. 熟悉新生儿分类的方法。

5. 熟悉新生儿常见病的概念和治疗原则。

第八单元　营养缺乏性疾病患儿的护理

【知识目标】

1. 掌握小儿营养缺乏性疾病的病因、身体状况、护理问题、护理措施和健康指导。

2. 熟悉小儿营养缺乏性疾病的概念和治疗原则。

第九单元　消化系统疾病患儿的护理

【知识目标】

1. 掌握消化系统常见病的病因、身体状况、护理问题、护理措施和健康指导。

2. 熟悉消化系统常见病的概念和治疗原则。

第十单元　呼吸系统疾病患儿的护理

【知识目标】

1. 掌握呼吸系统常见病的病因、身体状况、护理问题、护理措施和健康指导。

2. 熟悉呼吸系统常见病的概念和治疗原则。

第十一单元　循环系统疾病患儿的护理

【知识目标】

1. 掌握循环系统常见病的病因、身体状况、护理问题、护理措施和健康指导。

2. 熟悉循环系统常见病的概念和治疗原则。

第十二单元　造血系统疾病患儿的护理

【知识目标】

1. 掌握小儿血液的特点。

2. 掌握小儿血液系统常见病的病因、身体状况、护理问题、护理措施和健康指导。

3. 熟悉小儿血液系统常见病的概念和治疗原则。

第十三单元　泌尿系统疾病患儿的护理

【知识目标】

1. 掌握小儿尿液的特点。

2. 掌握小儿泌尿系统常见病的病因、身体状况、护理问题、护理措施和健康指导。

3. 熟悉小儿泌尿系统常见病的概念和治疗原则。

第十四单元　神经系统疾病患儿的护理

【知识目标】

1. 掌握小儿神经系统常见病的病因、身体状况、护理问题、护理措施和健康指导。

2. 熟悉小儿神经系统常见病的概念和治疗原则。

第十五单元　传染病患儿的护理

【知识目标】

1. 掌握小儿常见传染病的病原体、身体状况、护理问题、护理措施和健康指导。

2. 熟悉小儿常见传染病的概念和治疗原则。

四、教学时间分配

教学内容	学 时		
	理论	实训	合计
1. 绪论	2	0	2
2. 生长发育	2	2	4
3. 儿童保健和疾病预防	2	0	2
4. 住院患儿的护理	2	0	2
5. 儿科常用护理技术	0	2	2
6. 小儿营养与喂养	2	2	4
7. 新生儿和新生儿疾病患儿的护理	10	2	12
8. 营养缺乏性疾病患儿的护理	6	2	8
9. 消化系统疾病患儿的护理	6	2	8
10. 呼吸系统疾病患儿的护理	6	2	8
11. 循环系统疾病患儿的护理	6	2	8
12. 造血系统疾病患儿的护理	5	1	6
13. 泌尿系统疾病患儿的护理	5	1	6
14. 神经系统疾病患儿的护理	4	0	4
15. 传染病患儿的护理	8	0	8
合　计	66	18	84

参考答案

第一单元

A_1型题　1B　2D　3B　4A　5A

第二单元

A_1型题　1B　2A　3D

A_2型题　1D　2D　3A　4D　5B　6D　7C　8B

A_3型题　1C　2C　3C

第三单元

A_1型题　1A　2A

A_2型题　1A　2D　3A　4D　5E　6A　7A　8D　9E　10C

A_3型题　1C　2E

第四单元

A_1型题　1D　2D　3A　4B　5E　6E　7B　8D　9A　10A　11B　12A

第五单元

A_1型题　1A　2C

A_2型题　1E

A_3/A_4型题　1C　2C　3B　4D

第六单元

A_1型题　1C　2B　3D　4A

A_2型题　1B　2E　3B　4E　5B　6A　7C　8D

A_3型题　1D　2D　3B　4D

第七单元

A_1型题　1C　2A　3B　4B　5A　6D　7B　8D　9E

A_2型题　1C　2E　3D　4C　5D

A₃型题　1E　2A　3E
A₄型题　1C　2D　3C

第八单元

A₁型题　1B　2E　3E　4A　5A
A₂型题　1E　2C　3E　4D　5D　6A　7B　8C　9E
A₃型题　1B　2C
A₄型题　1E　2A

第九单元

A₁型题　1B　2D　3C　4C
A₂型题　1B　2B　3E　4B　5D　6C　7D　8A　9C　10E　11C　12B　13C　14D
A₃型题　1A　2B　3B　4B　5A
A₄型题　1B　2E　3B　4C　5B

第十单元

A₁型题　1A　2E　3D　4C　5E　6A　7B　8C
A₂型题　1A　2C　3D　4A　5C　6B　7D　8C　9B　10A　11E
A₃型题　1C　2C　3E　4A　5A
A₄型题　1A　2C　3D　4E　5A

第十一单元

A₁型题　1C　2A　3E
A₂型题　1E　2B　3B　4D　5C　6A　7D　8E　9D
A₃型题　1B　2A　3C

第十二单元

A₁型题　1D　2D　3E　4C　5B
A₂型题　1D　2B　3D　4D　5C　6E　7C　8E　9C　10D　11C　12C
A₃型题　1B　2B　3D
A₄型题　1D　2C　3E

第十三单元

A₁型题　1C　2C　3D　4B
A₂型题　1E　2A　3C　4A　5D　6C　7C
A₃型题　1A　2C　3B
A₄型题　1D　2A　3E　4B

第十四单元

A₁型题 1A 2D 3E 4C 5E

A_1型题 1A 2D 3E 4C 5E

A_2型题 1D 2A 3C 4C 5E 6D 7E 8B

A_3型题 1C 2A 3C 4B 5D 6B

第十五单元

A_1型题 1A 2E 3D 4B

A_2型题 1B 2A 3C 4A 5A 6A 7D 8D 9D 10A 11B

A_3型题 1D 2A 3B 4D 5B

参 考 文 献

［1］韦统友.儿科护理学.武汉：华中科技大学出版社，2011.

［2］黄力毅.儿科护理学.第一版.北京：人民卫生出版社，2004.

［3］胡亚美，江载芳.诸福棠实用儿科学.第7版.北京：人民卫生出版社，2002.

［4］梅国建.儿科护理学.北京：人民卫生出版社，1999.

［5］夏泉源.临床护理（下册）.北京：人民卫生出版社，2002.

［6］姚在新.儿科学.第3版.北京：人民卫生出版社，1997.

［7］田芸芳.儿科护理学.北京：科学出版社，2007.

［8］贺鸿远，田芸芳.儿科护理.北京：科学出版社，2010.

［9］谢玲莉.儿科护理学.第2版.北京：科学出版社，2011.

［10］王平.全国护士执业资格考试护考急救书.北京：人民军医出版社，2013.

［11］全国护士执业资格考试用书编写专家委员会.全国护士执业资格考试指导.北京：
人民卫生出版社，2013.

［12］崔焱.儿科护理学.第5版.北京：人民卫生出版社，2012.

［13］刘晓丹.儿科护理规范化操作.北京：人民军医出版社，2011.

［14］张静芬，周琦.儿科护理学.北京：科学出版社，2010.

［15］周琦，孙亚娟.儿科护理学.西安：第四军医大学出版社，2009.

［16］熊杰平.儿科护理.南昌：江西科学技术出版社，2008.

［17］丁淑贞，白雅君.临床儿科护理细节.北京：人民卫生出版社，2008.

［18］陈百合，谢巾英，廖秀宜.最新儿科护理学.第7版.北京：人民军医出版社，2007.

［19］黄力毅，张玉兰.儿科护理学.第2版.北京：人民卫生出版社，2011.

［20］李成荣.儿科门急诊处理.北京：人民军医出版社，2009.

［21］李敏.五官科护理.第二版.北京：人民卫生出版社，2008.

［22］沈晓明，王卫平.儿科学.第七版.北京：人民卫生出版社，2008.

［23］范玲.儿科护理学.北京：人民卫生出版社，2011.

［24］陈忠英.儿科学.西安：第四军医大学出版社，2011.

［25］孙青霞，李培远.临床医学疾病概要.北京：科学出版社，2009.

［26］杨运霞.儿科护理学.北京：科学出版社，2007.

［27］叶春香.儿科护理学.北京：人民卫生出版社，2010.